1949

2022

中国医学教育纪事

（1949—2022）

王维民　刘　璐　编著

人民卫生出版社
·北京·

图书在版编目（CIP）数据

中国医学教育纪事. 1949—2022 / 王维民，刘璐编
著 . —北京：人民卫生出版社，2024.7
ISBN 978-7-117-36226-9

Ⅰ. ①中… Ⅱ. ①王…②刘… Ⅲ. ①医学教育—教
育史—中国—1949-2022 Ⅳ. ①R-4

中国国家版本馆 CIP 数据核字（2024）第 085129 号

中国医学教育纪事（1949—2022）
Zhongguo Yixue Jiaoyu Jishi (1949—2022)

编　　著	王维民　刘　璐
出版发行	人民卫生出版社（中继线 010-59780011）
地　　址	北京市朝阳区潘家园南里 19 号
邮　　编	100021
印　　刷	廊坊一二〇六印刷厂
经　　销	新华书店
开　　本	710×1000　1/16　　印张：19
字　　数	300 千字
版　　次	2024 年 7 月第 1 版
印　　次	2024 年 8 月第 1 次印刷
标准书号	ISBN 978-7-117-36226-9
定　　价	86.00 元

E - mail　　pmph @ pmph.com
购书热线　　010-59787592　010-59787584　010-65264830

打击盗版举报电话　010-59787491　　　E-mail　WQ @ pmph.com
质量问题联系电话 010-59787234　　　E-mail　zhiliang @ pmph.com
数字融合服务电话 4001118166　　　　E-mail　zengzhi @ pmph.com

前　言

医学教育是卫生健康事业发展的重要基石，也是保障全民健康和全面小康的重要基础。党的十八大以来，我国医学教育蓬勃发展，为卫生健康事业输送了大批高素质的医学人才。新型冠状病毒感染疫情期间，医学教育培养的卫生从业人员无畏向前，发挥出守护民众健康的关键作用。医学教育的重要性愈发凸显，2020年国务院办公厅发布《关于加快医学教育创新发展的指导意见》，提出以"大国计、大民生、大学科、大专业"的新定位推进医学教育改革创新发展，服务健康中国建设和教育强国建设。

面对实施健康中国战略的新任务、世界医学发展的新要求，我国的医学教育既迎来发展的最佳机遇期，也存在不少发展的困惑与挑战：医学教育的政策平台已初步形成，但对政策的需求仍不明确；国家对医学教育资源的支持力度不断加强，但医学教育资源利用的效益点仍未清晰；社会对医学教育发展的需求迫切，但满足需求的改革路径仍不明朗。造成上述现象的重要原因之一是学界对我国本土的医学教育发展规律，也即中国医学教育史缺乏充分总结和深入研究。未能深刻认识和分析医学教育发展的历史经验与教训，进而缺乏建立在理性思考和有效本土实践基础上的医学教育理论的指导。中国特色医学教育体系的建设要求设计符合中国规律和特点的自主发展之路。以史为鉴，可以知兴替。只有洞悉我国医学教育的历史，厘清不同历史背景下影响医学教育政策制定、改革实施和医学教育成效的关键要素，探明医学教育发展遵循的基本规律，方能对未来我国的医学教育进行科学的判断和理性的规划。

和百花齐放的医学史研究态势相比，我国的医学教育史研究可谓门庭冷落。20世纪90年代，卫生部医学教育司司长朱潮主编的《中外医学教育史》（1988）和朱潮、张慰丰等人编著的《新中国医学教育史》（1990），对不同时期医学教育发展的脉络尤其是制度方面的主要特征进行了重点关注，对现代医学教育史的研究具有开山之功。但是，此后的三十余年，学界少有中国医学教育史的系统成果，对医学教育史料的重视也远远不够：相关资料多为对史料的零星记载，既缺乏系统、规范的史料梳理，更难有深度剖析的研究成果。个别著作沿袭朱潮等人的编辑思路，关注医学教育历史的宏观分期与发展趋势，但内容主要聚焦于地方史或专题史，如《江西医学教育史》《云南中等医学教育史》《中国人民解放军医学教育史》《中国口腔医学教育史》等。此外，已有研究普遍出现深度不足，对医学教育史料缺乏系统的搜集、整理，不利用一手史料，不标明参考文献出处等违背史学规范的现象，使得成果的可信度和史料价值大打折扣。

史料是史学研究的基础，想要开展有深度的医学教育史研究或医学教育实践改革研究，首要之务是解决医学教育史料匮乏的问题，对医学教育相关史料进行充分的收集和严谨的整理。对此，课题组别有一番体悟：课题最初计划是编写《中国医学教育改革发展史》，因无系统的中国医学教育史料书籍可供参考，成员在进行医学教育史料搜集、整理等前期准备工作时深感寸步难行。不过，转向编纂《中国医学教育纪事（1949—2022）》（以下简称《纪事》）既属"无奈"，却也是课题组咨询专家再三考虑后的主动选择：除了帮助读者了解、熟悉我国医学教育的整体面貌，还可以为医学教育教学、科研工作者提供中国医学教育史料线索。

虽然研究团队力求系统地收集史料文献，尽可能科学、全面地呈现中华人民共和国成立以来医学教育发展历程中的重要事件，但因医学教育史料搜集难度较大、时间仓促、编纂经验缺乏，书籍成稿难免挂一漏万。衷心希望读者群策群力，督促团队成员继续修改、完善，共同推动中国的医学教育史研究走得更深、更远。

主编

2024 年 1 月

编纂说明

一、本书是第一本系统整理、编纂中华人民共和国成立 73 年来我国医学教育大事件的专门成果。此前，《新中国医学教育史》在正文后附录有"中华人民共和国医学教育大事纪（1949—1989）"，《中国高等医学教育》期刊在部分年份的第一期刊登有简略的"高等医药教育大事记/纪"，时间范围涵盖 1986 年至 2000 年。前者更偏好记录行政层面的人事变动、领导参与会议的发言；后者更偏好高等医学教育教学改革的相关内容。两份材料为本书 2000 年以前的部分提供了重要借鉴，不过，21 世纪以来我国的医学教育迅速发展，医学教育体系逐渐建立并发展完善，有大量值得记录的重要医学教育事件仍有待系统整理。

二、由此，本书将"纪事"的时间范围拓展至 1949—2022 年，将国家发布的重大医学教育方针政策文件、召开的全国性工作会议、医学教育领域重要的改革事件和实践等皆收录在内，同时适当收辑中华人民共和国成立后影响重大的高等教育方针、政策及改革事件等，力求还原中国医学教育发展的重要节点性文件或事件，呈现中华人民共和国成立 73 年来中国医学教育的发展脉络。

三、本书主要参考利用了以下五类资料：

第一类是史料汇编和工具书类，主要有国家卫生健康委员会和原卫生部内部整理的"医学教育资料汇编"系列、"医学教育资料选编"系列；原卫生部继续医学教育委员会组织主编的《继续医学教育文件资料选编》；祁国明主编的《全科医学教育文件资料选编》；中国药学会药事管理专业委员会从2000年开始组织编辑出版的"中国医药卫生改革与发展相关文件汇编"系列；国家中医药管理局编辑出版的《中医药相关法规汇编》等。

第二类是官方网站发布的政策文件和新闻报道。主要有：中国政府网、教育部政府门户网站、国家卫生健康委员会官方网站、国家发展和改革委员会官方网站、国家医学考试网、教育部临床医学专业认证工作委员会官方网站、中国医师协会官方网站等。

第三类是报刊资料。借助国家图书馆馆藏报刊，《人民日报》图文数据库（1946年至今）、CNKI数据库、"全国报刊索引"数据库等平台期刊、报纸、杂志上的相关内容，其中利用较多的报刊有《人民日报》《健康报》《中华医学教育杂志》《医学教育》《中国高等医学教育》等。

第四类是现有的"医学/医学教育大事记"资料，主要是朱潮《新中国医学教育史》附录的"中华人民共和国医学教育大事纪（1949—1989）"；《中国医学通史 现代卷》后附录的"现代中国医学史大事年表（1949—1995）"；《中国高等医学教育》期刊在每年第一期的"高等医药教育大事记/纪（1986—2000）"；全国医学教育发展中心网站上整理的"医学教育大事记（1949—2019）"等。

第五类是医学史、医学教育史书籍中的部分内容，如朱潮主编的《中外医学教育史》（1988）、朱潮等人的《新中国医学教育史》（1990）、孟群主编的《中华医学百科全书 医学教育学》（2018）、冯川钧等人的《中国高等医学教育发展概述》（2018）等。

四、资料检索和处理原则如下：优先利用史料汇编书籍、官方网站、报刊上的一手资料或事件发生当时的文献记录，在网站和数据库平台搜索时使用"医学""医学教育""高等教育""医学院校"等多种关键词的检索结果互相补充；如果是医学/医学教育大事记或医学史/医学教育史书籍上的重要内容，则先尝试溯源和利用该内容的原始史料，在原始史料的基础上编纂"纪事"；若资料的原始出处无法获得，或其内容为作者的记忆、回忆以及主观研究结论等，则以该内容在书籍或网站上最早可查的出处为准。

五、"纪事"编纂体例说明：借鉴综合性教育大事记/纪事类书籍的编纂体例，本"纪事"依年、月、日编排。日期首选该事件发生时间，若不详，则以新闻刊载日期替代。日期不明的列于该月之末，称"某月"；月份不明的列于该年之末，称"本年"。"纪事"体例为：时间 + 主体（如教育部、卫生部、院校、学会等）+（地点）+ 内容/事件 + 分类编码 + 文献出处。具体条目示例如下：

1960 年

2 月 16 日　国务院全体会议第 96 次会议通过《国务院关于高等学校教师职务名称及其确定与提升办法的暂行规定》，将高等学校教师职务名称定为教授、副教授、讲师、助教四级，并详细规定了各级职务升迁的具体要求。其中特别规定：高等医科院校临床科教师应该有两年临床医生的工作经验，证明能够胜任助

教工作的，确定为助教。［1960-3-G］

中华人民共和国卫生部医学教育局编：《医学教育资料选编（一）》，北京：中华人民共和国卫生部医学教育局，1979年，第138-140页。

六、对史料文献进行摘录时，以忠实历史原貌呈现原文文字表述为基本原则，仅修正其中的标点符号等明显错误；书籍类参考文献首次引用时标注完整引文信息，二次及多次引用时仅简标书名和页码；文献原文未标注作者信息的（如《人民日报》《健康报》等报纸上的部分新闻报道），在本书的参考文献中也不标注作者信息。

七、相较于过去的医学教育史料文献，本书特别标注了详细的分类编码和文献分类索引。为便于读者对某一特定专题的医学教育事件进行检索阅读，每一条目后标注有分类编码，注明该条所属主题类别。主题类别按照通俗易懂原则粗略分为：A. 综合性医学教育纪事；B. 医学教育招生与管理；C. 医学学制与学位；D. 医学课程与教学；E. 医学院校评估与认证；F. 医学教育评价与考试；G. 医学教师与学生；H. 毕业后医学教育及继续医学教育。

以示例条目的分类编码 [1960-3-G] 为例，该条为1960年第1条，属于 G（医学教师与学生）主题的纪事。在书末附录的"文献分类索引"中，该条文献位于 G 类的"1960：1"。若同一纪事条目包含两种主题，则在编码中同时标注，如 [51-7-B&H]。多种主题或难以明确归类的纪事皆归入 A 类，也即：通过对 A 类和 G 类文献的检索筛查，读者可以按图索骥，快速定位到"医学教师与学生"主题的相关文献，一览73年该主题的发展轨迹。

八、本书是编者团队齐心协力、共同努力的成果。其中，书籍体例、前言和编纂说明等部分由主编王维民、刘璐设计和执笔；前期的史料收集整理工作由刘璐主导并协同团队成员北京大学历史系赵怡晨、袁之扬、刘亦凡，浙江大学教育学院张筱菲，北京大学医学部梅凌寒，以及北京大学全国医学教育发展中心程化琴、吴红斌、王一诺等共同完成；后期的史料补充整理、统稿以及条目校对等工作由刘璐、王维民完成。

九、本书引用或参考了大量中国当代医学教育史的研究成果及有关资料，谨此顺致谢意。感谢全国医学教育发展中心、国家卫生健康委员会、人民卫生出版社、健康报社等机构对资料搜集和书籍出版的支持。本书编纂过程得到国家卫生健康委员会立项课题"中国医学教育史"（MEDU2019R003）经费的支持，特此致谢！

目 录

中国医学

教育纪事

（1949—2022）

1949 年

9 月 29 日 中国人民政治协商会议第一次全体会议通过了《中国人民政治协商会议共同纲领》。《共同纲领》第四十八条规定："提倡国民体育。推广卫生医药事业，并注意保护母亲、婴儿和儿童的健康。"［1949-1-A］

◇ 何东昌主编：《中华人民共和国重要教育文献（1949—1975）》，海口：海南出版社，1998 年，第 1 页。

10 月 20 日 《人民日报》发文《医学的政治性》，指出"从医学教育上说，严重的问题，是缺乏师资，现有的医学教育机构在数量上本不够，而每年造成的毕业生几乎都走入临诊方面，而基础医学与公共卫生方面的人才则十分稀少。原因很简单：就是临症多则收入也多，教书或公共卫生工作的收入则不足维持生活"。［1949-2-G］

◇ 余贻倜：《医学的政治性》，《人民日报》1949 年 10 月 20 日，第 5 版。

11 月 1 日 中央人民政府正式成立卫生部，卫生部下辖医政局医学教育处，设有高等医学教育科、中等医学教育科等科室。［1949-3-A］

◇ 中共中央文献研究室等编：《建党以来重要文献选编（1921—1949）》（第二十六册），北京：中央文献出版社，2011 年，第 754 页；

◇ 季明明主编：《中国教育行政全书》，北京：经济日报出版社，1997 年，第 596 页。

12 月 10 日 北大医学院根据前华北人民政府高教会指示，率先展开了课程精简工作，将每周学习时长压缩到 60 小时以内，提高了学生学习效率。［1949-4-D&G］

◇ 金凤：《死书房变成了活课堂——记北大医学院四年级的课程精简》，《人民日报》1949 年 12 月 10 日，第 3 版。

| 12 月 23 日 | 教育部在北京召开第一次全国教育工作会议。会议指出：中国旧教育的政治经济基础是基本上被摧毁了。代替这种旧教育的应该是作为反映新的政治经济的新教育，作为巩固与发展人民民主专政的一种斗争工具的新教育。这种新教育就是新民主主义的，即民族的、科学的、大众的教育。我们中央和各级人民政府的教育工作，就是要推行这种教育，而以提高人民的文化水平，培养国家的建设人材（编者注："人材"为原文，同"人才"），肃清封建的、买办的、法西斯主义的思想，发展为人民服务的思想为我们的主要任务。[**1949-5-A**] |

◇ 《中国教育年鉴》编辑部编：《中国教育年鉴（1949—1981）》，北京：中国大百科全书出版社，1984 年，第 683 页。

| 本年底 | 全国共有公立高等医学院校 25 所，私立高等医学院校 4 所。其中华北区 3 所：国立北京大学医学院、河北省立医学院、协和医学院（私立）；华东区 7 所：山东省立医学院、国立上海医学院、国立江苏医学院、国立东南医学院、浙江省立医学院、福建省立医学院、国立中法大学药学专修科；中南区 7 所：湘雅医学院、广西省立医学院、湖北省立医学院、江西省立医学专科学校、江西省立兽医专科学校、光华医学院（私立）、医药技士专门学校（私立）；东北区 2 所：哈尔滨医科大学、中国医科大学；西北区 2 所：国立西北医学院、国立西北兽医学院；西南区 2 所：贵阳医学院、华西协和大学（私立）；人民革命军事委员会领导 6 所：华北医科大学、长春军医大学、东北兽医学校、西北人民医学院、人民医学院、华中医学院。[**1949-6-A**] |

◇ 中央教育科学研究所编：《中华人民共和国教育大事记（1949—1982）》，北京：教育科学出版社，1984 年，第 10–12 页。

1950 年

2 月 13 日　政务院批准将北京大学医学院由教育部移交卫生部领导，并于 2 月 13 日举行移交典礼。高教司司长张宗麟在典礼发言中指出，移交是为了学用一致，且便于医务技术的领导，能使医学院更好地发展；在医务卫生工作者的训练任务上，北京大学医学院应把眼光放在全国需要上面。［1950-1-B］

◇ 李文印：《北京大学医学院划归卫生部领导 加强训练医药干部》，《人民日报》1950 年 2 月 25 日，第 3 版。

5 月 4 日　《健康报》作为卫生部机关报在京出版。中央人民政府副主席朱德、宋庆龄，政务院副总理郭沫若分别为《健康报》题词、题字。［1950-2-A］

◇ 蔡景峰等主编：《中国医学通史 现代卷》，北京：人民卫生出版社，2000 年，第 591 页。

8 月 2 日　政务院批准施行《关于实施高等学校课程改革的决定》，要求高等学校的课程必须实行有计划有步骤的改革，达到理论与实际的一致。［1950-3-D］

◇ 《中华人民共和国重要教育文献（1949—1975）》，第 48 页。

8 月 7 日—　第一届全国卫生会议，自七日在京开幕，历时十三日，于十九日
19 日　闭幕。与会的各地卫生工作者曾在团结和谐的情况下就目前全国卫生工作作了广泛、深入的讨论。最后会议一致同意以"面向工农兵""预防为主""团结中西医"为中华人民共和国卫生工作的三大原则。会议认为：为适应卫生干部的广大需要，在医学教育上应采取高、中、初三级制和高级的分科重点制。目前最迫切的是在全国各地举办中等医科学校，以便在较短期内培养大批的

医士、助产士、护士等中级卫生干部。其次培养乡村卫生员与改造旧产婆也是目前的重要工作。毛泽东主席为第一届全国卫生会议题词："团结新老中西各部分医药卫生工作人员，组成巩固的统一战线，为开展伟大的人民卫生工作而奋斗。"［1950-4-A］

◇ 《第一届全国卫生会议闭幕》，《人民日报》1950 年 8 月 20 日，第 1 版；

◇ 《新中国中医药大事记》，《人民日报》2000 年 4 月 21 日，第 8 版。

8 月 21 日 　卫生部成立教材编审委员会并召开第一次会议，制定了工作提要。委员会聘请委员 52 人，特约编审 100 人，分为 24 个学科小组。［1950-5-D］

◇ 《当代中国卫生事业大事记》编写组编：《当代中国卫生事业大事记（1949 年—1990 年）》，北京：人民卫生出版社，1993 年，第 10 页；

◇ 吴晓明主编：《中国药学教育史》，北京：中国医药科技出版社，2016 年，第 267 页。

8 月 23 日— 　中华医学会第八届大会在中法大学礼堂举行。此次大会主要讨论
26 日 　　　如何团结全国医学工作者，确立学术研究方向，如何研究预防医学，如何整顿医院以及大量培养医药卫生人才等问题。为贯彻第一届全国卫生会议决定之三大方针而努力。［1950-6-A］

◇ 《中华医学会举行第八届大会》，《人民日报》1950 年 8 月 25 日，第 1 版。

11 月 27 日 　卫生部发出《关于整顿全国医院的指示》，明确提出医院应切实掌握以下几个问题去求得改进：第一，加强政治领导，提高工作人员政治觉悟。第二，依照一切为了病人的原则，切实批判旧制度的不合理部分，并制定新制度，克服医疗制度上的混乱现象。第三，建立民主管理制度，改进工作作风，加强团结，并加强领导。第四，加强业务学习的领导，提高技术水准。第五，增添必要的设备，克服工作条件上的困难。［1950-7-B］

◇ 中央人民政府卫生部：《关于整顿全国医院的指示》，《上海卫生》1951 年第 8 期，第 71 页。

12月9日　卫生部发布《关于一九五一年工作原则的指示》。《指示》提出：一九五一年根本上还是以恢复为主，全国卫生工作应以防治急性传染病和培养干部、建立基层卫生组织为主要任务。医学教育应以中级教育为主，中级教育中又应以培养医士为主。各地区应根据其具体条件，采取各种方法，争取在短时期内培养出大批医士和其他中级医务人员。对现有的高级医学院校应有步骤地进行课程改革，加强思想教育、改进教学方法。在可能条件下，逐渐采用分科重点制，并有计划地增办二年制专修科以适应目前的需要。

[1950-8-A]

◇ 中央人民政府卫生部：《关于一九五一年工作原则的指示》，《河南卫生》1951年第1期，第20页。

12月29日　政务院通过《关于处理接受美国津贴的文化教育、救济机关及宗教团体的方针的决定》，指出"政府应计划并协助人民使现有接受美国津贴的文化教育救济机关和宗教团体实行完全自办。接受美国津贴之文化教育医疗机关，应分别情况或由政府予以接办改为国家事业，或由私人团体继续经营改为中国人民完全自办之事业，其改为中国人民完全自办而在经费上确有困难者，得由政府予以适当的补助。"《决定》公布后，协和医学院等接受外国津贴学校的师生员工致电周恩来总理或发表宣言，表示拥护。

[1950-9-B]

◇ 《中央人民政府政务院关于处理接受美国津贴的文化教育救济机关及宗教团体的方针的决定》，《人民日报》1950年12月30日，第6版；

◇ 《九三学社、协和医学院发表宣言 拥护政务院英明措施 我们完全有力量办好一切文化事业》，《人民日报》1951年1月6日，第3版。

1951 年

1 月 11 日　　教育部发出《关于处理接受美国津贴的教会学校及其他教育机关
的指示》。1 月 20 日，中央人民政府卫生部正式接收了接受美
国津贴的私立北京协和医学院。[1951-1-B]

　　◇　中央人民政府教育部：《关于处理接受美国津贴的教会学校及其他教育
　　　　机关的指示》，《广东省人民政府公报》1951 年第 5 期，第 89 页；

　　◇　《中央人民政府卫生部正式接收北京协和医学院　该院师生员工千人集
　　　　会欢欣庆祝》，《人民日报》1951 年 1 月 21 日，第 1 版。

2 月 12 日—　中央人民政府卫生部为商讨对接受美国津贴的医疗机构的处理办
16 日　　　　法，于北京召开了华北区处理接受美国津贴的医院会议。会议通
　　　　　　过了"处理接受美国津贴的医疗机构实施办法草案"，并协商拟
　　　　　　定了对华北区各接受美国津贴的医院的具体处理办法。[1951-2-B]

　　◇　《中央人民政府卫生部召开会议拟定办法　处理华北区接受美国津贴的
　　　　医院并通过"处理接受美国津贴的医疗机构实施办法草案"》，《人民
　　　　日报》1951 年 2 月 25 日，第 1 版。

4 月 4 日　　中央人民政府卫生部、教育部联合发布《关于发展卫生教育和
培养各级卫生工作人员的决定》，决定新的卫生教育分高、中、
初三级，各级卫生教育的实施，除依照中央人民政府教育部总
的教育方针及各级学校暂行规程和办法办理外，并应切实执行
中央人民政府卫生部所决定的面向劳动人民与预防为主的卫生
事业总方针。[1951-3-A]

　　◇　《中华人民共和国重要教育文献（1949~1975）》，第 88 页。

9 月 18 日—　中央人民政府卫生部召开全国中级卫生教育会议。会上总结了以
25 日　　　　往的中级卫生教育工作，研究布置了 1952 年的培养计划，肯定

了"医学教育应以中级教育为主，中级教育尤应以培养医士为主"的原则。会议决定，中级卫生教育的学制以招收初中毕业生修业期两年为原则，如因初中生人数不足，也招收高小（注：高小即高等小学校）毕业生，用一贯制延长修业年限。［1951-4-A］

◇ 张蓬舟，张仪郑编：《1952 人民手册》，上海：上海大公报社，1952 年，第 525–526 页。

10 月 1 日　　中央人民政府政务院命令公布施行《关于改革学制的决定》，确定全国医学院系本科学制为五年，药学院系为四年。［1951-5-C］

◇ 中央人民政府高等教育部办公厅编：《高等教育文献法令汇编（1949—1952）》，1958 年，第 47–50 页。

11 月 3 日　　第一届全国卫生会议确定的新医学教育制度已在全国普遍推行。新医学教育制度的显著特点，是在高级医学教育中废弃毕业前不分科的办法，而采取分科重点制，并缩短学习年限。内科、外科、小儿科、妇产科等均改为五年制（包括最后一年的实习）；公共卫生、口腔、眼、耳鼻喉和药学等科改为四年制（包括实习）。分科重点制是在有系统的科学知识基础上予以适当的专门教育。课程分为主科与辅科。基础课程和临床教学的内容，都服从实际的需要。实施一年来，全国四十一所医学院、校中有百分之九十五缩短了学习年限，增加了师资、设备，扩大了招生人数。［1951-6-C&D］

◇ 《全国推行新医学教育制度获得成绩　今年全国医学校就学者超过已往六十九年所训练的医生总数》，《人民日报》1951 年 11 月 3 日，第 3 版。

12 月 27 日　　卫生部发布《关于组织中医进修学校及进修班的规定》，明确了中医进修学校与中医进修班的区别，规定了二者的组织编制、课程标准与教学方法。［1951-7-B&H］

◇ 国家中医药管理局科教司编：《中医药教育法规全书》，长春：吉林科学技术出版社，1998 年，第 1599–1600 页。

本年底 全国高级医学校在校学生达 2.5 万人，中级医学校学生达 5 万余人，超过以往六十九年所训练的医生总数。[1951-8-B]

◇ 《中央人民政府卫生部部长李德全发言 为进一步提高人民健康水平而奋斗》，《人民日报》1951 年 10 月 31 日，第 3 版。

1952 年

1 月 经过用批评和自我批评的方法开展的全校教师思想改造运动，中国协和医学院院长李宗恩表示，协和不可否认地是已经动起来了，每一个人对自己的思想和协和的过去已经有了初步的认识。但是对过去错误思想的进一步澄清，还有待于更大的努力。[1952-1-A]

◇ 李宗恩：《我和协和医学院 用批评和自我批评的方法开展思想改造运动》，《人民日报》1952 年 1 月 9 日，第 3 版。

3 月 北京大学医学院、协和医学院等积极开展反贪污、反浪费、反官僚主义运动。[1952-2-A]

◇ 北京大学医学院节约检查委员会：《北京大学医学院清点全院物资 发现严重浪费和积压物资现象》，《人民日报》1952 年 2 月 23 日，第 2 版；

◇ 柏生：《中国协和医学院积极开展反贪污运动》，《人民日报》1952 年 3 月 12 日，第 3 版。

3 月 23 日 协和医学院组织了调查组有重点地了解护士们的政治生活的情形，并责成各单位根据此前《人民日报》"读者来信"栏对于协和医学院忽视读报工作（注：宣读报刊的集体学习活动）的批评，检查单位读报学习的情况。结果证明，工作人员忽视读报的情况较为严重。医院领导反思在过去领导读报工作上犯了严重的官僚主义，除了向工作人员宣传读报的意义外，还建立了相应的宣传读报工作制度。[1952-3-H]

◇ 中国协和医学院：《协和医学院关于忽视读报工作的检讨》，《人民日报》1952 年 4 月 19 日，第 2 版。

9 月 24 日　据《人民日报》讯，为了适应国家建设的迫切需要，实现中央人民政府政务院"关于改革学制的决定"，一九五二年全国高等学校大规模的院系调整工作现已基本完成。这次院系调整工作是有计划、有步骤地改革旧的高等教育制度、教学组织的一个重大措施，也是中华人民共和国教育史上一件具有革命意义的大事。这次全国高等学校院系调整工作是以华北、华东两大行政区为重点，做较全面的调整。[1952-4-B&C]

◇ 《全国高等学校院系调整基本完成》，《人民日报》1952 年 9 月 24 日，第 1 版。

9 月　卫生部为解决医学基础课师资严重不足的困难，委托高等医药院校举办基础课高级师资班。[1952-5-G]

◇ 朱潮等主编：《中国高等医学教育管理》，北京：中医古籍出版社，1988 年，第 287 页。

10 月 4 日　卫生部发布《医师、中医师、牙医师、药师考试暂行办法》，其对全国各地非正式医药学校毕业、缺乏正式资格的广大医务人员，提出了学习提高的方向。[1952-6-F]

◇ 中央人民政府卫生部医政处：《"医师、中医师、牙医师、药师考试暂行办法"的几点说明》，《中医杂志》1953 年第 1 期，第 3-4 页。

12 月 1 日　中央人民政府卫生部于十二月一日上午八时三十分，召开了全国卫生行政会议。这次行政会议的主要目的是总结三年来的卫生工作经验，以第一届全国卫生会议所决定的"面向工农兵""预防为主""团结中西医"的三项原则来衡量工作，检查缺点，发扬优点，得出经验教训；并在这个基础上仔细地研究和制定一九五三年工作计划。［1952-7-A］

◇ 《中央人民政府卫生部召开全国卫生行政会议》，《健康报》1952 年12 月 4 日，第 1 版。

12 月 8 日　中央人民政府卫生部、中央人民政府人民革命军事委员会总后方勤务部联合召开的第二届全国卫生会议在北京隆重开幕。这次会议的召开，主要是总结一年来的爱国卫生运动经验，检查三年来的卫生工作，奖励模范，树立旗帜，为一九五三年进一步开展卫生工作奠定基础。［1952-8-A］

◇ 《第二届全国卫生会议开幕》，《健康报》1952 年 12 月 11 日，第 1 版。

1953 年

1 月 22 日　北京市各大学和专科学校正逐渐加强体育工作。北京大学、北京师范大学和中国人民大学等校都成立了"课外运动委员会"，具体领导全校的体育活动。由于行政方面的重视和提倡的结果，许多学校的体育活动都有了长足的进步。一向忽视体育工作的北京大学医学院，现在体育已经变成学生课余活动中不可少的内容。早操已成为中国协和医学院群众性体育锻炼最好的形式之一，每天参加早操的都在总人数百分之九十五以上。［1953-1-D］

◇ 《北京各大学和专科学校正逐渐加强体育工作》，《人民日报》1953年 1 月 22 日，第 3 版。

2月7日   毛泽东主席在第一届政协四次会议上提出"要学习苏联的先进经验"。此后，各医药学院进行教育改革，如将学科小组改为教学研究指导组（即教研组），实行四级分制，要求外国语改为俄语，教师先后参加俄语速成班学习等。［1953-2-D］

◇ 中国人民解放军政治学院党史教研室：《中共党史参考资料 第20册》，1984年，第12页；

◇ 朱潮，张慰丰编：《新中国医学教育史》，北京：北京医科大学 中国协和医科大学联合出版社，1990年，第351页。

3月   卫生部发布《全国中级卫生学校调整原则》。《原则》规定："调整必须有计划、有步骤地做到人力物力集中，提高教学效能，逐步走向专业化和单一化。""凡学校单位较少的中小城市（尤其是边远地区）无论是单独性或综合性的学校，以充实为原则。""学校较多的大城市同一业务性质的学校应合并为一校或几校。""凡附属于高级院校的中级学校或班，应以分出独立为原则，凡综合性的学校，应就其各种业务性质使其专业化、单一化，分别独立或合并于其他同性质的学校。""凡私立学校经过调整后立即改为公立学校。"以此为标准，全国中级医药卫生学校开展了调整、整顿工作。［1953-3-B］

◇ 《当代中国卫生事业大事记（1949年—1990年）》，第34-35页。

春季   卫生部成立医学教育司。［1953-4-A］

◇ 《新中国医学教育史》，第351页。

4月2日   中央卫生部为了提高社会医务人员的医疗技术和政治水平，发挥其潜在力量，拟在今年有计划地在全国各大城市举行医师、中医师、牙医师、药师考试，特成立了全国卫生人员考试委员会，委员包括北京大学医学院、北京中国协和医学院、北京中医进修学校等单位负责同志、教授、大夫等三十余人。该会曾于三月二十七日召开了委员会，会上对于卫生人员的考试的目的和意义作了详细讨论，并确定今年四月初旬先在天津市举行考试，吸取经验之后，再在全国各大城市进行。［1953-5-F］

◇ 《中央卫生部成立全国卫生人员考试委员会》，《健康报》1953 年 4 月 2 日，第 1 版。

5 月 4 日　　中央人民政府卫生部举办的卫生行政干部训练班在北京开学。卫生行政干部训练班，分为医疗预防、妇幼卫生、卫生监督和医学教育四班。担任训练班教课的除苏联专家外，有中央人民政府卫生部的各级首长和专家，并已从中南同济医学院、上海第一医学院、北京医学院、山东大学医学院及山西大学医学院公共卫生系，分别抽调干部担任辅导工作。［1953-6-H］

◇ 《中央人民政府卫生部举办卫生行政干部训练班》，《人民日报》1953 年 5 月 12 日，第 3 版。

5 月 25 日　　人事部核定卫生部机构设置：办公厅、监督监察局、参事室、人事司、计划财务司、医疗预防司、卫生防疫管理司、医学教育司、妇幼卫生司、药政司。［1953-7-A］

◇ 《中国医学通史 现代卷》，第 595 页。

6 月 1 日　　由原东北医学图书出版社及华东医务生活社合并组成的人民卫生出版社在北京正式成立。人民卫生出版社，为国家专业医学卫生书刊出版机构，由中央人民政府卫生部及中央出版总署直接领导。［1953-8-A］

◇ 《人民卫生出版社在北京正式成立》，《健康报》1953 年 6 月 4 日，第 1 版。

8 月 14 日　　卫生部下达关于采用苏联教材的通知，指示各医药院校试用苏联教材译本。1953—1955 年共翻译出版苏联教材 24 种，其中医疗系 20 种，卫生系 3 种，药学系 1 种；实习指导 10 种。［1953-9-D］

◇ 《新中国医学教育史》，第 351 页。

| 11 月 | 毛泽东主席在中央政治局会议讨论卫生工作时作了重要讲话。主要内容是：1. 卫生工作的队伍很大，它要管 5 亿多人口的生、老、病，这真是一件大事业，非常重要，因而我们的责任很重。2. 几年来，全国卫生工作的成绩很大，但是缺点也很多。卫生工作最大的缺点是政治少了，政治工作少了。3. 党必须领导一切，必须领导卫生工作。"你不懂这一行，你就不能管我"这种思想相当普遍，也不仅卫生部门有。卫生部门必须用最大力量解决这个问题。4. 集体领导是党的领导的最高原则。作为一个领导者必须耐烦地和人家商量问题，遇事和群众商量，和上中下3 个方面商量。5. 中国对世界有大贡献的，我看中医是一项：现在西医少，广大人民，尤其农民，依靠中医治病。因此，必须对中医做好团结争取的工作。这一方面我们还作得不够，应把它作好。但我们对中医，须有全面的正确的认识，中医也必须改造，必须批判地接受这份旧遗产。看不起中医是不对的，把中医说得都好、太好，也是错误的。中西医一定要团结，西医一定要打破宗派主义。[1953-10-A] |

◇ 《中国医学通史 现代卷》，第 595 页。

| 本年底 | 除农林、医药的系科专业设置尚需继续调整外，一般高等学校的院系调整工作基本完成。截至年底，全国共有医学院校 29 所。其中华北区 4 所：北京医学院（北京）、天津医学院（天津）、河北医学院（保定）、山西医学院（太原）；东北区 4 所：中国医科大学（沈阳）、东北药学院（沈阳）、哈尔滨医科大学（哈尔滨）、大连医学院（大连）；华东区 9 所：上海第一医学院（上海）、上海第二医学院（上海）、江苏医学院（镇江）、苏北医学院（南通）、浙江医学院（杭州）、山东医学院（济南）、福建医学院（福州）、安徽医学院（合肥）、华东药学院（南京）；中南区 9 所：中南同济医学院（汉口）、湖南医学院（长沙）、湖北医学院（武昌）、广西医学院（桂林）、华南医学院（广州）、光华医学院（广 |

州）、江西医学院（南昌）、河南医学院（开封）、海南医学专科学校（海口）；西北区 1 所：西北医学院（西安）；西南区 2 所：四川医学院（成都）、贵阳医学院（贵阳）。［1953-11-A］

◇ 中央人民政府教育部办公厅编：《高等教育文献法令汇编 第二辑》，1954 年，第 60-68 页。

1954 年

4 月 20 日　卫生部下达《关于进一步加强高等医药院校学生生产实习的指示》，提出参考苏联教学计划，规定各专业的分段实习安排。［1954-1-D］

◇ 《新中国医学教育史》，第 352 页。

4 月 27 日　卫生部部务会议确定卫生部机关机构设置：办公厅、国家卫生监督室、监察室、参事室、城市医疗预防司、乡村医疗预防司、中医司、药政司、妇幼卫生司、卫生宣传处、卫生防疫司、医学教育司、人事司、计划财务司、党委办公室、团委办公室及中央直属机关卫生处，总人数为 504 人。［1954-2-A］

◇ 《中国医学通史 现代卷》，第 596 页。

7 月 26 日—　中央人民政府高等教育部和卫生部在北京联合召开第一届全国高
8 月 5 日　　等医学教育会议。会议明确高等医学教育的具体方针任务为："有计划地培养为社会主义建设和人民保健事业服务的、具有一定的马克思列宁主义修养的、体魄健全的、掌握先进医药卫生专门知识和技术的高级医药卫生人材（人才）"。会议确定了医学院校专业设置及专业培养目标，制定了统一的教学计划草案，规定了教学大纲的编写原则。此外，还讨论了有关培养和提高师资，开展科学研究工作，医药院校的领导关系，学习苏联经验，学习祖国医学遗产，培养少数民族卫生干部以及迁校和新建校舍等问题。
［1954-3-A］

◇ 新华社：《中央人民政府高等教育部和卫生部联合召开第一届全国高等医学教育会议》，《人民日报》1954 年 8 月 7 日，第 3 版。

9 月 26 日　中央人民政府政务院发出《关于改进中等专业教育的决定》，提出今后中等专业教育应大力整顿并有计划地发展，并对各类中专学习年限、教学工作、学校章程、加强对中等专业学校的领导都作了明确规定。《决定》指出，由于中等医药学校数目较多而专业数目较少，可以在中央卫生部的统一领导下，由各省（市）人民政府卫生厅（局）分别直接管理，其学制为三年。
［1954-4-B］

◇ 《中华人民共和国重要教育文献（1949—1975）》，第 375 页。

10 月 5 日　中央人民政府高等教育部发出《关于重点高等学校和专家工作范围的决议》，将 6 所高校确定为全国性的重点学校。其中医学领域的重点学校为北京医学院。［1954-5-A］

◇ 《中华人民共和国教育大事记（1949—1982）》，第 114 页。

10 月 7 日　高等教育部、卫生部联合发出《关于高等医药院校执行统一的教学计划的通知》，正式批准医疗、儿科、卫生、口腔医学及药学 5 个专业采用全国统一的教学计划，并要求全国各高等医药院校自 1954—1955 学年新生班次开始执行。此后至 1955 年 2 月，高教部会同卫生部陆续审订高等医药院校专业课的全国统一教学大纲，并颁发各校执行。［1954-6-D］

◇ 《高等教育文献法令汇编 第二辑》，第 124-125 页。

12 月 31 日 　　中共中央办公厅秘书局遵照周恩来总理的批示，将青年团中央的
　　　　　　　　一份简报印发有关部门，以研究解决理、工、医科高等学校学生
　　　　　　　　负担过重的问题。青年团中央的简报反映：理、工、医科学生每
　　　　　　　　周学习时间一般都在六十五学时左右，多者七十余学时，平均每
　　　　　　　　天学习十一小时以上。其原因包括教学计划、教学大纲要求偏高，
　　　　　　　　教材分量过重，教学质量不高，讲解不清，作业过多等。简报指
　　　　　　　　出，这是教学改革过程中发生的问题，不同于过去由于社会活动
　　　　　　　　过多造成的忙乱。[**1954-7-D&G**]

　　◇　《中华人民共和国教育大事记（1949—1982）》，第 119 页。

1955 年

1 月 20 日 　　中央人民政府高等教育部、卫生部联合发出《关于加强北京医学
　　　　　　　　院积极学习苏联先进经验进行教学改革的决定》，指出北京医学
　　　　　　　　院以往工作取得的成绩，以及存在的缺点和困难。《决定》提出
　　　　　　　　应积极学习苏联先进经验，不断提高教学质量，开展科学研究，
　　　　　　　　具体任务包括：（1）培养具有较高水平的医师、卫生医师、口
　　　　　　　　腔医师和药师；（2）培养高等医药院校的师资及医药科学的研
　　　　　　　　究人员；（3）开展医学科学研究工作；（4）为全国医药院校介
　　　　　　　　绍学习苏联先进经验和进行教学改革的经验。[**1955-1-D&G**]

　　◇　中央人民政府教育部办公厅编：《高等教育文献法令汇编 第三辑》，
　　　　1956 年，第 49-52 页。

1 月 31 日—　高等教育部与卫生部在北京联合召开全国高等医学院校教学大纲
2 月 10 日 　　审订会议。教学大纲囊括 54 个学科，以苏联医学教学大纲为蓝
　　　　　　　　本，结合中国高等医学院校设备情况、教师和学生水平、中国多

中国医学教育纪事

016

发病情况和中国的医学成就，适应国家经济建设需要拟定而成。
经过会上全国高等医学院校的二百多位医学专家、教授以及 18
位苏联专家讨论、审订，教学大纲最终定稿，并颁发各校执行。
[1955-2-D]

◇ 《高等医学教学大纲已定稿》，《人民日报》1955 年 2 月 18 日，第 3 版。

2 月 12 日——
19 日　　　　全国卫生科学研究委员会第一届第四次会议在北京举行。为了加
强研究工作的领导，会议决议把"全国卫生科学研究委员会"改
为"中华人民共和国卫生部医学科学研究委员会"。[1955-3-A]

◇ 《卫生科学研究委员会会议确定医学科学研究工作任务》，《人民日报》
1955 年 2 月 28 日，第 3 版。

4 月 20 日　　卫生部发出《关于进一步加强高等医药院校学生生产实习的指
示》。《指示》提出参考苏联教学计划，规定各专业的分段实习
安排等问题。[1955-4-D]

◇ 《当代中国卫生事业大事记（1949 年—1990 年）》，第 42 页。

5 月 6 日　　卫生部决定在北京医学院、中国医科大学、上海第一医学院、上
海第二医学院等院校增设儿科专业，当年开始招生。[1955-5-B]

◇ 《新中国医学教育史》，第 353 页。

8 月　　　　卫生部根据全国文教总方针"整顿巩固，重点发展，提高质量，
稳步前进"的精神，确定卫生、药学院系的调整方案。方案规定
卫生、药学专业设置按一定的比例、标准和要求进行调整。调整
结果为：（1）停办江苏医学院、浙江医学院、山东医学院的卫生
学系，调整充实山西、四川、中南同济医学院卫生学系；（2）停
办浙江、山东医学院的药学系，充实东北、华东药学院以及四川、
北京、上一医药学系（注：上海第一医学院）。[1955-6-B]

◇ 《新中国医学教育史》，第 353 页。

| 9 月 | 华东药学院、东北药学院受卫生部委托开办药师专修科（后改药学专修科），学员由各省市保送早年参加革命的药工、卫生干部报考。卫生干校文化补习班毕业的学员免试入学。［1955-7-B］ |

◇ 《新中国医学教育史》，第 353 页。

1956 年

| 1 月 14 日 | 卫生部检发苏联医药院校的最新教学计划（苏联 1955 年 4 月修订），供各医药院校参考。［1956-1-D］ |

◇ 《新中国医学教育史》，第 353 页。

| 1 月 20 日 | 《健康报》发表社论，指出：我们祖国正处在伟大的社会主义革命时期，祖国所需要的医务干部必须在政治上是可靠的，业务上是能够掌握现代医药卫生科学技术知识的，同时身体又是健康的。高等医药院校必须努力贯彻全面发展的教育方针，保证毛主席指示的"身体好、学习好、工作好"在各院校彻底实现。［1956-2-A］ |

◇ 《高等医药院校必须努力贯彻全面发展的教育方针》，《健康报》1956 年 1 月 20 日，第 1 版。

| 1 月 23 日— 2 月 3 日 | 卫生部在京召开全国卫生工作会议。［1956-3-A］ |

◇ 《中国医学通史 现代卷》，第 597 页。

| 3 月 6 日 | 卫生部发布《高等医学院校教学医院组织问题的若干规定（试行草案）》《高等医学院校附属医院与教学医院工作暂行条例（试行草案）》。［1956-4-B］ |

◇ 《新中国医学教育史》，第 354 页。

3 月 20 日　　内蒙古自治区正在建立一座医学院。内蒙古医学院计划今年秋天开始招生，前来培育内蒙古高等医学人材（人才）的北京医学院、中国医科大学的教授、讲师和助教五十多人，已先后到达。［1956-5-A］

◇　《内蒙古自治区建立一座医学院》，《人民日报》1956 年 3 月 20 日，第 3 版。

4 月 29 日　　《人民日报》发文称："全国医学院校从今年秋季入学学生开始，将增设中医课。卫生部根据增设中医课的要求，正在修订医学院校各专业的教学计划和教学大纲。增设中医课所需教师，由当地卫生部门负责解决。"［1956-6-D］

◇　《各医学院将增设中医课》，《人民日报》1956 年 4 月 29 日，第 3 版。

5 月 8 日　　卫生部负责人对新华社记者发表关于改进中医工作的措施，称：目前中医工作，应该抓住西医学习中医、妥善地安排中医的职业和具体解决中医带徒弟问题等几个方面。［1956-7-A］

◇　《继承祖国医学遗产的重要措施　卫生部门将组织西医全面学习中医》，《人民日报》1956 年 5 月 9 日，第 1 版。

5 月 17 日　　卫生部颁发"高等医学教育十二年规划（修订）"。［1956-8-A］

◇　《新中国医学教育史》，第 354 页。

7 月 31 日　　中华人民共和国高等教育部和卫生部最近发出通知：将中国医科大学改称沈阳医学院，哈尔滨医科大学改称哈尔滨医学院，东北药学院改称沈阳药学院，西北医学院改称西安医学院，苏北医学院改称南通医学院，华东药学院改称南京药学院，华南医学院改称广州医学院。［1956-9-B］

◇　《部分医药院校改称》，《健康报》1956 年 7 月 31 日，第 1 版。

| 7月31日— | 卫生部邀请了出席中华医学会等五个学会的会员代表大会的一百 |
| 8月1日 | 多位中、西医专家及教授等，对高等医学教育问题进行了座谈。 |

7月31日—
8月1日

卫生部邀请了出席中华医学会等五个学会的会员代表大会的一百多位中、西医专家及教授等，对高等医学教育问题进行了座谈。主要意见有：减轻学生负担，修订教学计划；对学制问题的意见；解决科学研究的时间等问题；卫生部领导要多到医学院看看。［1956-10-A］

◇ 《卫生部邀请一百多位专家教授座谈高等医学教育问题》，《健康报》1956 年 8 月 7 日，第 1 版。

8月1日　　卫生部发布《高等医药院校教师教学工作量和工作日补充试行办法》。［1956-11-G］

◇ 《新中国医学教育史》，第 354 页。

8月28日　　卫生部最近发出"关于开展正规业余中等医药教育的几点意见"，指出：业余中等医药教育的任务和培养目标与日校完全相同，只是招生对象和培养方式不同。业余学校（夜校）一般附设于医疗预防机构，如医疗预防机构一时没有条件，而日校又有可能则附设于日校。夜校招收初中毕业或同等学历的初级或未经系统学习的中级在职卫生干部。［1956-12-H］

◇ 《开设业余中等医药教育》，《健康报》1956 年 8 月 28 日，第 3 版。

8月　　　　卫生部发出关于改进教学工作具体临时措施的通知，指出要减轻学生负担，加强培养学生独立研究能力，更好地达到培养目标的要求。［1956-13-D&G］

◇ 《新中国医学教育史》，第 354 页。

9月1日　　经国务院批准，卫生部拟在北京、上海、成都、广州建立北京中医学院、上海中医学院、成都中医学院和广州中医学院。4 所中医学院均为五年制，学生毕业后由国家分配担任教学工作、研究工作或医疗工作。中医学院除招收高中毕业生外，同时招收一部

分具有高中语文程度的青年中医、在职卫生干部和中等医药学校的优秀毕业生。[1956-14-B]

◇ 《今年创办四所中医学院》，《人民日报》1956 年 5 月 19 日，第 1 版。

9 月 3 日　新建的北京中医学院举行成立及开学典礼。参加典礼的有卫生部、中医研究院、北京市人民委员会、北京中医学会等单位的代表及全院教工学生近二百人。中医学院本届学生为 120 人，其中绝大部分为高中毕业生、青年中医及在职干部。上海中医学院在 1 日开学，新生共有一百二十人。广州中医学院预定九月三日开学，成都中医学院在八月二十三日也开始报到。[1956-15-B]

◇ 《北京等四所中医学院开学》，《健康报》1956 年 9 月 4 日，第 1 版。

9 月 14 日　据《健康报》讯，卫生部关于高等医药学院教科书编写的计划已经确定。计划根据高等医药学院现设各专业的需要，总共选题 74 种。其中医疗专业 39 种，儿科专业 4 种，卫生学专业 7 种，口腔医学专业 4 种，药学专业 20 种。全部教科书的编写工作将在 1959 年内基本完稿。1959 年到 1968 年间逐年修订并完成全部正式教科书的编审出版工作。参加这次教科书编写工作的有二十多个高等医药学院及医学科学研究机构、医疗预防与卫生防疫等单位的 340 多位教授和专家，他们绝大部分都是具有很丰富的理论基础和实际经验的学者。[1956-16-D]

◇ 陈执瑾：《医药学院教科书的编写工作即将开始》，《健康报》1956 年 9 月 14 日，第 1 版。

9 月 24 日　卫生部下达《关于高等医学院教材规划的通知》，附发《高等医药学院教材十二年分段规划》以及《关于组织编写高等医药学院教科书暂行办法》。[1956-17-D]

◇ 《新中国医学教育史》，第 355 页。

10 月 5 日　　最近，卫生部已决定将原中央卫生研究院更名为"中国医学科学院"。随着该院名称的更改，卫生部决定陆续充实和加强该院的研究力量，准备在该院增设临床医学研究部分，加强现有的预防医学和基础医学研究部分，同时，要求所有各项研究部分都必须结合中医中药的研究。通过今后该院各项研究力量的加强，要求该院能够逐渐成为全国医学科学上的最高学术机关。[1956-18-A]

◇　《卫生部决定加强医学科学研究力量 原中央卫生研究院更名为中国医学科学院》，《健康报》1956 年 10 月 5 日，第 1 版。

10 月 22 日　　我国第一次举办的医学史高级师资进修班在卫生部中医研究院的主办下，于今天开学。它将培养医学院讲授医学史的师资，并为今后开展医学史研究工作打下基础。到这里进修的三十一个学员，是各省、市的三十个医学院的教授、副教授、讲师、助教等。[1956-19-G&H]

◇　《医学史高级师资进修班开学》，《人民日报》1956 年 10 月 24 日，第 7 版。

11 月 15 日　　卫生部委托北京流行病学研究所举办的流行病学医师进修班正式开学。50 名学员，来自全国各省、市卫生防疫站、鼠疫防治所和生物制品研究所，其中绝大部分是担任流行病学工作的医师。近期，为提高卫生防疫人员科学技术，山西、福建、河南、山东等地也纷纷举办防疫人员进修班。[1956-20-H]

◇　《卫生部举办"流行病学医师进修班"》，《健康报》1956 年 11 月 16 日，第 1 版；

◇　《提高卫生防疫人员科学技术 各地举办卫生防疫人员进修班》，《健康报》1956 年 11 月 27 日，第 1 版。

11 月 27 日　　卫生部发布《关于废除医师、中医师、牙医师、药师考试暂行办法》的通令。有关《办法》的解释说明等文告，也一律废止。[1956-21-F]

◇　《中国医学通史 现代卷》，第 598 页。

1957 年

1 月 6 日　　卫生部医学科学研究委员会根据国务院科学研究规划委员会所制定的《一九五六———一九六七年科学技术发展远景规划纲要（修正草案）》已拟订出 1957 年的年度计划纲要初稿。内容包括：防治危害人民最严重的疾病的研究；研究新的抗生素、药物和医学器材；总结和发扬中医理论和经验；劳动卫生、劳动保护的综合措施以及防治主要职业病的研究；环境卫生、营养和体育活动的研究。此外，还有关于解剖、生理、生化、病理等基本理论问题的研究。［1957-1-A］

◇　《卫生部医学科学研究委员会布置今年医学科学研究工作 北京市儿童医院已经订出研究计划》，《人民日报》1957 年 1 月 6 日，第 7 版。

1 月 24 日　　国务院同意教育部、卫生部报告，将北京中医学院划归卫生部直接领导。［1957-2-B］

◇　《中国医学通史 现代卷》，第 598 页。

2 月 19 日　　《健康报》发表季钟朴《当前高等医学教育中存在的问题是什么》一文，其中指出我国高等医药学教育自 1954 年第一届高等医学教育会议以来，已有了相当大的发展。在校学生人数已增加了 37%。经过了院系的调整以及增设了新的学校，医药学院已达 38 所。到目前为止，我国医药学院已经成为培养建设社会主义高级卫生人才的正规大学了。针对高等医学教育的未来发展，作者提出：提高教学质量必须进行综合措施，重视临床教学工作，发挥医药学院的潜力、提高科学研究质量，提高师资质量是基本建设工作。［1957-3-A］

◇　《当前高等医学教育中存在的问题是什么》，《健康报》1957 年 2 月 19 日，第 3 版。

3月12日　　北京苏联红十字医院无偿移交我国，移交仪式于12日下午在北京苏联红十字医院举行。该医院今后命名为"中苏友谊医院"，并将发展成为我国第一个卫生干部进修学院。［1957-4-H］

◇《北京苏联红十字医院无偿移交我国》，《健康报》1957年3月15日，第1版。

4月1日　　据《健康报》讯，今年高等医药学院招生人数已确定为八千五百人。其中医疗专业为六千三百九十人，儿科专业为二百四十人，卫生专业为六百六十人，口腔专业为一百八十人，药学专业为五百一十人，中医专业为二百四十人，干部专修科二百八十人。高等医药学院的医疗、儿科、卫生、口腔、药学、中医六个专业的八千二百二十人，都由全国统一招生中录取。［1957-5-B］

◇《今年高等医药学院招生八千五百人》，《健康报》1957年4月2日，第1版。

4月30日　　卫生部医学教育司为充分倾听专家、教授们的意见，更好地总结改进医学教育工作，继各种座谈会后，于3月29日和4月30日又邀请了中国协和医学院的教授们举行了座谈会。会上教授们就学制、专业设置、基础课和临床教学、外文教学及生产实习等问题，热烈地发表了自己的意见。［1957-6-A］

◇《中国协和医学院教授们对医学教育工作提出意见》，《健康报》1957年5月3日，第1版。

5月13日—　　卫生部邀请北京医学院、中国协和医学院、中国医学科学院、医
15日　　　学科学委员会等单位的六十余位专家教授，座谈医学教育与医学科学研究工作。专家讨论了当前医学教育与医学科学研究中存在的问题，并提出延长学制、精简课程、提高入学学生录取标准、充实设备、增加教学基地、加强科学研究等建议。［1957-7-A］

◇《医学教育和医学科学研究工作中的问题——医学界六十多位教授、专家发表意见》，《人民日报》1957年5月16日，第6版。

5 月 14 日　　《健康报》刊发中国协和医学院教授张孝骞《医学教育中要解决的几个问题》一文，其中指出，医预科课程是医学教育的最基本部分，现在的情况远不能令人满意；目前临床课程门类繁多、内容复杂，学生忙于抄笔记、读死书，没有消化和思考的机会；生产实习期间应延长为一年，内、外、妇产三科实习时间的比例应是 5∶4∶3。〔1957-8-D〕

◇　《医学教育中要解决的几个问题》，《健康报》1957 年 5 月 14 日，第 2 版。

6 月 4 日　　《人民日报》刊发中国协和医学院教授张鋆有关"设立医学教育委员会来协助卫生部工作"的建议。〔1957-9-A〕

◇　张鋆：《帮助党办好医学教育》，《人民日报》1957 年 6 月 4 日，第 7 版。

6 月 18 日　　据《健康报》讯，全国各地在打破医学教育中的右倾保守和单纯正规化等种种迷信神秘观点以后，已开始出现多种多样、群策群力、大办医学教育的新气象。据不完全统计，江苏、青海、河南、广东、安徽、吉林、浙江七省及铁道部等即将增办医学院 12 所。医学教育中正规和业余教育结合、离职与在职教育结合、长期与短期教育结合、集中与分散教育结合等多种形式结合并举遍地开花的局面已开始形成。〔1957-10-B〕

◇　《大中小结合 两条腿走路 多快好省地培养干部》，《健康报》1957 年 6 月 18 日，第 4 版。

6 月 25 日　　在广泛倾听群众意见，深入调查研究的基础上，卫生部已初步拟出改进高等医学教育工作的意见。在保证一定的质量、继续增加数量的原则下，卫生部将考虑分批延长学制。医疗、卫生和儿科专业的学制，将逐步由现行的五年延长为六年；口腔医学专业的学制，将由现行的四年延长为六年；药学专业的学制，将由现行的四年延长为五年。今后卫生部将不规定全国统一的教学计划，只提供制定教学计划的原则要求，把制定教学计划这个教学权交给各学校。关于教学大纲和教材、教学方式方法、教学实习基地、师资培养、科学研究工作及长远规划和领导体制问题，卫生部也都初步拟出了改进意见。[1957-11-A]

◇ 《分批延长学制 教学权下放 卫生部拟出改进高等医学教育工作的意见》，《健康报》1957年6月25日，第1版。

11月25日　卫生部正式通知：中国协和医学院与中国医学科学院合并，称中国医学科学院，附属医院称北京协和医院，接受中国医学科学院领导。1933届协和毕业生黄家驷被任命为院长。[1957-12-B]

◇ 常青著：《协和医事》，北京：北京联合出版公司，2017年，第302页。

12月　卫生部决定撤销教材编审委员会。[1957-13-A]

◇ 《新中国医学教育史》，第355页。

本年　高等医学院校在校学生达到4.9万人，为解放前学生最多的1947年的4倍多（编者注："解放"为原文，特指1949年中华人民共和国成立，下同）。全国一百八十二所中等医药学校共有在校学生8.1万人，为解放前学生最多的1946年的7.8倍。[1957-14-G]

◇ 《健康报》编辑部编：《十年来卫生事业的辉煌成就》，北京：人民卫生出版社，1959年，第63-64页。

1958年

1月17日　卫生部为更好地指导中医学院教学工作，最近发布了中医学院试行教学计划，进一步明确了中医学院的方针任务是：为了继承和发扬祖国医学遗产，有计划地培养具有马克思列宁主义思想，全心全意为社会主义建设和人民保健事业服务的，体魄健全的，掌握中医学术理论及中医医疗技术，并具有现代医学基本知识的高级中医人才。中医专业的学制定为 6 年，包括毕业实习 1 年。
［ **1958-1-C&D** ］

◇ 《卫生部发布中医学院试行教学计划》，《健康报》1958 年 1 月 17 日，第 4 版。

1 月 24 日　卫生部最近发出《关于高等医药学院增设中医药课程的通知》，规定 1958 年度，除已增设中医药课程的医药院校外，再在北京医学院等六校开设中医药课程，其余各校均在 1960 年以前逐步开设。目前尚未增设中医药课程的医药学院，应为学生开设关于中医政策和中医药基本常识的讲座。［ **1958-2-D** ］

◇ 《卫生部发出通知　高等医药学院增设中医药课程》，《健康报》1958 年 1 月 24 日，第 1 版。

1 月 24 日　卫生部最近根据国务院的批示，决定除北京中医学院仍暂归卫生部直接领导外，将其余的三十七所高等医药学院交由各所在省、自治区、直辖市人民委员会领导。高等医药学院下交以后，卫生部将继续负责平衡全国高等医药学教育的事业计划，确定专业设置、培养目标、学制和院系设置，组织制定教学计划、教学大纲，组织编写教材，制定各项有关的章则制度，并对高级师资和部分毕业生作适当的调配与平衡等。［ **1958-3-B** ］

◇ 《卫生部根据国务院的批示作出决定　三十七所高等医药学院交省市领导》，《健康报》1958 年 1 月 24 日，第 1 版。

1 月　　卫生部发出《关于高等医药学教育若干问题的意见》。文件对学制、专业设置、培养目标、教学计划、教学大纲和教材、教学法、教学实习基地、师资培养、科研工作、学习中医和中医学院、发

展规划和勤俭办学等领域的问题作了明确规定。[1958-4-A]

◇ 《新中国医学教育史》，第355—356页。

3月14日　卫生部指示高中等医药院校贯彻勤俭办学、勤工俭学、教育和生产相结合的方针，大力改革我国的医药学教育事业，使之完全适应我国社会主义保健事业发展的需要。[1958-5-A]

◇ 《卫生部指示高、中等医药院校贯彻勤俭办学、勤工俭学、教育和生产相结合的方针》，《健康报》1958年3月14日，第1版。

3月24日　北京市中医进修学校开办了培养中医教学、医疗、研究骨干的学习班，于本日开学。这个班是为了培养一批具有一定马列主义思想水平和有一定中医学术理论与临床经验的中、西医师，为开展中医教学、医疗和研究工作打下基础，以便在继承和发扬祖国医学遗产的事业中起骨干作用。教师由北京市中医进修学校、北京中医学院和中医研究院等单位的中医师担任。[1958-6-H]

◇ 《培养中医教学研究骨干》，《健康报》1958年3月28日，第4版。

3月31日　中华人民共和国教育部和卫生部联合发出"进一步加强学校保健工作领导的指示"，指出：保障学生健康是教育和卫生部门的一项重要职责。要求各省、市、自治区教育厅、局应根据为培养有社会主义觉悟的、有文化的、身体健康的劳动者的教育方针，进一步加强对学校保健工作的领导，将学校保健工作纳入全面工作计划中。[1958-7-A]

◇ 《教育部和卫生部发出联合指示，加强学校保健工作的领导》，《健康报》1958年4月8日，第1版。

4月1日　人民卫生出版社计划提前完成高级教材的出版工作和中级教材的修订出版；在1960年以前完成主要科目的医师用书的出版；及时介绍苏联和其他国家医药科学发展的新的成就，并努力出版我国医药科学研究的成果、各科经验总结性书籍和高中级医务人员的参考书籍。在高级医学参考书方面，上海卫生出版社将继续有步骤地翻译外国医学名著和各种医用图谱。[1958-8-D]

◇ 《紧密配合卫生事业"大跃进" 多出书 快出书 出好书》，《健康报》1958年4月1日，第4版。

4月18日　据《健康报》讯，安徽、山西、辽宁、江西、湖南、上海等省、市中等医药学校的勤工俭学活动正在积极而稳步地开展，其中的不少项目有机地配合了专业教学。[1958-9-A]

◇ 《安徽 山西等地中等医药学校结合专业特点开展勤工俭学活动》，《健康报》1958年4月18日，第4版。

5月27日　卫生部发布《卫生工作规划四十二条（草案）》，对卫生工作的各个方面提出了原则性要求。[1958-10-A]

◇ 《中国医学通史 现代卷》，第599页。

6月16日—　卫生部机关第二次代表大会在北京举行，卫生部医学教育司司长、
20日　支部书记季钟朴在会上发言，提出争取在五年或更短时期内，实现"社有三员（保健员、接生员、保育员），乡有四士（医士、助产士、药剂士、护士），县有五师（内、外、妇等科医师）"。为达到此目标，争取在五年或稍长时期内"省省办医学院1~2所，专专办医学专门学校，县县办卫生学校，乡乡办卫生人员训练班"。由此，医学教育领域掀起大发展、大革命的热潮。[1958-11-B&H]

◇ 《健康报》编辑部编：《破迷信 插红旗 卫生工作争上游》，北京：科学普及出版社，1958年，第59-66页。

7月　中医研究院首届西医学习中医研究班毕业，25名学员获得卫生部颁发的奖金、奖状。[1958-12-H]

◇ 《中国医学通史 现代卷》，第599页。

8月2日　　　据《健康报》讯，为适应基层卫生工作的需要和普及卫生知识，许多地方利用本地农村医院、社卫生所或下放干部中的医务人员的教学力量，成立了初级卫生学校、医药班、保健夜校等，大力培养训练初级卫生人员。与此同时，为了适应工农业生产跃进和技术与文化革命的需要，不少地区采取各种各样的方式，把初、中级医务人员提高到中、高级医务人员的水平。［1958-13-H］

◇　《不少地区采取各种各样的方式 把初、中级卫生干部提高到中、高级水平》，《健康报》1958年8月2日，第4版；

◇　《适应基层卫生工作需要 大力培训初级卫生人员》，《健康报》1958年8月2日，第4版。

8月11日　　卫生部发布《关于在医药院校开设中医药课程的通知》（以下简称《通知》），进一步加强医药院校开设中医药课程的工作。《通知》要求：目前已经开设中医药课程的院校，应充分重视这一工作，不断总结经验，提高教学效果。尚未开设中医药课程的高等医药院校，则应力争在1958年暑假后开设中医药课程。目前尚未开设中医药课程的中等医药卫生学校，应积极创造条件，争取在1958年开设。各种干部进修院校（班）中，学习时间超过一年的班次，应结合进修目的开设适当的中医药课程，其内容及时数可参考本通知第一、二项的精神由各校自定，不足一年的各种短期训练班、进修班，可以只举办若干次关于中医政策及中医药常识的讲座。1958年新建高、中级医药院校及卫生干部进修院校（班），均应将中医药课程列入教学计划。［1958-14-B&D］

◇　《中华人民共和国卫生部 关于在医药院校开设中医药课程的通知》，《健康报》1958年8月16日，第1版。

10月1日　　据《健康报》讯，最近卫生部发出"中药学概论教学大纲"，供药学院、系、专科教学和供中等药剂学校及中等卫生学校药剂专业编写中药课程教学大纲的参考。该教学大纲是卫生部委托南京中医学院、北京中医学院和中医研究院制订的。药学院、系等讲授中药课程的目的是：指导学生必须明确在学习现代药物学的同时学习中药学，是今后建立祖国新医药学的必经之路；使学生对中药学理论体系具有初步的基本概念，了解或初步掌握一部分关于中药炮制和制剂方面的一般知识。[1958-15-D]

◇ 《卫生部发出中药学概论教学大纲》，《健康报》1958 年 10 月 1 日，第 4 版。

10 月 4 日　各地进一步贯彻党的中医政策，大力发展中医教育事业，培养中医人材（人才）。据不完全统计，目前已有近二十个省开办了中医学院和中医专科学校三十八所，为原有四所中医学院的九倍半。其中中医学院十五所，中医专科学校二十三所。[1958-16-B]

◇ 《发扬祖国医学，培养中医人材（才）　全国新设中医院校三十八所》，《健康报》1958 年 10 月 4 日，第 4 版。

11 月 18 日　中共中央对"卫生部党组关于组织西医离职学习中医班总结报告"进行批示，指出：根据中央的方针，卫生部曾经举办了少数西医离职学习中国医药学的学习班，经验证明这种方法很好。各省、市、自治区党委，凡是有条件的，都应该办一个七十人到八十人的西医离职学习中医的学习班，以两年为期。学生的条件，应该有大学毕业水平和二三年的临床经验，最好能有看中医书籍的中文水平。这样，在 1960 年冬或 1961 年春，全国大约就可以有二千名中西结合的高级医生，其中可能出几个高明的理论家。[1958-17-H]

◇ 《中共中央批示卫生部党组报告　中国医药学是个伟大的宝库　组织西医学习中医是件大事》，《健康报》1958 年 11 月 22 日，第 1 版。

12 月 6 日　据《健康报》讯，许多医药院校师生下乡参与卫生战斗，帮助各地开展除害灭病战斗和开展人民公社的各项卫生工作；同时也为

了在实践中搜集科学研究资料,进一步摸索进行教学改革的经验,给广大师生以又红又专的实际锻炼。〔1958-18-G〕

◇　《跨出校门面向生产联系实际　许多医药院校师生下乡参与卫生战斗》,《健康报》1958 年 12 月 6 日,第 1 版。

1959 年

2 月 28 日　据《健康报》讯,卫生部最近已向省、市、自治区卫生厅、局发出关于编制 1959 年卫生事业计划的建议和要求的通知。通知要求各地区继续贯彻"勤俭办事业"和"两条腿走路"的方针,多快好省地发展卫生事业。同时,对已发展的卫生事业,注意整顿、巩固和提高。〔1959-1-A〕

◇　《中华人民共和国卫生部发出通知　对编制 1959 年计划提出建议和要求》,《健康报》1959 年 2 月 28 日,第 1 版。

3 月 22 日　中共中央发出《关于在高等学校中指定一批重点学校的决定》:"为了逐步提高高等教育质量,指定 16 所高等学校为全国重点学校。"其中,医学院校包括北京医学院、上海第一医学院,1960 年增加中国医科大学、第四军医大学。〔1959-2-B〕

◇　陈大白主编:《北京高等教育文献资料选编 1949~1976》,北京:首都师范大学出版社,2002 年,第 426 页。

4 月 7 日—　卫生部召开中医学院座谈会,修订中医医疗专业教学计划,确定
11 日　教材编写计划。会议指出:中医学院的主要任务是培养高级中医师,应当坚持以中医为主的原则,中医、西医两类课程教学时数的比例为 7 : 3,按先"中"后"西"的方法安排;实习应占中医

课程教学的一半时间。［1959-3-D］

◇ 《中华人民共和国教育大事记（1949—1982）》，第 250 页。

5 月 13 日　《健康报》发表朱宪彝、俞霭峰代表在第二届全国人民代表大会和政协第三届全国委员会首次会议上的发言，主题为《提高医学院校的教学质量》，其中提出"教学总时数过多，可考虑延长学制，开办附属高中或医预科，加强基础医学阵容，培养基础医学师资，加强医学院校的附属医院，给预防医学课程找实习基地，改进教与学的方法，提高招生标准，端正教与学的观点，调整重点医学院校的课程"等多条建议。［1959-4-D］

◇ 《提高医学院校的教学质量》，《健康报》1959 年 5 月 13 日，第 4 版。

5 月 16 日　卫生部发出《关于制订编写中医中药专业课教学大纲与教材的通知》，要求制订编写中国医学史、中医学、中药学等 15 种中医药课的教学大纲和教材。［1959-5-D］

◇ 《新中国医学教育史》，第 357 页。

6 月 21 日　据新华社南京讯，南京中医学院四年来研究整理祖国医药遗产，已编写出各种中医书籍九十六种，包括各种主要教材二十五种。其中有多种教材已被全国其他医药院校采用。卫生部所委托他们编写的《中医学概论》《中药学概论》等书已被指定为高级医药院校的中医课本。［1959-6-D］

◇ 《研究整理祖国遗产　南京中医学院编写中医教材》，《健康报》1959 年 6 月 24 日，第 1 版。

7 月 1 日—
12 日　卫生部在上海召开全国医学教育座谈会。到会的同志根据"畅所欲言、全面分析、深入讨论、虚实结合"的精神，检查了一年来医学教育，特别是高等医学教育工作中贯彻执行党的教育方针、中医政策和中央教育工作会议精神的情况，讨论了有关整顿巩固、

提高质量、培养和提高师资的问题。［1959-7-A］

◇ 《畅所欲言 全面分析 深入讨论 虚实结合 卫生部召开医学教育座谈会》，《健康报》1959年7月25日，第1版。

7月8日 近期，卫生部在南京召开中医教材编写座谈会，讨论和修改了"卫生部对编写中医学院教学大纲及统一教材的几点意见（初稿）"，以及五个中医学院分工起草的十五门课程的教学大纲和教材编写提纲草案。同时，确定了中医教材的编号原则。通过广泛的交换意见，座谈会对过去编写教材上一些争论未决的问题，基本上取得一致的意见，统一了各科教材的名称，确定了编写体例和具体内容。［1959-8-D］

◇ 《培养高级中医 统一编写教材 卫生部在南京召开座谈会》，《健康报》1959年7月8日，第1版。

7月25日 卫生部印发《修订高等、专科、中等医药院校和中医学院教学计划的几项原则规定》，规定各专业的学制、必修业务课的门数，单独开设中医学、中药学课程，并委托南京中医学院编写《中医学概论》《中药学概论》作为教材。［1959-9-B&D］

◇ 《新中国医学教育史》，第357页。

8月25日 卫生部发出《关于高等医学院校积极培养骨干教师的通知》，要求各院校选派较好的骨干教师（副教授、高年讲师），逐年分配到部属进修基地短期培养，迅速提高其科学水平。［1959-10-G］

◇ 《新中国医学教育史》，第357页。

9月5日 八年制的中国医科大学，经过紧张筹备，已完成教学准备和招生事宜，定于9月5日开学。中国医科大学是由中国医学科学院在原协和医学院的基础上筹建的。该院多数科学家和高中级研究人员均将参加教学工作，各种研究实验设备也将供

教学之用。［1959-11-B］

◇ 《培养较高水平医学科学人才 中国医科大学今日开学》，《健康报》
1959年9月5日，第5版。

9月5日　　卫生部医学教育司总结我国医学院教育事业的十年成就，指出：
我国医学教育事业，十年来在党的正确领导下，随着社会主义革
命和社会主义建设的胜利，取得了巨大的发展。六百多所新型的
高、中级医药院校遍布各地，十年来为国家社会主义建设事业培
养了高、中级医药卫生人才共十九万余人，其中高等医药学院毕
业生约四万名，为解放前（新中国成立前）二十年（1928—1947年）
毕业生总数的四倍多；中等医药学校毕业学生十五万余人，平均
每年毕业学生一万五千余人，为解放前（新中国成立前）最高年
（1946年）毕业生数的八倍半。［1959-12-A］

◇ 《飞跃发展的我国医学教育事业》，《健康报》1959年9月5日，第5版。

9月21日　　卫生部发布《关于编写中医学院中医课程教学大纲和教材的意
见》，对于教学大纲和教材编写的总体要求与主要项目提出意见，
供北京、上海、广州、成都、南京中医学院参考。［1959-13-D］

◇ 《中医药教育法规全书》，第428页。

12月　　　医药教材编写出版进展情况：1956年选题时，高等教材74种，
中等教材46种，后来略有变动。高等教材84种，已出35种，
已交稿或即将交稿19种，其余大部分都有初稿，其中《中医学
概论》《中药学概论》供高中等医药院校使用。中等教材46种，
已出35种，已交稿3种，其余正在编写之中。中医院校教材15种。
另外，还出版了供在职卫生人员使用的《农村医师手册》《急救
手册》《人民公社卫生手册》等。［1959-14-D］

◇ 《新中国医学教育史》，第358页。

1960 年

2 月 5 日　　卫生部在北京召开全国卫生厅局长座谈会。主要目的是总结几年来，特别是"大跃进"以来的卫生工作，讨论今后工作规划和1960 年工作安排。［1960-1-A］

◇　《中国医学通史 现代卷》，第 600 页。

2 月 10 日　近两年来，在医学教育工作上由于认真贯彻了党的教育方针和两条腿走路的方针，不仅全日制高中级医药学教育有了巨大的发展，业余医学教育也出现了一个空前大发展的局面。全国业余医学教育，经过 1958—1959 年两年来的发展，已经由过去的一般性业务学习性质走向系统学习的新阶段，成为自力更生培养高、中级卫生干部，壮大卫生干部队伍的重要方式之一。北京、上海、沈阳、武汉、天津、郑州、重庆等业余医学教育发展较快的城市，几乎每个市区都举办了各级各类业余医学教育。据十八个省、市、自治区 1959 年不完全材料统计，参加业余医药院校进行系统学习的卫生人员已达二万八千余人。其中高级业余医药教育机构有一百九十多个，学员有两万余人，相当于这些地区全日制高等医药院校在校学生人数的 30% 左右。［1960-2-H］

◇　《"两条腿走路"培养干部 许多地区业余医学教育越办越多越办越好》，《健康报》1960 年 2 月 10 日，第 1 版。

2 月 16 日　国务院全体会议第 96 次会议通过《国务院关于高等学校教师职务名称及其确定与提升办法的暂行规定》，将高等学校教师职务名称定为教授、副教授、讲师、助教四级，并详细规定了各级职务升迁的具体要求。其中特别规定：高等医科院校临床科教师应该有两年临床医生的工作经验，证明能够胜任助教工作的，确定为助教。［1960-3-G］

◇　中华人民共和国卫生部医学教育局编：《医学教育资料选编（一）》，北京：中华人民共和国卫生部医学教育局，1979 年，第 138-140 页。

2月22日—   卫生部召开全国西医学习中医经验交流座谈会。会议检查了两年
3月4日   来西医学习中医的情况，总结和交流了经验，进一步提高了对中
            医政策的认识，加强了中西医的团结，促使中医工作以西医学习
            中医为中心，带动全面继续跃进。会议认为，自从中央批示和《人
            民日报》社论发表以来，根本上扭转了过去轻视歧视中医的现象，
            中西医团结大大加强，中医力量得以更加发挥，西医学习中医也
            蔚然成风。据统计，全国举办的西医离职学习中医班有三十七个，
            学员共二千三百多人，在职学习、拜师、业余学习或自学中医的
            西医三万六千多人，中医中药的研究广泛开展，疗效不断提高，
            为除害灭病、保证人民健康、为工农业生产服务，起到了很大的
            作用。［1960-4-H］

            ◇ 《树雄心 立大志 努力学习 加强团结 创立新医药学派 卫生部召开全
              国西医学习中医经验交流座谈会》，《健康报》1960 年 3 月 12 日，第
              1 版。

3月27日—   卫生部在武汉召开全国业余医学教育现场会议，指出：大办、特
4月6日   办、快办、办好业余医学教育，不仅必要，同时也完全能够做到。
            在这方面武汉市已经为大家树立了先进的榜样，会议号召全国
            各地城市迅速掀起一个学武汉、赶武汉、超武汉的大办特办业
            余医学教育群众运动的高潮，并且把发展业余医学教育与当前
            轰轰烈烈的爱国卫生运动，与提高医疗预防工作质量结合起来。
            ［1960-5-H］

            ◇ 《取武汉之经 献各地之宝 大办特办快办业余医学教育 全国业余医学
              教育武汉现场会议胜利结束》，《健康报》1960 年 4 月 13 日，第 3 版。

4月16日   《健康报》刊发王季午、王淑贞、石增荣等代表在第二届全国人
            民代表大会第二次会议上的联合发言《医学教育必须和除害灭病
            的群众爱国卫生运动相结合》。"发言"中提出：师生跨出校门，
            深入农村、厂矿，参加除害灭病的群众爱国卫生运动，是发展和

提高我国医学教育最重要的环节之一。［1960-6-G］

◇ 王季午、王淑贞、石增荣等：《在第二届全国人民代表大会第二次会议上的发言》，《健康报》1960年4月16日，第5版。

4月　　　　卫生部在广州、合肥、青岛分别召开了由五所中医学院的教师及有关专家参加的中医院校教材审查会议。随后陆续出版了15门中医课程的教材，即一版中医统编教材。高等中医院校教材建设以此为起点，迈出了步伐。［1960-7-D］

◇ 刘振民等主编：《实践与探索：中国高等中医药教育四十年》，北京：中国中医药出版社，1998年，第356页。

5月15日　中共中央、国务院发布《关于保证学生、教师身体健康和劳逸结合问题的指示》，要求采取坚决措施控制社会活动，安排好学生的正常学习和生活，保证睡眠时间，改进伙食，适当娱乐，并注意教师的劳逸安排。［1960-8-G］

◇ 《新中国医学教育史》，第358页。

6月1日—　中共中央、国务院召开全国教育、文化、卫生、体育等方面社会
11日　　　主义建设先进单位和先进工作者代表大会。会议提出要高速度地发展文教事业，普及和提高全民教育。高等学校进行教学改革的原则是不降低学生的基础科学知识水平，必须提高水平和学习更为广博的知识，不增加师生劳动强度，必须保证劳逸结合。［1960-9-D］

◇ 刘海藩主编：《历史的丰碑：中华人民共和国国史全鉴11（卫生卷）》，北京：中共中央文献出版社，2004年，第46页。

7月27日　据《健康报》讯，为支援农业，许多医学院校派出由师生联合组成的下乡大军，紧密结合农业生产，配合地方卫生部门，做好农村卫生医疗工作，力夺丰收。不少医学院师生下乡参加除害灭病

已列为医学教育计划安排中的一个重要组成部分。如中山医学院自从 1959 年以来，每年都派出上千人的队伍支援农村开展卫生工作，并经常派遣力量帮助基层卫生机构解决技术和人力问题。〔1960-10-G〕

◇ 《医学院校师生积极支援农业 组成上山下乡大军 大搞除害灭病》，《健康报》1960 年 7 月 27 日，第 4 版。

7 月　　全国业余医学教育迅速发展、持续跃进。据二十七个省、市、自治区截至 7 月末的统计，高中等业余医药学校数和参加学习的在职卫生人员人数均比年初增长了六倍多。目前，高中等业余医药学校在校学生数已相当于全日制高中等医药学校在校学生数的60% 左右。目前许多大中城市的业余医学教育，已经从大发展转向巩固提高，有些地区并已开始进行教学改革。〔1960-11-H〕

◇ 《巩固起来 坚持下去 提高质量 继续发展 全国业余医学教育持续跃进》，《健康报》1960 年 10 月 12 日，第 1 版。

10 月 22 日　　教育部下发《关于全国重点高等学校暂行管理办法》，规定全国重点高等学校的领导和管理，由中央教育部、中央各主管部门与地方分工负责，实行双重领导。〔1960-12-B〕

◇ 《中医药教育法规全书》，第 431–432 页。

10 月 31 日　　卫生部发出《全国业余医学教育发展情况及今后工作意见》提出：当前在支援农业的前提下，要大力发展农村业余医学教育；要做好现有业余医药院校的巩固提高工作；积极开展业余医药院校的教学改革；要加强卫生部门的扫盲和文化教育工作。〔1960-13-H〕

◇ 《中华人民共和国教育大事记（1949—1982）》，第 269 页。

1961 年

2 月 14 日　　卫生部下发《关于高等医药院校教学工作中几项暂行规定》，明确要求暂不进行课程体系的大合大并，要加强基础理论学习、基础技术训练、实验操作以及必要的系统的专业知识教学。学制基本不变。劳动时间不宜过多，注意劳逸结合。［1961-1-D］

　　◇ 《中山医学院毕业班学生下乡实习　边治病边传技促进了生产　又实践又学习提高了自己》，《人民日报》1961 年 3 月 18 日，第 4 版。

3 月 27 日　　卫生部在北京召开全国高等医药院校教材会议。会议研究确定质量较好的已出版的教材目录，以便安排印刷出版；选定一批质量较好的讲义，审查修改出版；确定了评选或编写其他教材或讲义的分工计划。［1961-2-D］

　　◇ 《新中国医学教育史》，第 359 页。

夏季　　　　卫生部下达《关于修订高等医药院校教学计划的几点意见（草稿）》，提出各专业的总学时数，其中政治课和政治活动占总学时的十分之一，劳动不宜安排过多，课程设置要相对稳定。要求各院系根据这一精神调整教学计划。［1961-3-D］

　　◇ 《新中国医学教育史》，第 359 页。

7 月 12 日　　据《健康报》讯，北京医学院、南京第一医学院、广西中医专科学校等应届毕业生，纷纷响应河北医学院应届毕业生提出的到农业第一线去的倡议，坚决响应党的号召，服从统一分配，到农业第一线去，到边疆、到基层去。这反映了各地医学院校毕业生正满怀雄心壮志，到农村广阔的天地里去施展他们的才能，为加速祖国社会主义建设，为保护劳动人民健康的一片朝气勃勃的新气象。［1961-4-G］

◇ 《坚决响应党的号召到农业第一线去 南京第一医学院 北京医学院 广西中医专科学校 南京药学院等应届毕业生表示决心服从统一分配》，《健康报》1961 年 7 月 12 日，第 1 版。

8 月 12 日　卫生部下达《关于中医学院教学计划的安排意见》，在教学、劳动与假期的安排、政治教育、学生科学研究及考试考查等方面就以前的教学计划进行了调整与补充。［1961-5-D］

◇ 《实践与探索：中国高等中医药教育四十年》，第 357 页。

9 月 15 日　广东省各级医学院校应届毕业生，已陆续到农村医疗、卫生机构工作，直接为保护农村人民健康、支援农业建设服务。［1961-6-G］

◇ 《奔赴农村保护劳动大军健康 广东医学院校毕业生走上新岗位》，《人民日报》1961 年 9 月 15 日，第 4 版。

9 月　教育部发布《直属高等学校暂行工作条例（草案）》（即"高教60 条"）。［1961-7-D］

◇ 《新中国医学教育史》，第 359 页。

10 月 1 日　我国医学教育事业建国十二年来获得了巨大发展（编者注："建国"为原文，特指 1949 年中华人民共和国成立）。中华人民共和国成立以来，医药院校学生数不断增加。1960 年高等医药院校在校学生数已达十万人左右，中等医药学校在校学生已达二十万人左右。毕业生逐年增多，今年高等医药院校毕业生为一万九千多人，是历年来最多的一年。这批毕业生 70% 以上将分配到农村、林区、厂矿去工作，以充实基层医疗卫生机构的力量。［1961-8-G］

◇ 《医学教育事业发展迅速 今年高等医药院校毕业一万九千人，70% 以上分配农村、林区、厂矿，充实基层》，《健康报》1961 年 10 月 1 日，第 1 版。

10月19日—— 卫生部召开1961年全国高等医学教育会议。本次会议根据党的
11月1日 "调整、巩固、充实、提高"的方针，着重讨论和研究了高等医
学院校如何以教学为主，努力提高教学质量的问题。[1961-9-A]

◇ 《总结经验努力提高教学质量 卫生部召开全国高等医学教育会议》，
《健康报》1961年11月4日，第1版。

12月17日 教育部在北京召开第二次全国高等学校和中等学校调整工作会
议。会议研究了进一步压缩教育事业规模、调整高等学校和中等
专业学校等问题。在此前后新建和增设的医药院系大都被撤销。
[1961-10-A]

◇ 《新中国医学教育史》，第359-360页。

1962 年

2月17日 卫生部寄发《关于中国医科大学、北京医学院、上海第一医学院、
中山医学院和北京中医学院试行教育部直属高等学校暂行工作条
例（草案）的意见》，指出1961年修订的五年制医疗、卫生、儿科、
口腔专业与四年制药学专业教学计划的通知等文件，凡与该意见
有出入的，皆以此次通知意见为根据。[1962-1-D]

◇ 中华人民共和国卫生部医学教育司编：《医学教育资料汇编（四）》，
北京：中华人民共和国卫生部医学教育司，1962年，第1页。

4月26日 卫生部下发《关于加强师资培养工作的意见》，要求从安排老教
师、提高中层骨干教师和培养青年教师三方面着手，做好师资培
养工作。[1962-2-G]

◇ 《医学教育资料汇编（四）》，第41-42页。

6月2日　　　卫生部转发教育部《关于高等学校共同政治理论教学的几点意见》，指出：理、工、农、医院校的《马克思列宁主义概论》教科书，短时期内不能编出，各院校可暂开哲学、政治经济学和中共党史三门课程。[1962-3-D]

◇　《医学教育资料汇编（四）》，第 66-68 页。

7月13日　　　卫生部下发《对高等医药院校调整中医中药课程时数的意见》，要求各五年制、六年制高等医药院校单独开设 100 学时以内的中医中药课程，其中医疗、卫生、儿科、口腔各专业的中医学课程 80~90 学时，药学专业的中（医）药课程 70~80 学时。[1962-4-D]

◇　《医学教育资料汇编（四）》，第 40 页。

7月17日　　　卫生部下发《关于医学专科学校 1962—1963 学年度教学计划的安排意见》，要求各医学专科学校继续执行 1959 年卫生部制定的教学计划，同时对教学安排作了调整，并恢复了毕业考试制度。[1962-5-D&F]

◇　《医学教育资料汇编（四）》，第 38-39 页。

7月27日　　　卫生部向党中央报告《关于改进祖国医学遗产的研究和继承工作的意见》，指出办好中医学院是为了能够培养出具有较高水平的中医。因此，应该考虑到各方面的条件，特别是师资方面的条件，不宜办得太多，目前应认真总结中医学院的教学经验，切实改进教学内容和教学方法，提高教学质量。[1962-6-A]

◇　《实践与探索：中国高等中医药教育四十年》，第 357-358 页。

7月　　　　　卫生部在上海召开了生理学、病理解剖学、病理生理学、内科学、外科学、妇产科学等六门课程教材编审委员会议。会议对医学教科书的性质和适用对象、如何编写好一本教科书，以及教学大纲的性质和作用进行了比较深入的讨论。[1962-7-D]

◇ 冯川钧等主编：《中国高等医学教育发展概述 1949—2018》，成都：四川大学出版社，2018 年 10 月，第 109 页。

8 月 2 日　　教育部、卫生部下发《关于改变高等医药院校学制的通知》，医疗、卫生、儿科、口腔四个专业的学制由五年改为六年，药学专业由四年改为五年制。〔1962-8-C〕

◇ 《医学教育资料汇编（四）》，第 4-5 页。

9 月 17 日—
28 日　　卫生部在北京中医学院召开中医学院教学工作座谈会，下发《关于中医学院教学工作座谈会情况的报告》。会议着重讨论了三个方面的问题：（1）关于培养目标。学生在保证学好中医的前提下，也应学习现代医学一般知识，但要求不能过高，时间不能太多。（2）关于教学计划。学中医的时间要相当于 4 年时间（包括实习）以稍少于一个学年的时间学习西医。（3）关于加强"基本功"。要提高阅读古代医书的能力，加强中医的基础理论和基本技能的学习和训练。〔1962-9-D〕

◇ 《新中国医学教育史》，第 360 页。

10 月 13 日　　卫生部近期在北京召开中医学院教学工作座谈会。会议期间，代表们总结和交流了几年来的办学经验，在肯定成绩的同时，认真检查了工作中的缺点，进而探讨了提高中医学院教学质量的途径。会议认为：中医学院学生首先必须打好中医业务的基础，在保证学好中医的前提下，适当学习一些现代医学的一般知识。进一步明确了中医学院的任务是培养有社会主义觉悟的、身体健康、系统掌握中医理论和医疗技术并具有现代医学一般知识的中医师。〔1962-10-G〕

◇ 《总结交流经验 调整教学内容 卫生部召开中医学院教学工作座谈会》，《健康报》1962 年 10 月 13 日，第 1 版。

10 月 31 日　　北京、上海、广州、成都等地中医学院首届学生五百余人，不久前已经毕业。这是解放（新中国成立）以来我国培养出来的受过高等教育的第一批中医人才。这批学生是在 1956 年入学的。在六年的学习期间，他们按照教学计划，系统学习了中医专业课程，同时也学习了现代医学的基础知识和其他一般基础课程，还经过了一年多的临床实习。他们一般比较系统地掌握了中医的理论和医疗技术，基本上达到了培养目标的要求。［1962-11-G］

◇ 《系统培养中医人材（才）继承祖国医学遗产 中医学院首届毕业生五百余名走上工作岗位》，《健康报》1962 年 10 月 31 日，第 1 版。

11 月 20 日—
28 日

卫生部在天津召开部分高等医药院校师资培养工作座谈会。座谈会交流了各医药院校几年来培养师资的经验，讨论了发挥老教师的作用、中层教师的重点培养、青年教师的基本训练以及师资培养的组织领导等问题。［1962-12-G］

◇ 《加强师资培养 提高教学质量 卫生部召开座谈会交流高等医药院校师资培养工作经验》，《健康报》1962 年 12 月 15 日，第 1 版。

12 月 5 日

卫生部下发《关于中医学院教学工作的几个问题和执行 1962 年修订的六年制中医专业教学计划的通知》，对中医院校的培养目标、教学计划、提高学生基本功方面，提出了指导意见，并修订了六年制中医专业教学计划。［1962-13-D］

◇ 中华人民共和国卫生部医学教育司编：《医学教育资料汇编（五）》，北京：中华人民共和国卫生部医学教育司，1964 年，第 29-33 页。

12 月 13 日

卫生部转发《教育部直属高等学校学生成绩考核暂行规程（草案）》，要求各医药院校试行。该章程要求，对学生学业成绩的考核主要采取考试、考察的办法，这有利于健全学生成绩考核制度，促进教学质量的提高。［1962-14-F］

◇ 《医学教育资料汇编（四）》，第 63-66 页。

1963 年

2 月 16 日　　卫生部下发《关于在中国医科大学、北京医学院、上海第一医学院、中山医学院、北京中医学院试行助理住院医师选拔、培养制度（草案）的通知》，要求以上各院校试行助理住院医师选拔、培养制度，以更好选拔和培养优秀的临床教师和医师。［1963-1-G］

　　　　　　◇　《医学教育资料汇编（四）》，第 51–52 页。

2 月 22 日—　来自全国各地的二百多位著名的中西医药专家和优秀的医药科学
30 日　　　工作者，在北京参加了卫生部召开的全国医学科学工作会议。会议提出"为了实现医学科学研究工作的主要任务，必须加强基础医学理论的研究，加速培养医学科学研究人才。"［1963-2-A］

　　　　　　◇　《全国医学科学工作会议确定主要任务制定长远规划 提高医学水平增强人民体质》，《人民日报》1963 年 3 月 17 日，第 1 版。

4 月 13 日　　据《健康报》讯，最近中医研究院、北京中医学院、北京医学院以及来自哈尔滨医科大学、西安军医大学等单位的医学史工作者二十余人，举行了一次座谈会。在座谈会上，参会者就医学史属于自然科学还是属于社会科学的问题展开了热烈讨论。有的认为医学史属于自然科学，有的认为属于社会科学，有的认为是一门边缘科学。［1963-3-A］

　　　　　　◇　《医史工作者探讨医学史应属哪一科学门类》，《健康报》1963 年 4 月 13 日，第 1 版。

5 月 15 日　　卫生部颁发《卫生技术人员职务名称及晋升条例（试行草案）》。［1963-4-F］

　　　　　　◇　《新中国医学教育史》，第 361 页。

| 5 月 21 日 | 中共中央、国务院发布《关于加强高等学校统一领导、分级管理的决定》，文件决定对高等学校实行中央统一领导，中央和省、市、自治区两级管理的制度。 ［1963-5-B］ |

◇ 国家教育委员会政策研究室编：《教育体制改革文献选编》，北京：教育科学出版社，1985 年，第 87-91 页。

| 8 月 17 日 | 据《健康报》讯，卫生部近期在杭州召开了全国中等医药教育会议。会议总结了几年来中等医学教育工作的经验，认为中等医学教育必须面向农村，为农村服务。必须在调整的基础上确定学校的规模、专业设置、编制和招生业务，把学校稳定下来。贯彻以教学为主的原则，正确处理教学工作和生产劳动、群众卫生运动、社会活动之间的关系。在总结经验的基础上，会议制定了四年制医士、助产医士和卫生医士专业的教学计划，修订了三年制护士、助产士、检验士和药剂士专业的教学计划，新制订和修订的教学计划，加强了临床课和专业课的实习，能较好地适应我国的具体情况和需要。 ［1963-6-A］ |

◇ 《为农村培养卫生人才 努力提高教学质量 卫生部召开全国中等医学教育会议》，《健康报》1963 年 8 月 17 日，第 1 版。

| 8 月 19 日 | 卫生部下发《关于执行四年制医士、助产医士、卫生医士专业和三年制护士、助产士、检验士、药剂士专业教学计划的通知》，以进一步贯彻"调整、巩固、充实、提高"的方针，在中等医药学校中继续稳定教学秩序，提高教学质量。 ［1963-7-D］ |

◇ 《医学教育资料汇编（五）》，第 23-28 页。

| 9 月 2 日— 10 月 30 日 | 卫生部医学教育司司长季钟朴率领调查小组对哈尔滨医科大学、吉林医科大学、沈阳医学院、大连医学院的教学质量情况作了为期两个月的调查，并撰写了调查报告。 ［1963-8-E］ |

◇ 《新中国医学教育史》，第 361 页。

9 月 24 日　　国务院批准国家计委、教育部修订的《高等学校通用专业目录》。
　　　　　　　［1963-9-B］
　　◇　《新中国医学教育史》，第 361 页。

10 月 1 日　　《健康报》刊发卫生部副部长钱信忠《加强农村基层卫生工作的几点意见》一文。文章针对当前大力支援农业的任务，提出培养和巩固基层卫生积极分子，加强对农村中医的领导、团结、教育工作，进一步整顿和加强农村基层卫生组织三方面的意见。［1963-10-A］
　　◇　钱信忠：《加强农村基层卫生工作的几点意见》，《健康报》1963 年 10 月 1 日，第 3 版。

11 月 16 日　　本届高中等医学院校毕业生五万余名，已陆续走上工作岗位。其中高等医药院校毕业生有二万五千人，中等医药学校毕业生有三万余名。他们大部分被分配到县、公社医疗机构工作，充实农村医疗技术力量。［1963-11-G］
　　◇　《五万多名医药院校毕业生走上工作岗位　大部分充实到农村医疗机构》，《健康报》1963 年 11 月 16 日，第 1 版。

1964 年

1 月　　　　卫生部对进修教育工作进展情况进行初步总结：建国（新中国成立）14 年来，高中级卫生人员离职进修 9 万余人，其中高级卫生人员 2.8 万余人；通过专修科和进修班方式学习 1.5 万余人，其中老卫生干部 5 000 余人补修了高等医学教育。卫生行政干部进修学习 7 000 余人，西医离职学习中医 2 500 余人。另外，参加业余学习 3.5 万余人，参加中医函授学习 3 万余人。［1964-1-H］
　　◇　《医学教育资料汇编（五）》，第 49—54 页。

1月6日—
18日

卫生部在广州召开全国医学教育会议，检查了高等医药院校自试行《教育部直属高等学校暂行工作条例（草案）》以来教学质量情况。会议交流了经验，讨论了如何贯彻"少而精"原则，减轻学生负担，加强基本训练，提高教育质量以及卫生干部进修问题。[1964-2-A]

◇ 《新中国医学教育史》，第 361–362 页。

1月20日

教育部、劳动部发布《关于职工参加高等函授学习的脱产时间及工资问题的意见》。《意见》指出，全日制高等学校函授部和独立的高等函授学院的函授生，每学年脱产面授（包括讲课、实验、参观、复习考试和课程设计等）时间，应该按照不同科别有所区别。其中，医科应为 4 至 5 周。[1964-3-H]

◇ 《中医药教育法规全书》，第 1606 页。

2月

卫生部发出关于学生参加社会主义教育运动的通知。医药院校师生分期分批参加"四清"运动。[1964-4-G]

◇ 《新中国医学教育史》，第 362 页。

3月1日

我国第一所为煤矿培养高级医务人员的唐山煤矿医学院，在开滦煤矿所在地的唐山市正式成立。[1964-5-B]

◇ 《我国第一所煤矿医学院成立》，《人民日报》1964 年 3 月 5 日，第 2 版。

4月30日

卫生部向 41 所高等医药院校发送《高等医学院校 6 年制医学专业学生基本技能训练项目（草案）》，内容包括各科主要实验实习和临床诊断、治疗、预防中各种基本的操作技术以及一般常用仪器的使用。[1964-6-D]

◇ 《医学教育资料汇编（五）》，第 67–79 页。

4 月 30 日　　卫生部下发《关于认真学习和贯彻执行毛主席对教育工作的指示及检发全国医学教育工作会议文件的通知》，要求 1957 年以前建立的医药院校试行卫生部制订的《关于高等医药院校贯彻"少而精"的原则，减轻学生负担，加强基本训练，改进教学方法和提高教育质量的若干措施（试行草案）》。该文件强调有计划地、积极稳妥地进行教学改革，根据"少而精"的原则精选教学内容，加强基础训练。对医学教育的课程设置没有进行大砍大并，保持了教学体系的系统性。［1964-7-D］

◇　《医学教育资料汇编（五）》，第 1–10 页。

5 月 11 日—　卫生部在南京召开全国 36 所高等医药院校外语教学工作座谈会。
18 日　　　　根据毛泽东同志在春节座谈会上的指示精神，研究精选教学内容，改进教学方法，减轻学生学习负担，提高外语教学质量的措施，并修订了医药院校外语教学大纲。［1964-8-D］

◇　《新中国医学教育史》，第 362 页。

5 月 20 日　　卫生部下达中央级医学教育进修基地的通知，正式确定第一批中央级医学进修教育基地，共有 56 个单位，187 个学科点。其中包括有北京医学院、上海第一医学院、四川医学院、南京药学院、沈阳药学院等。［1964-9-B&H］

◇　《医学教育资料汇编（五）》，第 55–65 页。

5 月 21 日　　卫生部下达《关于中等医药学校改进教学工作的几点意见》，要求根据"少而精"原则精选教学内容，改进教学方法和考试方法，控制考试次数，既要减轻学生学习负担，又要提高教学质量。
　　　　　　　［1964-10-D］

◇　《医学教育资料汇编（五）》，第 11 页。

9 月　　　　　卫生部向北京医学院派出工作组进行教改试点。［1964-11-D］

◇　《新中国医学教育史》，第 362 页。

1965 年

1 月 27 日 　《中共中央批转卫生部党组关于组织巡回医疗队下农村问题的报告》发布。文件总结了组织城市医疗队下农村的具体经验：有利于帮助提高农村医疗技术质量、培训农村卫生人员、更好地为农业生产服务、为农村文教事业的建设创造了条件。［1965-1-A］

　　◇ 中共中央文献研究室编：《建国以来重要文献选编（第二十册）》，北京：中央文献出版社，2011 年，第 47 页。

1 月 30 日 　据《健康报》讯，最近北京医学院根据"做一段工作，总结一段经验"的精神，对贯彻毛主席教育思想改革教学的工作进行了总结。参加这次经验交流会的，除校内师生员工外，还有中国医科大学、天津医学院、南京药学院等十多个兄弟院校的一百多名教学工作人员。卫生部部长在经验交流会上强调指出：医学教育必须面向工农兵，面向五亿农民，要培养出在政治上、业务上都是高质量的能为农民服务的医生来。为此，师生首先就要到农村去参加社会主义教育运动，参加防病治病工作，在三大革命运动中锻炼提高。［1965-2-D&G］

　　◇ 《思想先行 发动群众 调查研究 北京医学院总结教学改革工作经验》，《健康报》1965 年 1 月 30 日，第 1 版。

2 月 6 日 　为配合社会主义教育运动，促进卫生人员的革命化，首都医务界积极组织了十二个农村巡回医疗队。六日上午，卫生部举行座谈会，欢送医疗队下乡。应邀参加座谈会的有中国医学科学院、中医研究院、北京医学院，北京市的同仁医院、中苏友谊医院和中医医院的第一批下乡医疗队十二个共一百多人。［1965-3-A］

　　◇ 《适应社会主义革命需要 促进卫生队伍的革命化》，《健康报》1965 年 2 月 13 日，第 1 版；

　　◇ 《配合社会主义教育运动防治疾病 北京医务界首批医疗队下乡》，《健康报》1965 年 2 月 13 日，第 1 版。

2月21日　周总理召集钱信忠部长，张凯、贺彪副部长以及中宣部，国务院文教办公室负责同志参加的会议，对卫生工作做了八项指示，其中第四项"卫生队伍"指出："加速培养卫生工作人员要改变培训方法，医学教育也必须进行革命。"［1965-4-A］

◇　《新中国医学教育史》，第363页。

5月8日　据《健康报》讯，目前从东海之滨到青藏高原，从黑龙江畔到五指山麓，在我国广大农村的许多地区，有成千上万巡回医疗队员在活动。截至四月上旬，已经有一万八千六百多名城市医务人员，响应党中央和毛主席提出的卫生工作面向工农兵，大力支援农业的号召，组成了一千五百二十多个巡回医疗队，深入农村为农民服务。通过在农村巡回医疗的实践，许多人认识到农村卫生工作还比较薄弱。从医学教学和科学研究单位来的队员，还深切感到目前的医学教育和科学研究工作还不能适应农村实际，决心大力改进。［1965-5-A］

◇　《全国一千五百多个巡回医疗队深入农村防病治病》，《健康报》1965年5月8日，第1版。

5月27日—　卫生部在北京召开全国农村医学教育会议，讨论加速为农村培养
6月6日　医药卫生人才问题。［1965-6-H］

◇　《新中国医学教育史》，第363页。

7月28日—　卫生部在北京召开全国农村医学教育会议。会议研究了医学教育
8月6日　如何面向农村的问题，提出要多快好省地培养出大量不脱产的卫生员和半农半医的农村医生。［1965-7-H］

◇　《继承和发扬革命军队、老解放区的经验和传统 多快好省地培养不脱产卫生员和半农半医医生》，《人民日报》1965年8月15日，第2版。

8月18日— 30日	卫生部在北戴河召开全国高等医学教育会议。会议明确高等医学教育必须首先面向农村，要走出校门，到农村去建立教学基地，要坚持"两条腿走路"的方针，长短学制并存，以短学制为主。会议提出将医疗专业由六年制改为五年制，药学专业由五年制改为四年制。[1965-8-C&D]

◇ 《新中国医学教育史》，第363页。

8月21日	为更好地贯彻党中央、毛主席以及中央其他领导同志关于加速为农村培养医务人员的指示精神，卫生部和教育部最近联合发出通知，要求举办农业中学的县、市根据需要和可能，积极在农业中学里设置卫生班，为农村培养卫生技术人员。[1965-9-B&H]

◇ 《卫生部 教育部联合发出通知 在农业中学设置卫生班加快为农村培养卫生技术人员》，《健康报》1965年8月21日，第1版。

8月	中共中央宣传部转发卫生部党委关于改革医学教育工作的三个文件：（1）中国共产党卫生部委员会关于全国农村医学教育会议和全国高等医学教育会议纪要的报告；（2）全国农村医学教育会议纪要；（3）全国高等医学教育会议纪要。这两个会议主要明确了以下几个问题：（1）医学教育必须面向工农兵，首先面向农村；（2）必须实行半农（工）半读，培养半农（工）半医，从社队来，回社队去；（3）高中等医药院校的干部和师生要"下楼出院"，要参加农村疾病的防治和三大革命运动。[1965-10-A]

◇ 《新中国医学教育史》，第363—364页。

9月1日	据《健康报》讯，北京、上海、广州、天津、兰州、昆明、太原、温州、佳木斯等地的一批高等医学院校，为了适应农村需要，纷纷"伸腿"到农村，就地为农村培养具有社会主义觉悟的能文能武、能防能治的公社医生。目前，这批学校新设的农村医学系或农村医专班大多已经开学，有的即将开学。各校的农村医学系或

农村医专班，主要是采取"从公社来、回公社去"、推荐与考试相结合的办法从农村招生的，修业年限一般为三年，毕业以后仍旧回到农村。［1965-11-B&H］

◇ 《多快好省地为农村培养医生 一批高等医学院校"伸腿"到农村办学》，《健康报》1965 年 9 月 1 日，第 1 版。

9 月 8 日　据《健康报》讯，卫生部最近举行全国高等医学教育会议上强调，高等医学教育必须面向工农兵，首先是面向农村，为五亿农民服务。为此，学校的教师和干部就要走出校门，结合农村三大革命运动的实践切实进行教学改革，彻底克服医学教育脱离无产阶级政治、脱离实际、脱离群众的毛病，加速为农村培养政治坚定、技术优良的白求恩式的高级医药卫生人才。［1965-12-A］

◇ 《全国高等医学教育会议明确高等医药院校首要任务 面向农村办学 培养又红又专的医务人员》，《健康报》1965 年 9 月 8 日，第 1 版。

9 月　卫生部组织农村卫生工作队，分别深入到江苏省句容县、湖北省麻城县、北京市通县、湖南省湘阴县等地做试点工作，摸索农村卫生工作经验。除了培养卫生员、接生员外，还进行了半农半医（1968 年改称为赤脚医生）的培训。［1965-13-H］

◇ 《中国高等医学教育发展概述 1949—2018》，第 110 页。

11 月 1 日　周恩来在接见中华医学会第一届全国妇产科学术会议代表的讲话中指出：在五年之内真正把农村中三种卫生人员培养起来，这是一个艰巨而伟大的任务。第一种是不脱离生产的卫生员，每个生产队有 1 名；第二种是生产大队半脱产的卫生员；第三种是公社或区里脱离生产的专职医生。［1965-14-H］

◇ 《新中国医学教育史》，第 364 页。

1966 年

2月18日—— 卫生部在北京召开全国半农（工）半医培养工作座谈会。会议认
26日 为：（1）培养半农半医，必须突出政治，以毛泽东思想为指导，
　　　　遵照党的方针政策，坚持半农半读。（2）为培养半农半医应该好
　　　　字当头，好中求快，好中求多，好中求省。必须在发展数量的同时，
　　　　保证质量。（3）应采取各种有力措施，保证学生的政治质量。只
　　　　有思想过硬，才能业务技术过硬。（4）培养半农半医应该根据勤
　　　　俭办事的原则，自力更生，学习大寨精神，依靠群众。（5）城市
　　　　培养半工半医实行就近就医，面向生产基层。会议最后指出：必
　　　　须加强领导，突出政治，争取七八年内实现把卫生工作的重点放
　　　　到农村。会后，卫生部继续在北京市通县，江苏省句容县，湖北
　　　　省麻城县，湖南省湘阴县进行培训半农半医试点。［1966-1-H］

　◇　《新中国医学教育史》，第364页。

3月6日 北京市医学界最近举行座谈会，讨论如何继承和发扬祖国医药学
　　　　遗产的问题。三百多名主治医师以上的西医和医院院长参加了座
　　　　谈会，他们一致认为，祖国医药学包含着中国人民同疾病作斗争
　　　　的丰富经验和理论知识，是一个伟大的宝库。医药工作者要更好
　　　　地为工农兵服务，对我国和世界的医药卫生事业做出贡献，必须
　　　　遵循毛主席的指示和党的中医政策，认真地学习中医，并且运用
　　　　自己的科学知识，同中医密切合作，共同做好对祖国医药学遗产
　　　　的研究、整理工作。［1966-2-A］

　◇　《打开祖国医学宝库为我国和世界人民服务 西医必须坚持学习中医》，
　　　　《人民日报》1966年3月7日，第1版。

6月13日 中共中央、国务院发出通知，为了彻底搞好"文化革命"、彻底
　　　　改革教育制度，决定改革高等学校招生考试办法，并且决定将

一九六六年高等学校招收新生工作推迟半年进行。[**1966-3-B&F**]

◇ 《中共中央 国务院决定改革高等学校招考办法》，《健康报》1966 年 6 月 19 日，第 1 版。

1967 年

11 月 4 日　　《人民日报》发表山东医学院革命委员会《面向农村，闯出医学 教育的新路》一文，称：山东医学院坚决贯彻毛主席"教育要革 命"的伟大指示，于九月中旬全面复课闹革命。通过教学实践， 一边进行教学，一边进行改革。[**1967-1-A**]

◇ 《面向农村，闯出医学教育的新路》，《人民日报》1967 年 11 月 4 日。

12 月 7 日　　中共中央、国务院、中央军委、中央文革小组发出关于认真学习 和坚决执行《毛主席论教育革命》的通知（编者注："文革"特 指始于 1966 年 5 月、终于 1976 年 10 月的无产阶级"文化大革命"）， 同时发表《毛主席论教育革命》全文。指出：教育必须为无产阶 级政治服务，必须同生产劳动相结合。劳动人民要知识化，知识 分子要劳动化。[**1967-2-A**]

◇ 《新中国医学教育史》，第 364−365 页。

1968 年

2 月 24 日　　《人民日报》发表中国医科大学王德裕撰写的《医学教育要为工

农服务》一文。文中称：要按照毛主席的教育思想，办起为七亿人民服务，特别是为工农兵服务的新型医学教育。［**1968-1-A**］

◇ 王德裕：《医学教育要为工农服务》，《人民日报》1968年2月24日，第4版。

3月中旬　河北医学院一千四百多名革命师生，以毛主席"把医疗卫生工作的重点放到农村去"的指示为指导思想，分别下到六个县的广大农村，在山区、半山区、平原区深入开展医学教育革命。［**1968-2-A**］

◇ 《医学教育必须走彻底革命的道路——记河北医学院革命师生深入农村开展医学教育革命的经过》，《人民日报》1968年8月24日，第3版。

9月14日　《人民日报》发表上海市的调查报告：《从"赤脚医生"的成长看医学教育革命的方向》，毛主席对该报告做了批示。［**1968-3-A**］

◇ 《从"赤脚医生"的成长看医学教育革命的方向》，《人民日报》1968年9月14日，第1版；《新中国医学教育史》，第365页。

1969 年

7月2日— 全国卫生会议在北京举行，主要任务是贯彻"九大"精神，落实
9月1日　毛主席的"6.26指示"。会议讨论了清理阶级队伍，落实知识分子政策，医疗革命化，医学教育革命，城市卫生人员下农村，爱国卫生运动，防治地方病，中西医结合，计划生育，合作医疗，培养赤脚医生和战备等。［**1969-1-A**］

◇ 《新中国医学教育史》，第365页。

7月8日　　　《人民日报》发文《医学教育必须面向农村走中西医结合的道路》，指出：毛主席关于"把医疗卫生工作的重点放到农村去"的伟大教导，为发展我国医药科学和进行医学教育革命指出了前进的方向。〔1969-2-A〕

◇ 《医学教育必须面向农村走中西医结合的道路》，《人民日报》1969年7月8日，第2版。

1970 年

6月27日　　　中共中央发出通知，1969年、1970年、1971年大专院校毕业生，从1970年7月开始分配。〔1970-1-A〕

◇ 《新中国医学教育史》，第366页。

6月　　　　　卫生部举办由北京医学院、北京中医学院干部、教师参加的教育革命学习班，讨论招收三年制工农兵学员试点工作。〔1970-2-B〕

◇ 《新中国医学教育史》，第365-366页。

7月25日　　　《人民日报》发文《医学教育要培养学生一专多能》，称医学教育面向农村，是社会主义医学院校教育革命的根本方向，是贯彻毛主席关于"把医疗卫生工作的重点放到农村去"的指示的一项重大措施。医学教育要面向农村，彻底改变过去医学院校那种分科过细的现象。〔1970-3-A〕

◇ 《医学教育要培养学生一专多能》，《人民日报》1970年7月25日，第2版。

8月28日　经国务院批复，同意北京医学院、北京中医学院招收（试点）三年制工农兵学员。［1970-4-B］

　　◇《新中国医学教育史》，第366页。

8月　北京医学院、北京中医学院的卫生技术人员及其家属分别下放甘肃省河西走廊、山西省稷山县走"6.26"道路。［1970-5-A］

　　◇《新中国医学教育史》，第366页。

1971 年

9月—12月　全国高等医药院校全面恢复招生工作。［1971-1-B］

　　◇《新中国医学教育史》，第366页。

1972 年

12月29日　据卫生部军管会科教组统计，1970年以来共举办各种进修班86个，其中1970年18个，1971年29个，1972年39个。［1972-1-H］

　　◇《新中国医学教育史》，第366页。

1973 年

4月　卫生部委托四川医学院举办口腔专业教育革命经验交流学习班，讨论制订教学计划和编写教材问题。［1973-1-D］

　　◇《新中国医学教育史》，第367页。

5月12日— 卫生部委托湖北中医学院举办中药专业教育革命经验交流学习
18日 班，除讨论修订中医中药专业教材外，还讨论了如何根据中医药
学特点办好中医中药专业教学工作。［1973-2-D］

◇《新中国医学教育史》，第367页。

6月25日— 卫生部委托南京药学院举办药学专业教育革命经验交流学习班。
7月5日 13所药学院系的代表参加，讨论了药学专业的专业方向、培养
目标等问题，并制订了《高等医药院校药学教育方案》《关于举
办师资进修班的意见》《关于协作编写药学专业教材的意见》等。
［1973-3-A］

◇《新中国医学教育史》，第366页。

6月 全国中医学院教育革命经验交流学习班商定，为适应当时三年制
中医学专业教学的需要，由22所院校合作编写18种中医学院试
用教材，即三版教材。［1973-4-D］

◇《中国高等医学教育发展概述1949—2018》，第110页。

8月 卫生部委托中山医学院举办医学专业教育革命经验交流学习班。
全国各地高等医学院校大部分都派了代表参加，讨论了培养目标，
制订教育计划原则，政治、业务、劳动的关系和比例，师资培养，
教材编写以及基地建设等问题。［1973-5-A］

◇《新中国医学教育史》，第367页。

本年 卫生部军管会撤销，任命刘湘屏为卫生部部长。卫生部成立科教
组，陈海峰、朱潮为负责人。［1973-6-A］

◇《新中国医学教育史》，第366-367页。

1974 年

12 月 2 日　《人民日报》发表《农大毕业当农民好——辽宁朝阳农学院实
　　　　　　行"社来社去"的调查》。此后，医药学院学习"朝农经验"，
　　　　　　有的举办"社来社去"班，有的到工厂、农村的教学基地"以
　　　　　　干代学"。［1974-1-D］

　　◇　《农大毕业当农民好——辽宁朝阳农学院实行"社来社去"的调查》，
　　　　《人民日报》1974 年 12 月 2 日，第 1 版。

1975 年

10 月　　　卫生部科教组改为科教局，下设科研处和教育处，陈海峰、朱潮
　　　　　　为负责人。［1975-1-A］

　　◇　《新中国医学教育史》，第 368 页。

1976 年

11 月 5 日　中国医学科学院表态，认真执行毛主席关于"把医疗卫生工作的
　　　　　　重点放到农村去"的指示，大力支持赤脚医生、合作医疗等社会
　　　　　　主义新生事物，坚持开门办学，为工人和贫下中农服务，为生产
　　　　　　服务。［1976-1-A］

　　◇　《中国医学科学院愤怒声讨"四人帮"迫害伟大领袖毛主席》，《人
　　　　民日报》1976 年 11 月 5 日，第 2 版。

1977 年

8 月 4 日 　　邓小平在科学和教育工作座谈会上说："科研是靠教育输送人才的，一定要把教育办好。我们要把从事教育工作的与从事科研工作的放在同等重要的地位，使他们受到同样的敬重，同样的重视。"［1977-1-A］

　　◇ 《新中国医学教育史》，第 369 页。

8 月 8 日 　　李先念等中央领导同志在接见全国卫生厅局长会议和全国中西医结合规划座谈会与会代表时说：对"赤脚医生"要想各种办法帮助他们提高，这是我们的责任。要普及、提高，再普及、再提高，这是合乎辩证法的。［1977-2-H］

　　◇ 《新中国医学教育史》，第 369 页。

8 月 29 日— 　　卫生部召开了部分高等医药院校参加的高等医药院校教材编写座
9 月 9 日 　　谈会。会议讨论了编写审订和出版教材的有关问题，落实了高等医药院校教材的编写任务，提出了高等医药院校医疗、药学、中医、中药、卫生、口腔和儿科等 7 个专业 80 门课程的教材编写分工方案。［1977-3-D］

　　◇ 《中医药教育法规全书》，第 440 页。

10 月 12 日 　　国务院批转教育部《关于 1977 年高等学校招生工作的意见》及《关于高等学校招收研究生的意见》。本年招生工作于第四季度进行，新生于 1978 年 2 月入学。医学各专业学制定为五年，药学各专业学制定为四年。［1977-4-B&C］

　　◇ 《新中国医学教育史》，第 369 页。

10 月 26 日 卫生部发布《卫生部关于编写高等医药院校新教材的通知》，通知要求各新教材编写单位重视此项任务。新教材编写大纲要求在十一月底以前完成。［1977-5-D］

　　◇ 《中医药教育法规全书》，第 440 页。

11 月 6 日 卫生部在武汉召开全国高等医药院校各专业教材主编单位座谈会，落实了各专业各门教材的主编单位。［1977-6-D］

　　◇ 《新中国医学教育史》，第 369 页。

1978 年

1 月 9 日 卫生部向全国各高等医药院校、各直属单位寄发《医学、中医、儿科、口腔、卫生、药学、中药专业教材编写出版计划》，要求各主编单位按计划中规定的交稿时间完成编写任务，以便及时出版发行，保证一九七八级新生能用上新教材。"计划"中列有包括英语、日语、物理学、医用基础化学、生物学、人体解剖学等在内的 92 种教材。［1978-1-D］

　　◇ 《医学教育资料选编（一）》，第 307–310 页。

1 月 25 日 卫生部颁发《高等医学院校医学、药学、中医、中药等七个专业教学计划试行草案》，从 1978 年秋季入学的年级开始试行。［1978-2-D］

　　◇ 《新中国医学教育史》，第 369 页。

2 月 17 日 国务院转发教育部《关于恢复和办好全国重点高等学校的报告》。确定全国重点高等学校 88 所，其中医学院校 5 所，即北京中医学院、北京医学院、上海第一医学院、中山医学院和四川医学院。北京中医学院为卫生部直属领导，其余4所为以卫生部为主的双重领导。此外，在《国务院各部委领导的非重点高等学校名单》中，有西安医学院、武汉医学院、湖南医学院、广州中医学院、上海中医学院、山东医学院、中国医科大学、白求恩医科大学、南京药学院、沈阳药学院、中国首都医科大学，其中，中国首都医科大学为卫生部直属领导，其余10所实行以卫生部为主的双重领导。［1978-3-B］

　◇　《医学教育资料选编（一）》，第1-11页。

2 月　　　　卫生部直属的北京医学院等11所院校恢复招收研究生。［1978-4-B］

　◇　《新中国医学教育史》，第370页。

3 月 25 日　卫生部发布《关于颁发中等卫生学校十个专业教学计划试行草案的通知》。为整顿中等卫生学校教学工作，提高教育质量，卫生部分别召集15个省、市、区卫生厅和中等卫生学校有关同志拟订了医士、中医士、妇幼医士、卫生医士、口腔医士、放射医士、护士、助产士、检验士、药剂士专业三年制教学计划草案，并要求各中等卫生学校自1978年秋季入学年级开始试行。［1978-5-D］

　◇　《医学教育资料选编（一）》，第201-241页。

4 月 26 日　卫生部近期邀请11所医学专科学校专家进行讨论，拟订了高等医药专科学校医学和中医两个专业教学计划，并发布了《关于颁发高等医药专科学校三年制医学、中医两个专业暂行教学计划的通知》，要求各高等医学专科学校从1979年秋季入学的年级起开始执行。［1978-6-D］

　◇　《医学教育资料选编（一）》，第65-71页。

6月3日— 卫生部召开全国医药卫生科学大会，制定了全国医药卫生科学技
12日 术八年规划，奖励了1949年至1977年的重大医药卫生科技成果。
〔1978-7-A〕

◇ 《新中国医学教育史》，第370页。

7月1日 为适应新时期总任务要求，卫生部重新制定《全国医院工作条例
试行草案》，同时废止1964年4月颁布的《城市综合医院工作
条例试行草案》。新的工作条例要求各医院根据自身技术力量、
业务水平和技术特长，分别担任各级医务人员的进修培养任务。
医院各科对医学生、实习生、进修生的教学工作，要确定专人负
责，订出培养计划，定期检查、考核，保证教学质量，同时要求
加强政治思想教育，培养正确的医疗思想、优良的医疗作风和对
病人高度负责的精神。〔1978-8-A〕

◇ 《医学教育资料选编（一）》，第87-97页。

7月22日— 教育部在北京召开了研究生培养工作座谈会，会议对1963年下
8月3日 达的研究生培养工作方面的6个文件进行了修改，其中，《关于
高等学校制订理工农医专业研究生培养方案的几项规定（修改草
案）》中对医学类研究生的培养原则、具体安排作出规定，学习
课程要求包括但不限于马列主义理论课、外国语、专业基础课程
和专门课程等。〔1978-9-D〕

◇ 《医学教育资料选编（一）》，第123-129页。

8月23日 卫生部发出《关于下达1978—1979学年度全国高、中等医药卫
生院校师资进修班招生计划的通知》，计划1978—1979学年度
举办高级师资进修班75个，招收学员876人；举办中级师资进
修班36个，招收学员396人。〔1978-10-G&H〕

◇ 《医学教育资料选编（一）》，第279-280页。

9 月	卫生部在山东泰安召开全国中等卫生学校试用教材主编单位座谈会，目的是进一步加强对中等医学教育的领导，提高中等卫生学校的教学质量。11 月 16 日卫生部寄发《关于加强中等医学教育若干问题的通知》，对中等卫生学校的领导体制、布局、专业设置、招生对象、机构编制、规章制度、实习基地、教学经费、教材、师资队伍等问题进行了规定。［1978-11-B］

◇ 《医学教育资料选编（一）》，第 242–245 页。

10 月 6 日	卫生部、国家出版事业管理局联合发出《关于中等卫生学校试用教材编审出版发行工作的通知》，要求各地切实抓好中等卫生学校的教材建设工作，努力做到在 1980 年以前编写出版中等卫生学校十个专业的全部教材，共 83 种。分别于 1979 年秋季、1980 年春季、1980 年秋季分三批出齐，做到课前到书，人手一册。此次出版发行工作，分别由山东、广东、安徽、湖北、陕西、辽宁、浙江、江苏、四川、河北等 10 个省的出版社和新华书店承担。征订工作由新华书店北京发行所统一布置。［1978-12-D］

◇ 《医学教育资料选编（一）》，第 310–315 页。

11 月 15 日	卫生部在成都召开医学教育规划会议，就加强基础理论教学，举办研究生班，试办医学外语班，改善教学条件等问题进行研究并提出了意见。［1978-13-A］

◇ 《新中国医学教育史》，第 371 页。

1979 年

1 月 1 日	经国务院批准，中国医科大学、白求恩医科大学、四川医学院、

西安医学院、中山医学院、山东医学院、上海中医学院、广州中医学院等高等医药院校实行所在省市和卫生部共同领导，以卫生部为主的体制。［1979-1-B］

◇ 《新中国医学教育史》，第 371 页。

3 月 28 日　　卫生部发布《全国中等卫生学校工作条例（试行草案）》《卫生技术人员进修教育工作条例（试行草案）》《中等卫生学校机构编制（试行草案）》《全国中等卫生学校教学仪器设备装备》4 个条例，要求各省、市、自治区卫生局，部直属高、中等医药院校结合各地实际情况参照试行。［1979-2-B］

◇ 《医学教育资料选编（一）》，第 245–259 页。

4 月 9 日　　卫生部发布《关于组织编写高等医药专科学校医学专业教材和中医专业借用教材的通知》，指出医学专业的教材组织统一编写，中医专业的教材采取借用的办法。医学专业教材 22 种、中医专业借用教材 22 种，计划分三批出齐，供 1980 年秋季新生入学使用，此项计划已通知各高等医药专科学校。［1979-3-D］

◇ 《医学教育资料选编（一）》，第 319–321 页。

4 月 16 日—　卫生部在长沙召开了部分高、中等医药院校电化教学经验交流会，
28 日　　　会议着重交流电影教学片和幻灯教学片方面的经验。［1979-4-D］

◇ 《医学教育资料选编（一）》，第 339–341 页。

4 月 18 日　　国家医药管理局成立，并召开全国医药工作会议。会议回顾了建国（新中国成立）三十年来医药事业的成就，研究了医药统一管理的体制和机构设置问题。［1979-5-B］

◇ 《新中国医学教育史》，第 372 页。

4 月 卫生部在湖南郴州地区卫校召开中等卫生学校教学质量检查座谈会上，征求了 14 个省、市、自治区卫生局和 13 所重点联系中等卫生学校的意见。5 月 11 日，卫生部将在会上修订形成的《教学大纲编写和要求》通知给各地卫生局、高等医药院校和有关中等卫生学校。[1979-6-D]

　◇ 《医学教育资料选编（一）》，第 259-261 页。

5 月 5 日 卫生部发布《关于开展中等卫生学校教学质量检查的通知》，要求以省、市、自治区为单位和重点联系学校之间开展中等卫生学校教学质量检查，以达到相互学习、交流经验、共同提高的目的。[1979-7-E]

　◇ 《医学教育资料选编（一）》，第 263-265 页。

5 月 22 日 卫生部发布《关于中等卫生学校专业设置和调整问题的通知》，对中等卫生学校各专业进行保留或调整，并要求调整工作在当年九月开学以前完成。[1979-8-B]

　◇ 《医学教育资料选编（一）》，第 261-262 页。

5 月 23 日 为了培养提高在职卫生干部政治、业务水平以适应全党工作重点的转移，更好地为医药卫生的现代化建设服务，卫生部拟订《关于恢复建立卫生干部进修学院的几点意见》，寄发各省、市、自治区卫生局，要求各地利用现有条件，逐步开办卫生干部进修学院。[1979-9-H]

　◇ 《医学教育资料选编（一）》，第 281-283 页。

6 月 1 日 为了进一步加强学生基本训练，提升教学质量，卫生部向全国高等医药院校发布《高等医学院校五年制医学专业学生基本技能训练项目（草案）》。该草案规定了五年制医学专业学生必备的基

本能力、主要内容、最终掌握程度以及负责进行训练的教研室或临床科室。［1979-10-F］

◇ 《医学教育资料选编（一）》，第 96-107 页。

6月8日—
15 日　　为了解高等医学院校的教学质量，卫生部分组调查了北京医学院、上海第一医学院、中山医学院和四川医学院部分课程的教育情况，并于 8 月 21 日发布《关于四所重点医学院校部分课程教学情况的调查》。［1979-11-D&E］

◇ 《医学教育资料选编（一）》，第 181-183 页。

7月1日　　卫生部颁发《高等医药院校教学研究室工作条例（试行草案）》，规定高等医药院校教研室是按照一门或者几门课程设置的教学和科学研究的基层组织，并进一步对教研室的基本任务、组织架构、教研室主任的主要职责、教师职责、实验技术人员（或教学辅助人员）的职责进行了明确划分。［1979-12-B&D］

◇ 《医学教育资料选编（一）》，第 72-76 页。

7月16日　　卫生部发布《关于加强护理教育工作的意见》，指出要大力加强和整顿现有护理教育，积极恢复建立护士学校，恢复和发展高等护理教育，提高护理师资水平，做好在职护理人员的培训提高工作，切实解决教学和毕业实习基地问题等。［1979-13-B］

◇ 《医学教育资料选编（一）》，第 271-274 页。

9月1日　　卫生部发布《关于中等卫生学校招收高中毕业生学制问题的意见》，指出医士类专业招收高中毕业生，学习年限一般三年为宜。已定为二年半学制的地区可以不变，但必须向学生反复讲明均享受中专学生的待遇。［1979-14-C］

◇ 《医学教育资料选编（一）》，第 276-278 页。

9 月 10 日　　为加强师资培养工作，提高教学质量，适应医药事业现代化的需要，卫生部下发《高等医药院校基础学科助教培养考核试行办法》和《高等医学院校附属医院住院医师培养考核试行办法》修订版，要求各高等医药院校结合实际情况研究试行。［1979-15-F&G］

　　◇　《医学教育资料选编（一）》，第 145-147 页。

9 月 10 日　　为使高等医学院附属医院更好执行《全国医院工作条例试行草案》，卫生部颁发《高等医学院校附属医院补充工作条例（试行草案）》，要求高等医学院校附属医院统筹兼顾医疗工作、临床教学和科学研究工作，全面安排，不可偏废。［1979-16-A］

　　◇　《医学教育资料选编（一）》，第 94-95 页。

9 月 15 日　　卫生部近期召开医学专科学校医学专业教材编审单位座谈会，讨论修改了教学大纲和教材编写提纲，制定并发布了《医学专科学校医学专业试用教材编审出版发行计划》。［1979-17-D］

　　◇　《医学教育资料选编（一）》，第 322-323 页。

10 月 27 日　　教育部同意在北京医学院、上海第一医学院、上海第二医学院、中山医学院、四川医学院、武汉医学院、山东医学院、中国医科大学、白求恩医科大学及哈尔滨医科大学设立外语医学班，在沈阳药学院设立外语药学班。［1979-18-B］

　　◇　中华人民共和国卫生部医学教育局编：《医学教育资料选编（二）》，北京：中华人民共和国卫生部医学教育局，1980 年，第 64-65 页。

12 月 25 日　　卫生部直属高等医药院校工作会议在北京医学院召开，会议总结交流了粉碎"四人帮"三年多以来，各院校拨乱反正、正本清源的工作经验，并安排了 1980 年工作计划。［1979-19-A］

　　◇　《新中国医学教育史》，第 373 页。

1980 年

1月17日　卫生部部属的十六所高等医药院校，在一九七九年认真落实党的
各项政策，调动师生员工的积极性，将工作重点转移到教学轨道
上来，在恢复和整顿中取得了显著成绩。［1980-1-A］

◇　《卫生部部属高等院校去年恢复和整顿 工作重点转移到教学轨道上
来》，《健康报》1980年1月17日，第1版。

2月13日　卫生部发出"编辑出版汉英、法、德、日、阿医学词汇"的通知。
整套词汇的总主编单位为中国医科大学，由人民卫生出版社出版。
该《词汇》为以后编写《汉英医学大词典》《汉法医学大词典》
《汉德医学大词典》《汉日医学大词典》和《汉阿医学大词典》
作准备。［1980-2-D］

◇　《新中国医学教育史》，第373页。

2月20日　卫生部发布《关于医药卫生科技工作贯彻"八字方针"的意见》
以及《中华人民共和国卫生部医药卫生科学研究机构管理试行办
法》《中华人民共和国卫生部医药卫生科学研究计划管理试行办
法》《中华人民共和国卫生部医药卫生科学研究成果管理试行办
法》。后面三种《试行办法》是对《意见》相关部分的具体化。
［1980-3-B］

◇　《医学教育资料选编（二）》，第26-50页。

3月5日——　卫生部在北京召开全国中医和中西医结合工作会议，提出"中医、
14日　西医和中西医结合三支力量都要大力发展，长期并存，团结依靠
这三支力量，发展具有我国特点的新医学"的方针。［1980-4-A］

◇　《卫生部召开全国中医和中西医结合工作会议》，《中医杂志》1980
年第5期，第6-7页。

3月13日　据《健康报》讯，全国二十八个省、市、自治区（不包括西藏），在卫生部组织十三所重点联系的中等卫生学校对口检查取得经验之后，不久以前分别对四百多所中等卫校进行了教学质量检查，这对教学工作的重点转移是个促进。〔1980-5-D&E〕

◇ 《全国中等卫校进行教学质量检查 促进了学校工作重点的转移》，《健康报》1980年3月13日，第3版。

3月17日—　据《健康报》讯，卫生部在武汉召开了部属高等医药院校学生思
24日　　想政治工作经验交流会。〔1980-6-D&G〕

◇ 《加强学生思想教育 培养又红又专人才 卫生部召开部属高等院校学生思想政治工作经验交流会》，《健康报》1980年4月27日，第1版。

5月26日　卫生部、国家民委、教育部联合印发《关于加强少数民族地区医学教育工作的意见》和《关于内地省市对口支援少数民族地区发展医学教育试行方案》的通知。〔1980-7-A〕

◇ 中华人民共和国卫生部医学教育局编：《医学教育资料选编（三）》，北京：中华人民共和国卫生部医学教育局，1981年，第144页。

6月2日—　全国高等医学教育工作会议在北京举行。会议回顾总结了三十年的
9日　　经验，着重研究了在八十年代如何从我国的实际出发，适应四化建设的需要，努力发展高等医学教育事业问题。会议还讨论了全国高等医学教育事业发展规划，高等医学院校的学制、专业设置和调整、领导体制以及适当扩大教学管理自主权等问题。〔1980-8-A〕

◇ 《发展高等医学教育 培养又红又专人才 全国高等医学教育工作会议在北京举行》，《健康报》1980年6月15日，第1版。

6月5日　据《健康报》讯，目前我国高等医药院校已经发展到一百一十六所，在校学生总数达到十二万六千六百多人，是建国（新中国成立）以来的最高数字。比解放前在校学生最高数增长了九倍多。三十年来，我国高等医学教育事业为国家培养了高级医药卫生技

术人员三十八万八千多人,有力地支援了我国社会主义建设事业。
〔1980-9-A〕

◇ 《在三年的恢复整顿过程中 我国高等医学教育事业稳步发展》,《健康报》1980年6月5日,第1版。

6月30日 卫生部颁发《关于整顿和发展高等医学院校临床教学基地问题的意见》,指出"附属医院是临床教学的重要基地之一,教学工作是临床教学基地的重要任务之一,医院要把教学工作列入重要议事日程"。〔1980-10-B&D〕

◇ 《医学教育资料选编(三)》,第20-22页。

10月5日 据《健康报》讯,建国(新中国成立)以来我国中等医学教育事业有了很大的发展。中等卫生学校为国家培养了各类中等卫生技术人员80余万人。为了进一步办好中等医学教育事业,卫生部于九月间召开全国中等医学教育工作会议,交流了工作经验,针对存在的问题,着重讨论了抓好调整整顿和确保教学质量等问题。〔1980-11-A〕

◇ 《中等医学教育在调整中稳步发展 建国后培养出中级卫生人员80余万名》,《健康报》1980年10月5日,第1版。

12月7日 据《健康报》讯,最近卫生部在苏州召开的职工教育工作会议认为:当前我国卫生队伍的技术水平与医药卫生现代化的要求很不适应。需要下决心,花大力气搞好职工教育,把智力开发、人才培养、终身教育作为关系全局的、有重要战略意义的"基本建设"来抓。参加会议的同志反映,目前我国的医学教育结构需要改革,大力发展职工教育在办学条件、经费等方面还存在一定困难,不少卫生干部进修学院(校)校舍和师资不足,教材、教具、实验室、图书资料等也不适应现代教学的需要。大家呼吁有关部门要尽快采取有力措施,积极帮助创造办学条件。〔1980-12-H〕

◇ 《卫生部召开的职工教育会议认为:要下决心花气力搞好职工教育》,《健康报》1980年12月7日,第1版。

1981 年

1 月 11 日　据《健康报》讯，党的十一届三中全会以来，卫生系统的职工教育有了迅速恢复和发展。25 个省、市、自治区初步统计，几年来培训的卫生技术人员达 404 700 人，占这些地区卫技人员总数的 19.36%。［**1981-1-H**］

◇　《采取多种措施培训技术人员　卫生系统职工教育得到迅速恢复和发展》，《健康报》1981 年 1 月 11 日，第 1 版。

1 月 22 日　据《健康报》讯，卫生部和国务院科技干部局最近联合发出通知，要求各地大力开展卫生系统职工教育工作。与通知一起印发的还有《关于大力开展卫生系统职工教育的意见》和《一九八一至一九九〇年卫生系统职工教育规划》。两个文件中指出：人才的成长很大程度上取决于在学校教育之后进行的继续教育。［**1981-2-H**］

◇　《卫生部和国务院科技干部局联合发出通知　要求大力开展卫生系统职工教育》，《健康报》1981 年 1 月 22 日，第 1 版。

2 月 22 日　据《健康报》讯，全国卫生厅局长会议近期召开，确定今年卫生工作十项任务，其中包括：办好医学教育，加强在职人员的培训。要充实加强现有高中等医学院校，整顿提高教育质量。要根据需要调整专业，逐步解决各类卫生人员的比例失调问题。［**1981-3-A**］

◇　《全国卫生厅局长会议贯彻调整方针　确定今年卫生工作十项任务》，《健康报》1981 年 2 月 22 日，第 1 版。

3 月 12 日　一部包括 90 个分卷，约 3 500 多万字的医学巨著——《中国医学百科全书》的编写工作正在顺利进行。《全书》由中国医学科学院、中医研究院、北京医学院等 33 个单位承担主编，有 800

多位中西医药专家组成 90 个分卷编委会，4 000 多位专家参与编写。从 1978 年底开始，预计绝大部分分卷于 1982 年年底编成，由上海科学技术出版社陆续出版。［1981-4-A］

◇ 《一部具有我国医学特点的大型参考工具书——〈中国医学百科全书〉将陆续出版》，《健康报》1981 年 3 月 12 日，第 1 版。

6 月 25 日　据《健康报》讯，解放（新中国成立）30 多年来，我国医学科研机构迅速发展，医学科技队伍不断壮大。目前，我国已有近三万名医学科技人员，形成了一个包括独立性研究机构和附设性研究机构在内的学科、专业较齐全的医学科研体系。大量科研成果不断推动我国医学科学的发展。全国科技大会以后，国家通过在全国招收医学研究生的方法，充实科研与师资队伍，目前已有 1 000 多人毕业。与此同时，卫生部还举办全国性的专科专业进修班 524 班次，培养人数达 7 000 人。派出到外国进修生 700 多人，专业考察和出席学术会议约有 900 多人。请国外专家来华举办学习班 20 个班次，有 1 000 多名科研骨干参加学习。［1981-5-H&G］

◇ 《我国医学科技队伍不断壮大》，《健康报》1981 年 6 月 25 日，第 1 版。

10 月 12 日　卫生部寄发《关于加强高等医药院校电化教育工作的几点意见》，要求进一步提高对电化教育的认识；健全电教机构，明确工作任务；加强电教队伍建设；加强电教理论与方法的研究；发挥优势，加强协作；建立、健全规章制度。［1981-6-D］

◇ 中华人民共和国卫生部医学教育局编：《医学教育资料选编（四）》，北京：中华人民共和国卫生部医学教育局，1982 年，第 156-158 页。

11 月 5 日　卫生部颁发《医学电教专业人员基本技术要求大纲》。［1981-7-F］

◇ 《医学教育资料选编（四）》，第 160 页。

| 12 月 2 日 | 卫生部发出《关于成立高等医学院校医学专业教材编审委员会的通知》，附发《高等医药院校各专业教材编审委员会暂行工作条例》《关于高等医药院校教材编审原则和注意事项》和教材编审出版计划。［1981-8-D］ |

◇ 《医学教育资料选编（四）》，第 123—130 页。

| 12 月 3 日 | 卫生部寄发《关于高等医学院校基础学科制订教学大纲的几点意见》和《关于高等医学院校临床学科制订教学大纲的几点意见》。［1981-9-D］ |

◇ 《医学教育资料选编（四）》，第 117—118 页。

| 12 月 25 日—次年 1 月 14 日 | 卫生部在西安召开部属高等医学院校工作会议。会议主要研究了加强学生思想政治教育工作和五定（定任务、定专业、定学制、定规模、定编制）等问题。［1981-10-B&G］ |

◇ 严久实：《卫生部部属高等医学院校工作会议在西安召开》，《中华医学教育杂志》1982 年第 1 期，第 11 页。

| 本年 | 北京医学院成立医学教育研究所，这是我国医学院校成立的第一个医学教育研究所，北京医学院老院长马旭教授担任首任所长。医学教育研究所于 1982 年开始主办《医学教育》杂志，这是我国第一份正式出版的医学教育学术刊物，并作为中华医学会医学教育学会和中国高等教育学会医学教育专业委员会会刊。2006 年，《医学教育》杂志更名《中华医学教育杂志》，步入中华医学会杂志系列，成为我国医学教育界最具权威性的学术期刊。［1981-11-A］ |

◇ 《医学教育研究所简介》，北京大学医学部官方网站，2022 年 7 月 26 日（检索），https://ime.bjmu.edu.cn/zxgk/zxjj/index.htm

1982 年

2 月 20 日　　中华医学会医学教育学会筹委会的在京委员召开了会议，会议由主任委员崔义田及副主任委员马旭同志主持，研究了中华医学会及卫生部医教局关于正式成立医学教育学会及召开学术讨论会的意见。筹委会决定明年第四季度召开 1983 年医学教育学术讨论会，届时正式成立医学教育学会。［1982-1-A］

　　◇　《中华医学会医学教育学会筹委会会务活动通讯》，《中华医学教育杂志》1982 年第 2 期，第 32 页。

3 月 8 日——　由中国药学会主持的中国药学普及与教育工作会议在广州召开，
15 日　　会议对改进高、中级药学教育和中药学教育问题提出意见和建议。秘书长楼之岑代表常务理事会在会上作了《中国药学会 1981 年工作报告》和《1982 年工作打算》的报告。［1982-2-A］

　　◇　岳来发：《中国药学会召开普及与教育工作座谈会》，《中国药学杂志》1982 年第 17 期，第 383–384 页。

4 月 16 日——　全国中医医院和高等中医教育工作会议在湖南省衡阳市举行，强
22 日　　调中医机构要保持和发扬中医特色。会后全国高等中医教育改归中医司管理。［1982-3-B］

　　◇　罗元恺：《为了振兴中医事业，切实办好中医学院和中医医院——全国中医医院和高等中医教育工作会议情况简介》，《新中医》1982 年第 7 期，第 1 页。

4 月 25 日——　教育部、卫生部在江苏镇江召开医学专科教育座谈会。会上广泛
30 日　　交流了各医学专科学校的情况，分析了当前存在的问题和困难，讨论了高等医学专科教育如何进一步贯彻调整、改革、整顿、提高的方针。［1982-4-B］

　　◇　鲁华：《教育部、卫生部联合召开医学专科教育座谈会》，《高教战线》1982 年第 8 期，第 36 页。

6 月 10 日—
18 日

国家医药管理局科教司在南京药学院召开高等医药院校中西药专业教学计划座谈会。讨论了关于修订教学计划的意见和中西药各专业的教学计划,研究了药学、中药、化学制药等专业修订教学大纲的分工方案。[1982-5-D]

◇ 《新中国医学教育史》,第 377 页。

6 月 28 日

卫生部、教育部和国家体委联合印发《关于在中医院校体育课中增加保健体育内容的意见》的通知,要求在中医院校体育课中增加保健体育的内容。[1982-6-D]

◇ 《医学教育资料选编(五)》,第 227-228 页。

7 月 8 日

卫生部颁发《高等医学院校中医、中药、针灸专业教学计划》。其中,中医专业教学计划中规定:普通课(3 门)占总学时的 11.9%,中医课(18 门)占总学时的 65.4%,西医课(8 门)占总学时的 12.8%。[1982-7-D]

◇ 《医学教育资料选编(五)》,第 179-184 页。

7 月 10 日

卫生部寄发《关于部属医学院校医学专业 1982 年应届毕业生试行业务统考的通知》,参加第一次业务统考的院校有:北京医学院、中国医科大学、白求恩医科大学、山东医学院、上海第一医学院、武汉医学院、湖南医学院、中山医学院、四川医学院、西安医学院和北京第二医学院、上海第二医学院和浙江医科大学。考试科目包括内科、外科、妇产科、儿科。统考采用多选题书面考试。主要考核学生基本知识的记忆和理解情况,同时也考核学生对知识的应用能力。组织这样的判断性考试在我国是初次尝试,没有经验。因此,考试结果不作为评价毕业生个人学习成绩的依据。[1982-8-F]

◇ 《医学教育资料选编(五)》,第 73-119 页。

7 月 13 日—   全国中等医学教育工作座谈会在大连召开。会议讨论了卫生学校
18 日   建设，提高教师水平，增加经费投入等问题。［1982-9-A］

  ◇ 郑天乐：《卫生部召开全国中等医学教育工作座谈会》，《医学教育》
   1982 年第 4 期，第 51 页。

7 月 30 日   卫生部颁发《高等医药院校五年制口腔、卫生、儿科和四年制药
            学专业教学计划》。［1982-10-D］

  ◇ 《医学教育资料选编（五）》，第 157-179 页。

8 月 16 日   卫生部颁发《中等卫生学校 13 个专业教学计划》，其中医士、
            中医士、妇幼医士、卫生医士、口腔医士、放射医士、护士、助
            产士、检验士、药剂士等 10 个专业计划教学针对 1978 年颁发的
            教学计划进行修订；卫生检验士、临床检验士、中药士等 3 个专
            业教学计划是本年新制订的。上述教学计划原则上自 1983 年入
            学的新生班级开始执行。［1982-11-D］

  ◇ 《医学教育资料选编（五）》，第 241-243 页。

9 月 15 日   卫生部转发教育部、财政部《关于高等学校举办的函授和夜大学
            不再收费的通知》，要求北京医学院、北京中医学院、四川医学
            院、中山医学院、山东医学院、西安医学院、白求恩医科大学、
            湖南医学院、中国医科大学、上海第一医学院、广州中医学院参
            照执行。［1982-12-H］

  ◇ 《医学教育资料选编（五）》，第 318 页。

9 月 23 日   针对针灸医师人员需求矛盾十分严重的情况，卫生部、教育部
            联合印发《关于加强针灸教育培养针灸人才的意见》的通知。
            ［1982-13-B］

  ◇ 《医学教育资料选编（五）》，第 32-33 页。

9 月 28 日 　 卫生部、国家民族事务委员会、教育部联合发出《关于加速培养少数民族高级人才的实施方案》，决定采取在民族院校开办少数民族医学预科班的办法，解决新生来源不足的问题。[1982-14-B]

◇ 《新中国医学教育史》，第 378 页。

10 月 8 日 　 卫生部发布《关于调整高等医学院校中医、针灸、中药专业教学计划的通知》。调整后的中医专业教学计划，普通课（3 门）占总学时数的 12.4%，中医课（18 门）占总学时数的 56.1%，西医课（9 门）占总学时数的 19.7%，专题讲座占总学时数的 1.79%。要求此通知和 7 月 8 日文一并参照执行，各校可根据本校实际情况，选择一种方案实行，不搞一刀切。[1982-15-D]

◇ 《医学教育资料选编（五）》，第 194—214 页。

10 月 25 日— 　 卫生部在南京召开全国高等中医院校中医药教材编审会议，成立
11 月 5 日 　 了全国高等中医院校中医药教材编审委员会，研究制订了中医药各学科教学大纲，并进行了编审各科教材的分工。1982 年 12 月 25 日，卫生部发布《关于成立高等中医院校中医药教材编审委员会的通知》。[1982-16-D]

◇ 《医学教育资料选编（五）》，第 215—226 页。

10 月 　 卫生部决定医学科学技术局与医学教育局合并，成立科学教育司，许文博任司长。[1982-17-B]

◇ 《新中国医学教育史》，第 378 页。

11 月 1 日 　 卫生部发布《关于认可医学专业进修基地征求意见的通知》，指出加强医学专业进修基地的建设，使进修医学教育逐步走向正规化、制度化，以提高进修医学教育的质量。[1982-18-H]

◇ 《医学教育资料选编（五）》，第 339—340 页。

1983 年

1 月 28 日　　卫生部发布《关于部属高等医学院校医学专业 1983 年应届毕业生继续试行业务统考的通知》，要求北京医学院、上海第一医学院、四川医学院、中山医学院、山东医学院、中国医科大学、白求恩医科大学、武汉医学院、湖南医学院、西安医学院医学专业 1983 年应届（78 级）毕业生继续试行业务统一考试。［ 1983-1-F ］

◇《医学教育资料选编（五）》，第 155 页。

2 月 28 日　　卫生部寄发《关于部属高等医学院校医学专业 1983 年应届毕业生试行临床实际操作技能考核和评定服务态度的意见》。［ 1983-2-F ］

◇《医学教育资料选编（五）》，第 156 页。

3 月 15 日—　　卫生部科教司在武汉医学院召开 1983 年卫生管理干部专修科招
19 日　　生工作座谈会，研究决定除哈尔滨医科大学、武汉医学院和上海第一医学院卫生干部培训中心卫生管理干部专修科继续招生外，北京医学院、四川医学院卫生干部培训中心卫生管理干部专修科自当前起开始招生。［ 1983-3-B&H ］

◇《医学教育资料选编（五）》，第 335–337 页。

3 月 15 日—　　卫生部在山东医学院召开直属高等医学院校工作会议，总结、交
20 日　　流 1982 年试行业务统考的经验，讨论医学教育改革的设想，并对应届毕业生统考成绩较好的学校和成绩优秀的学生作出表彰。会上，形成《1982 年 13 所医学院校医学专业毕业生试行业务统考情况的报告》。《报告》认为，总体而言 1982 届毕业生临床教学效果达到了部定教学大纲的要求，但是总平均成绩较高的学校仍存在薄弱环节。［ 1983-4-F ］

◇《医学教育资料选编（五）》，第 120–139 页。

4月5日　　卫生部科教司转发教育部《关于公布普通高等学校举办的函授部和夜大学名单的通知》，要求北京医学院、北京中医学院、四川医学院、中山医学院、山东医学院、西安医学院、白求恩医科大学、湖南医学院、中国医科大学、上海第一医学院、广州中医学院参照执行。［1983-5-B&H］

◇ 《医学教育资料选编（五）》，第307-315页。

4月16日　　卫生部、国务院学位委员会、国家医药管理局发出《关于审核第二批医学博士和硕士学位授予单位工作的补充意见》。［1983-6-C］

◇ 中华人民共和国卫生部科学教育司编：《医学教育资料选编（六）》，北京：中华人民共和国卫生部科学教育司，1984年，第10-25页。

4月26日—
28日　　卫生部直属医学院校电化教育工作座谈会在上海第一医学院召开，讨论了成立大区电化教育协作组、电化软件分工摄制、电教常规设备推广使用等问题。［1983-7-D］

◇ 《新中国医学教育史》，第380页。

4月28日—
6月28日　　中国卫生管理干部教育考察组先后访问了澳大利亚、南斯拉夫、瑞典三个国家的7个城市将近30个单位，历时两个月，在回国后分别就3个国家访问情况在卫生管理教育、护理教育和卫生保健情况形成报告。［1983-8-A］

◇ 《医学教育资料选编（六）》，第407-412页。

6月1日　　卫生部印发《关于加强高等中医院校函授教育工作的意见》的通知，要求各地认真组织、加强领导、确保质量，努力把这项工作做好。［1983-9-H］

◇ 《医学教育资料选编（六）》，第387-389页。

6月19日　　卫生部、国家民委、教育部联合发布《关于全国重点高等医学院校培养少数民族高级医务人才的意见》，要求北京医学院、上海医学院、四川医学院、上海第一医学院、北京中医学院，自一九八四年起，每年从广西、内蒙古、宁夏、新疆、西藏 5 个自治区招收一定数量的少数民族学生。［1983-10-B&G］

◇ 《医学教育资料选编（六）》，第 171–173 页。

8 月 4 日—
11 日　　卫生部在上海召开全国高等中医院校普通课、西医课教材编审会议。讨论并制订 19 门教材编写出版计划，同时成立了相应的编审委员会及编审小组。9 月 12 日，卫生部发出《关于成立高等中医院校普通课、西医课教材编审委员会的通知》。［1983-11-D］

◇ 《医学教育资料选编（六）》，第 233–240 页。

10 月 6 日—
11 日　　卫生部、国家医药管理局在南京联合召开高等医药院校药学教材编审工作会议，会议建立了教材编审机构统一编审教材的指导思想，草拟各学科教学大纲、教材编写提纲和教材编审出版计划（草案）。11 月 11 日，卫生部寄发《高等医药院校药学专业教材编审工作会议纪要》，要求各教材编审小组组长在 11 月份内分头召开编审小组会议，讨论确定各学科教学大纲和教材编审出版计划。［1983-12-D］

◇ 《医学教育资料选编（六）》，第 252–256 页。

10 月 22 日—
28 日　　卫生部科教司在武汉召开了全国高等医学院校口腔专业教材编审工作会议，会议上讨论了口腔医学专业的教学计划、各学科教材内容的交叉衔接、教材的编写分工等问题。11 月 11 日，卫生部寄发《全国高等医学院校口腔专业教材编审工作会议纪要、教材编审委员名单和教材编审出版计划》。［1983-13-D］

◇ 《医学教育资料选编（六）》，第 247–249 页。

10月26日—
11月1日
教育部在公安部、卫生部和司法部等有关部门的协同配合下，在山西太原联合召开高等法医专业教育座谈会，主要议题是加速培养法医专业人才问题。根据会议精神，将在上海第一医学院、西安医学院等6所院校增设法医专业，计划1984年开始招收本科生。12月20日，教育部、公安部、司法部、卫生部、最高人民法院、最高人民检察院联合颁发《关于印发全国高等法医专业教育座谈会纪要的通知》。［1983-14-B］

◇ 《医学教育资料选编（六）》，第132—136页。

11月7日
卫生部发出《关于认可卫生部进修医学教育基地及其有关问题的通知》，指出自1978年以来，卫生部在全国条件较好的教学、科研、卫生医疗等单位恢复和建立了一批医学教育进修基地。为了适应新形势发展的需要，使进修医学教育工作逐步实现正规化、制度化、规范化，必须重新进行一次审定，对管理工作、招生工作和经费补助办法进行一些改革。［1983-15-B&H］

◇ 《医学教育资料选编（六）》，第391—392页。

11月16日—
22日
卫生部科教司主持召开的全国儿科专业教材编审工作会议在上海举行，会议讨论了编审教材的具体规划和措施。以学科为单位，儿内科、儿外科分别就教学计划、教学大纲及编写计划进行研究、协商、分工。12月19日，卫生部寄发《全国高等医学院校儿科专业教材编审工作会议纪要》。［1983-16-D］

◇ 《医学教育资料选编（六）》，第256—260页。

11月18日
国务院学位委员会发布《农学、医学门类部门学科、专业可授不同学科门类的博士和硕士学位目录（试行草案）》，提出部分学科、专业可针对人才培养的不同要求和申请学位人所学课程和研究课题的内容，分别授予不同学科门类的学位。［1983-17-C］

◇ 《医学教育资料选编（六）》，第12—14页。

12 月 1 日　　　卫生部、教育部联合印发《关于培养临床医学硕士、博士学位研究生的试行办法》的通知，计划 1984 年先从全国重点高等医学院校开始试行（非重点高等医学院校另行安排），以便取得经验，逐步推广。［1983-18-C］

　　　　◇　《医学教育资料选编（六）》，第 89—92 页。

12 月 28 日　　卫生部寄发《全国中等卫生学校教材编写出版发行计划》《关于中等卫生学校制订教学大纲的几点意见》和《关于组织编写中等卫生学校教材暂行办法》的通知，对西医、西药类十一个专业的七十七种教材和教学大纲进行了重新编写出版。［1983-19-D］

　　　　◇　《医学教育资料选编（六）》，第 298 页。

1984 年

1 月 11 日—
16 日　　　卫生部、教育部在天津市联合召开全国护理学专业教育座谈会。会议回顾了我国护理学专业教育发展的历史，总结了经验教训，着重研究了高等医学院校内增设护理学专业及护理学专修科，加速培养高级护理人才的问题，并提出具体建议。3 月 31 日，教育部、卫生部联合印发《全国护理学专业教育座谈会纪要》。［1984-1-B］

　　　　◇　《医学教育资料选编（六）》，第 137—140 页。

1 月 23 日—
25 日　　　卫生部科教司在北京召开了 1983 年高等医学院校医学专业本科应届毕业生试行业务统考工作总结和 1984 年统考安排会议，对 1983 年统考结果进行初步分析和总结，并对 1984 年统考工作安排提出了意见和建议。2 月 24 日，卫生部发出《关于成立高等医学院校医学专业统一考试命题委员会的通知》。［1984-2-F］

　　　　◇　《医学教育资料选编（六）》，第 209—224 页。

3 月 23 日　　　卫生部发出《关于进行临床教学观摩交流的通知》，在参加 1984 年业务统考的医学院校之间组织临床教学的观摩交流，以考核学生的学习成绩。［1984-3-F］

　　◇　《医学教育资料选编（六）》，第 224–228 页。

3 月 23 日　　　卫生部发出《关于卫生干部培训中心卫生管理干部专修科一九八四年招生工作的通知》，明确了招生学校及范围、招生对象及办法、考试科目及报名日期、录取要求和学生待遇。［1984-4-B&H］

　　◇　《医学教育资料选编（六）》，第 392–394 页。

4 月 5 日　　　　卫生部发布《关于上海第一医学院卫生干部培训中心护理专修科一九八四年招生工作的通知》，明确上海第一医学院卫生干部培训中心，1984 年计划招收护理专修科学生 30 名。［1984-5-B&H］

　　◇　《医学教育资料选编（六）》，第 394–395 页。

4 月 24 日—　　应世界卫生组织邀请和卫生部安排，医学教育考察组一行四人前
5 月 29 日　　　往荷兰、加拿大、美国考察医学教育，了解国际医学教育改革的现状和动态，把在国外已在改革的东西介绍到国内来。［1984-6-A］

　　◇　《医学教育资料选编（六）》，第 420–426 页。

7 月 16 日　　　卫生部发出《关于举办卫生事业管理科学讲习班的通知》，计划在三年内对卫生厅局长、高等医学院校长和卫生部司局长轮训一遍。讲习班委托上海第一医学院、四川医学院、武汉医学院、西安医学院和北京中医学院举办，分 6 期招生，每期 50 人，学习 4 个月。此项计划至 1987 年基本完成。［1984-7-H］

　　◇　中华人民共和国卫生部科学教育司编：《医学教育资料选编（七）》，北京：中华人民共和国卫生部科学教育司，1985 年，第 301–302 页。

| 8月23日— | 中华医学会医学教育委员会在哈尔滨召开"公共卫生教育研讨会"。 |
| 28日 | 会议分3个小组进行,以研讨方式对我国公共卫生教育中存在的问题和公共卫生教育的未来发展展开讨论。9月18日,卫生部转发会议纪要并要求全国高等医学院校学习研讨。[1984-8-A] |

◇ 《医学教育资料选编(七)》,第91—94页。

| 9月11日 | 据《健康报》讯,现在我国全日制高等医学教育院校(系)已由建国(新中国成立)初期的38所发展到现在的118所,中等医药学校从1950年的117所发展到526所,它们的规模大都数倍于过去的院校。近年来,有32所高等医药院校开办了夜大学,还有11所中医学院举办了中医函授教育。目前我国已基本形成了各级医学教育培训网络。[1984-9-A] |

◇ 《我国医学教育已形成一套多层次体系》,《健康报》1984年9月11日,第1版。

| 9月 | 《中国教育年鉴(1949—1981)》由中国大百科全书出版社出版。其中医科教育部分收录概述了1981年全国高等医药院校名单及分校招生计划、教学计划、教学大纲、临床基地和毕业实习等情况。[1984-10-A] |

◇ 《中国教育年鉴》编辑部编:《中国教育年鉴(1949—1981)》,北京:中国大百科全书出版社,1984年。

| 10月23日— | 受卫生部科教司委托,中华医学会医学教育委员会于成都召开"全国口腔医学教育研讨会",会议上确定了《关于建立具有我国特色的口腔医学教育体系的建议》《关于高等医学院校附属口腔专科医院编制的建议》。次年1月21日,卫生部寄发《口腔医学教育研讨会纪要》,供各单位参考。[1984-11-B] |
| 28日 | |

◇ 《医学教育资料选编(七)》,第115—123页。

12月25日　　　教育部发布《关于加强高等学校理工农医各科讲义交流工作的几项规定（试行草案）》。［1984-12-D］

　　　◇　《医学教育资料选编（七）》，第98-100页。

12月25日—　　卫生部科教司在天津召开了全国高等医学院校护理专业编审工作
28日　　　　会议，会议确定了高等医学院校护理专业教材编审委员名单和护理专业教材编审出版计划。次年1月14日，卫生部寄发《高等医学院校护理专业教材编审工作会议纪要》，要求各教材编审主持学校和有关人员参加编审工作的单位予以支持和协助，按计划完成教材的编审出版工作。［1984-13-D］

　　　◇　《医学教育资料选编（七）》，第110-114页。

本年　　　　教育部发布《关于成立全国法医学专业教材编审委员会的通知》，要求成立法医学专业教材编审委员会，负责组织并实施我国法医学专业各门课程文字教材、电化教材及教学参考书系列的编审和出版工作。［1984-14-D］

　　　◇　《医学教育资料选编（七）》，第80-81页。

1985 年

2月8日　　　卫生部发出通知，要求各单位认真贯彻执行科学教育司发布的《关于部属单位中等卫生学校目前存在的主要问题和今后工作的几点意见》，切实加强部属单位各中等卫生学校的领导，提高教学质量。［1985-1-B］

　　　◇　《医学教育资料选编（七）》，第206-209页。

2月24日 卫生部委托哈尔滨医科大学承担1985年卫生部卫生干部专修科统考命题工作。［1985-2-F&H］

◇ 《医学教育资料选编（七）》，第311-312页。

2月 国家医学考试中心正式成立，这是国家卫生行业考试专业机构，也是国内最早建立的全国性专业考试机构之一。自3月20日起，"国家医学考试中心"印章正式启用。［1985-3-F］

◇ 《中心简介》，国家医学考试网，2023年7月29日（检索），http://www1.nmec.org.cn/Pages/ArticleList-12-0-0-1.html；

◇ 《医学教育资料选编（七）》，第130页。

3月7日 卫生部发布《1985年卫生部卫生干部专修科招生工作通知》，明确了1985年卫生部卫生干部专修科的招生学校及范围、招生对象及办法、招生科目及报考日期、录取要求、学生待遇。［1985-4-B&H］

◇ 《医学教育资料选编（七）》，第308-310页。

3月25日 卫生部发布《关于举办卫生管理专业高年师资研究班的通知》，决定在北京医学院开办"中国卫生事业管理"、在上海第一医学院开办"外国卫生事业管理"、在四川医学院开办"管理心理学"和"运筹学"、在武汉医学院开办"卫生经济学"高年师资研究班，每年办1~2期，学习时间暂定1~3个月，每班20人。［1985-5-G&H］

◇ 《医学教育资料选编（七）》，第312-313页。

5月8日 卫生部成立卫生部学位办公室，为方便工作起见，自即日起启用"卫生部学位办公室"印章。［1985-6-B］

◇ 《医学教育资料选编（七）》，第75页。

5月13日— 全国高等医药院校第三届视听教育经验交流会于上海召开。会上
17日 回顾了过去四年视听教育工作的进展和成绩，同时也对下一步

视听教育发展提出四项主要任务。卫生部于 6 月 19 日寄发《高等医药院校 1981—1984 年视听教育工作总结及今后的任务》。
［1985-7-A］

◇ 《医学教育资料选编（七）》，第 148–156 页。

5 月 14 日　卫生部寄发《关于"中国首都医科大学等五所院校更改校名"的批复》，批准"中国首都医科大学"改名为"中国协和医科大学"；"四川医学院"改名为"华西医科大学"；"北京医学院"改名为"北京医科大学"；"上海第一医学院"改名为"上海医科大学"；"山东医学院"改名为"山东医科大学"。［1985-8-B］

◇ 《医学教育资料选编（七）》，第 156 页。

6 月 20 日　卫生部发出《关于中山医学院等三所医学院更改校名的批复》，同意将中山医学院、武汉医学院、西安医学院分别改名为"中山医科大学""同济医科大学"和"西安医科大学"。［1985-9-B］

◇ 《医学教育资料选编（七）》，第 157 页。

7 月 31 日　国家教委正式下达了《普通高等学校人员编制的试行办法》，指出高等学校的机构设置和人员编制必须贯彻两个原则：第一，要保证高等学校教学、科研和各项工作的需要，努力提高教学、科研质量和管理水平；第二，要贯彻中央关于机构改革、紧缩编制、提高工作效率、合理使用人才的精神。［1985-10-B］

◇ 高功富：《高等学校人员编制工作刍议》，《安徽师范大学学报（哲学社会科学版）》1987 第 4 期，第 13 页。

9 月 12 日　国家教委、劳动人事部颁发《全日制普通中等专业学校人员编制标准（试行）》，其中医药类学校教职工与学生之比为 1∶4.8，专任教师与学生之比为 1∶9.5。凡学校规模为 640 人、960 人、1 280 人、1 600 人的，按表列编制比例计算。规模不到 640 人的，仍按

640 人规模的比例计算。规模超过 1 600 人的，仍按 1 600 人规模的比例计算。其他规模的学校，按直线插入法计算。［1985-11-B］

◇ 《全日制普通中等专业学校人员编制标准（试行）》，游铭均等主编：《学校工作评估实务全书》，北京：中国人事出版社，1996 年，第 384-385 页。

9 月 25 日—— 卫生部在长春召开部属中等卫生（护士）学校跨省招生专业工作
27 日 座谈会。研究了招生对象，入学程度，学习年限，毕业分配等有关问题。［1985-12-B］

◇ 《新中国医学教育史》，第 386 页。

10 月 14 日 国家教委发出《关于成立全国法医学专业教育指导委员会及有关问题的通知》。全国法医学专业教育指导委员会的主要任务是：研究法医学专业教育的发展规划和教学改革，组织教材编审及信息交流，对法医学专业建设及教育工作进行指导，并向国家教育委员会及有关部门提出建议，以推动我国法医学专业教育的发展。［1985-13-B］

◇ 《新中国医学教育史》，第 386-387 页。

11 月 23 日 国家科委发出《关于建立博士后科研流动站若干问题的通知》，北京医科大学基础医学（学科）生理学、生物化学，中国协和医科大学基础医学（学科）医学遗传学被批准为博士后科研流动站首批建站单位。［1985-14-A］

◇ 《当代中国卫生事业大事记（1949 年—1990 年）》，第 342 页。

12 月 8 日 据《健康报》讯，卫生部副部长胡熙明在为时七天的全国高等中医院校教育改革经验交流会上说，高等中医教育改革势在必行，建立具有中国特色的高等中医教育体系，不仅是振兴中医的需要，而且有利于培养高质量的人才。会议提出扩大各校办学自主权，合理调整专业结构，多途径、多层次、多模式办学，培养多种规

格的各级各类中医人才。［**1985-15-A**］

◇ 《胡熙明在全国高等中医院校教育改革经验交流会上说 高等中医教育
改革势在必行》，《健康报》1985 年 12 月 8 日，第 1 版。

本年　　　《药学教育》季刊创刊。该刊物是由教育部主管、中国药科大学
主办的高等药学教育研究期刊，是药学教育界唯一公开发行的社
科类刊物。［**1985-16-A**］

◇ 《〈药学教育〉简介》，中国药科大学官方网站，2023 年 7 月 29 日（检
索），http://jiaoyu.cpu.edu.cn/qikanjianjie

1986 年

1 月 23 日—　卫生部评估高等医学院校研究小组在广州召开了第一次会议，研
25 日　　　究了评估高等医学院校的基本原则、评估标准以及实施计划。
　　　　　　［**1986-1-E**］

◇ 《卫生部评估高等医学院校研究小组第一次会议》，《医学教育》1986
年第 5 期，第 3-4 页。

2 月 2 日　　卫生部邀请十六所医学院校负责同志就如何为农村培养卫生技术
人才做贡献问题，进行了专题座谈。参加座谈会的医学院校校长
一致认为，这次全国卫生厅局长会议提出重点抓农村卫生工作和
人才培养问题，是非常重要的。高等医学院可以根据自身条件，
发挥优势，为农村培养卫生技术人才，这是义不容辞的责任。
　　　　　　［**1986-2-A**］

◇ 《医学院校要为农村培养人才做贡献》，《健康报》1986 年 2 月 13 日，
第 1 版。

2月19日— 为了进一步贯彻党中央《关于教育体制改革的决定》，加强药学
21日、 教育研究，促进药学教育改革，北京医大、上海医大、华西医大
3月15日— 的药学院（系）及沈阳药学院、南京药学院的正副院长和部分院
16日 校党总支书记、教务处长、系主任先后在北京医大和上海医大召
开会议。会上5所医药院校（系）自愿联合成立群众性学术团体
"高等药学教育研究协作组"。［1986-3-A］

◇ 陈宗珉：《高等药学教育研究协作组成立》，《中国药学杂志》1986
年第7期，第447页。

2月23日 据《健康报》讯，卫生部将对临床医学研究生教育及学位制度进
行改进，以加速临床医学高级专门人才的培养。卫生部于1985
年6月成立临床医学研究生教育及学位制度改革小组，起草了临
床医学研究生教育及其学位制度改革方案。按照这一新方案，今
后的医学博士学位将分成两类，一类以培养科学研究能力为主，
授予医学科学博士学位；一类以培养临床工作能力为主，称为医
学博士。在培养方法上，临床医学研究生将取消硕士、博士两段
制，在四到五年内连续培养，直接攻读博士学位。［1986-4-C］

◇ 《为加速培养临床医学高级人才 卫生部改进临床医学研究生培养方
法》，《健康报》1986年2月23日，第1版。

3月30日— 卫生部与美国民间健康基金会在西安共同举办中国高等护理教育
4月3日 研讨会，会议讨论了培养目标、课程设置、教学内容与方法、师
资选拔与培养以及教学质量评价等。［1986-5-B］

◇ 《新中国医学教育史》，第388页。

4月 卫生部在杭州举办"在医学教育中加强预防战略研讨会"，全国
13所部属医学院校和26所省、市、自治区重点医学院校74位专
家参加。研讨会由6位美国专家和9位国内专家讲课，探讨交流
在临床教学中贯彻实施预防战略的教学方法和技能。［1986-6-D］

◇ 《1986年我国高等医药教育大事记要》，《中国高等医学教育》1987
年第1期，第62-63页。

5月23日— 卫生部对医学门类第3批博士和硕士学位授予单位进行初审工

6月2日　　作，医学门类新增博士学位的单位9所，新增博士学位授予学科、

　　　　　专业点160个，新增博士生指导教师408名；新增硕士学位授予

　　　　　单位28个，新增硕士学位授予学科、专业点480个。［1986-7-C］

　　　◇ 《新中国医学教育史》，第388页。

7月28日— 卫生部在青岛召开医学毕业后教育和继续教育研讨会，来自美国、

8月2日　　英国和日本的3位专家参加了研讨会并作了报告。为了加强我国

　　　　　医学生毕业后的临床培训和继续教育，使之走上正轨，会议建议

　　　　　在改革临床研究生培养制度的同时，逐步建立住院医师培训、专

　　　　　科医师证书制度和继续医学教育制度。［1986-8-H］

　　　◇ 肖溪：《"医学毕业后教育和继续教育讨论会"的筹备会在我院召开》，

　　　　　《青岛大学医学院学报》1986年第2期，第61页。

8月　　　 国家教委高等教育二司在牡丹江召开了全国高等医学专科教育研

　　　　　讨会。会议着重研讨了我国高等医学专科教育如何为农村基层医

　　　　　疗卫生技术队伍建设服务，如何改革以更好地适应医药卫生事业

　　　　　的发展等问题。会议认为：（1）根据我国现实状况，高等医学

　　　　　专科教育将在今后的一个时期内，作为高等医学教育中一个相对

　　　　　独立的层次存在，并需适当发展；（2）为了稳定专科层次，办

　　　　　出特色，要针对目前高等医学专科教育的教学思想、教学内容及

　　　　　教育方法进行改革。［1986-9-A］

　　　◇ 《1986年我国高等医药教育大事记要》，《中国高等医学教育》1987

　　　　　年第1期，第62-63页。

9月　　　 国家教委委托浙江医科大学、上海中医学院、上海医科大学、上

　　　　　海市第二医科大学、中山医科大学、中国医科大学、中国药科大

　　　　　学、北京医科大学、华西医科大学、西安医科大学、同济医科大

　　　　　学、哈尔滨医科大学共同主办专门从事高等医学教育和药学教育

研究的学术性刊物《中国高等医学教育》，编辑部设在浙江医科大学。该刊物编委会于12月底在浙江医科大学举行第一次会议，决定于次年3月正式出刊。[1986-10-A]

◇ 《1986年我国高等医药教育大事记要》，《中国高等医学教育》1987年第1期，第62-63页。

9月　　　　我国首批创建的四所高等中医学院建院三十周年。三十年前，在周恩来总理的直接关怀下，我国首批创建了北京、上海、成都、广州4所中医学院。此后，又有24所中医学院相继建立，形成了我国高等中医教育目前的格局。[1986-11-A]

◇ 《1986年我国高等医药教育大事记要》，《中国高等医学教育》1987年第1期，第62-63页。

10月　　　国家教委高教二司在哈尔滨召开了有全国部分高等医药院校校长、教务处长、计财处长参加的专题研讨会，就当前我国高等医药教育规模与社会需求严重不适应的问题和今后发展战略进行了专题研讨。[1986-12-A]

◇ 《1986年我国高等医药教育大事记要》，《中国高等医学教育》1987年第1期，第62-63页。

10月　　　国家教委正式批准在原为南京药学院和南京中药学院的基础上成立中国药科大学。这是我国建立的第一所以药学学科为主体，带有一定综合性的药科大学。[1986-13-B]

◇ 宁教：《中国药科大学在南京成立》，《中草药》1987年第1期，第15页。

11月17日　　卫生部在北京主持召开了"中国二十一世纪医学教育研讨会"。会议围绕"中国医学教育的现状、发展趋势及应当采取的策略"进行了讨论。会议认为，从现在起直到二十一世纪，在我国的卫生服务中，既要发展面向基层的初级卫生保健，也要发展技术密集型的现代化医学中心，使我国成为一个医学科学较为发达、卫生服务比较普及的社会主义国家。为实现这一战略目标，需要大力开发和发展卫生人才资源，积极改革医学教育，逐步形成一个同战略目标相适应的具有我国特点的医学教育体系。［1986-14-A］

◇ 梅人朗：《中国二十一世纪医学教育研讨会的启示》，《教育发展研究》1987年第2期，第50-52页。

11月25日—30日　国家教委高等教育二司在成都召开了全国高等医学教育学制改革专题研讨会。会议认为，我国高等医学本科教育现行学制繁杂，层次不清，规格不明，在一定程度上造成了人才培养和使用上的浪费，需要调整。为了实现高等医学教育"面向现代化，面向世界，面向未来"的目标，有必要建立一个具有中国特色的多层次、多规格的医学教育体系。会上，就医学本科教育的合理修业年限和培养规格展开了比较深入的讨论，就三年制、五年制、七年制学制体系的初步方案进行了交流。［1986-15-C］

◇ 安登魁，张鸣皋：《高等医学教育的层次结构需调整改革——参加"全国高等医学教育学制改革专题讨论会"拾零》，《江苏高教》1987年第3期，第25-26页。

11月29日　国务院学位委员会、国家教育委员会、卫生部下发了《培养医学博士（临床医学）研究生的试行办法》，明确从培养合格临床医师目标出发，提出加强临床能力培养的应用型人才培养模式改革。同时，教育部会同卫生部，借鉴欧美发达国家经验，结合中国国情，联合开展设置临床医学专业学位的论证工作。［1986-16-C］

◇ 《教育部对十二届全国人大五次会议第7548号建议的答复》，教育部政府门户网站，2017年9月6日，http://www.moe.gov.cn/jyb_xxgk/xxgk_jyta/jyta_xwb/201712/t20171218_321644.html

12 月 6 日　　最近于北京召开中国二十一世纪医学教育研讨会，中外学者对此进行了探讨。随着医学模式的转变，为了满足社会上大范围的医疗保健需要，培养医生的传统方式正在受到世界性的挑战。出席会议的一些中国学者指出，我国医学院校以医疗专业为主，缺少公共卫生等专业的这种"重治轻防"的教育思想，是不能适应"2000 年人人享有卫生保健"这一战略目标需要的。我国人口众多，社区医学和初级卫生保健中也有高深的课题，急需培养一支从具有一般工作能力到科研能力的梯队式的医技队伍。
　　　　　　　［1986-17-A］

◇ 《中外学者探讨医学教育模式转变》，《健康报》1986 年 12 月 6 日，第 1 版。

12 月 27 日　　据《健康报》讯，国家教委最近在成都举办全国高等医学教育学制改革专题讨论会，来自全国十五所医科、药科、中医高等院校和南京大学的校长、教务长，围绕临床医学专业的学制改革进行了探讨和论证。他们认为，教育结构层次必须适应社会需要，必须适应医药卫生事业发展的实际需要，建立多层次结构的高等医学教育体系。［1986-18-C］

◇ 《全国高等医学教育学制改革讨论会提出 建立多层次结构高等医学教育体系》，《健康报》1986 年 12 月 27 日，第 1 版。

1987 年

3 月　　　国家医药管理局在广州召开"全国医药教育工作座谈会"。会议就"七五"期间药学教育事业发展规划及高等药学院校（系）应如何进一步端正办学指导思想、改善办学条件、深化教学改革、提高教学质量、增强主动适应医药事业发展需求的能力，以及加强与企业、科研单位的横向联系等问题进行深入的研究，并提出了建议和意见。［1987-1-A］

◇ 《1987年中国高等医药教育大事记要》，《中国高等医学教育》1988年第1期，第60页。

4月27日　卫生部向人民卫生出版社发函商请将该教材办公室同时作为卫生部教材办公室，协助卫生部科学教育司做好医药院校教材的组织编写和出版管理工作。［1987-2-D］

◇ 《1987年中国高等医药教育大事记要》，《中国高等医学教育》1988年第1期，第60页。

5月12日—
13日　卫生部在北京召开了高等医学专科教育发展问题座谈会。会议讨论了在我国发展高等医学专科教育的必要性和可行性，讨论了高等医学专科教育的办学方向、专业设置、培养目标、教学改革、毕业生的分配去向等问题，并向国家教委提出了有关建议。［1987-3-A］

◇ 邵五甲：《卫生部召开高等医学专科教育发展问题座谈会》，《中国高等医学教育》1987年第2期，第16页。

5月　全国普通高等学校医药本科专业目录审订会，由国家教育委员会同卫生部、国家中医管理局、国家医药管理局在杭州召开。这次修订是我国继1963年教育部主持修订全国普通高等学校医药本科专业目录后进行的第二次全国普通高等学校医药本科专业目录修订；这次会议是在1986年根据国家教委的部署，将医药本科各类专业按业务对口部门，分别进行广泛深入的调查论证的基础上召开的。8月，国家教育委员会正式颁发了《全国普通高等学校医药本科专业目录》《全国普通高等学校医药本科专业简介》及《全国普通高等学校医药本科专业目录实施办法》等文件。新

的普通高等学校医药本科专业目录共列入9个科类的57种专业，其中试办专业10种。〔1987-4-B〕

◇ 林菊英：《国家教育委员会在杭州召开全国普通高等学校医药本科专业目录审订会》，《中华护理杂志》1987年第9期，第391页。

6月4日—   全国首届高等中医教育研讨会在国家中医管理局主持下在广州召
8日   开。会议在总结高等中医教育办学三十年的实践经验的基础上，研讨了进一步深化教育改革、提高教学质量的问题。〔1987-5-A〕

◇ 《首次全国高等中医教育研讨会在我院召开》，《广州中医学院学报》1987年第2期，第3页。

6月   西北五省（区）高等医学院校（系）协作组会议在西安召开，西北五省（区）的12所医学院校（系）的院校长、教务处长、科研处长、附属医院院长及部分医学教育专家出席。国家教委和卫生部有关司局的代表参加了会议。会议重点从宏观上研究了西北地区高等医药教育的发展、布局，以及进一步加强横向联合，提高教育质量等问题，协商成立了"西北五省（区）高等医学院校协作委员会"，并在教学、科研、医疗、师资队伍建设和培养研究生等方面达成了20项具体协议。这次会议对于促进西北地区教育体制的改革，加强校际横向联合，繁荣、发展西北地区的医药教育事业，具有重要的意义。〔1987-6-B〕

◇ 赵树仲，李文辉：《西北五省（区）高等医学院校在西安举行协作会议》，《中国高等医学教育》1987年第3期，第64页。

8月26日   国家教育委员会印发经过审定的《全国普通高等学校医药本科专业目录》等文件，要求各高校照此实施。〔1987-7-B〕

◇ 《1987年中国高等医药教育大事记要》，《中国高等医学教育》1988年第1期，第64页。

9月21日— 卫生部部属院校思想政治工作研讨会在广州召开，会议研究了在
26日　　　新形势下如何改进和加强学生思想政治工作等问题。[1987-8-D&G]

　　◇　《卫生部部属院校思想政治工作研讨会在广州召开》，《中国高等医学
　　　　教育》1987年第4期，封四。

10月24日— 国家教委高教二司为了加强对高等医药教育教学工作的宏观管理
27日　　　和指导，在上海召开了"制订高等医药本科教育指导性教学文件
　　　　　研讨会"。[1987-9-D]

　　◇　云峰：《国家教委高教二司召开制订高等医药本科教育指导性教学文件
　　　　研讨会》，《中国高等医学教育》1988年第1期，第1—3页。

11月9日— 中华医学会第七次全国医学教育学术会议在长沙举行。会议讨
12日　　　论了医学教育如何面向农村，为农村培训医药卫生人才问题。
　　　　　[1987-10-A]

　　◇　邵五甲：《中华医学会第七次全国医学教育学术会议在长沙举行》，《中
　　　　国高等医学教育》1987年第4期，第13页。

1988 年

1月2日— 卫生部召开全国卫生厅局长会议。会议在回顾总结几年来卫生改
24日　　　革实践的基础上，着重讨论全面加强预防保健工作和加快培养农
　　　　　村卫生技术人才的问题。会上讨论了《卫生部关于加强农村卫生
　　　　　技术队伍建设的意见》。[1988-1-A]

　　◇　《新中国医学教育史》，第390页。

2月26日— 卫生部召开了全国高等医学教育工作会议，卫生部部长陈敏章在
30日　　　会上发表讲话，就发展高等医学专科教育、加强预防医学教育与

教学改革、加强学生的思想政治工作、发展医学继续教育和成人教育、鼓励社会力量办学等问题提出建议。会上讨论了《卫生部关于改革和发展高等医学教育的意见》。［1988-2-A］

◇ 《陈敏章部长在全国高等医学教育工作会议上的讲话》，《医学教育》1988 年第 4 期，第 3-9 页。

4 月 5 日—
7 日 　　卫生部医学教育专家委员会第一次会议在北京举行，审议并通过了专家委员会章程。它是卫生部领导下的医学教育决策方面的咨询机构，由 15 人组成，主任委员为陈敏章。［1988-3-A］

◇ 《新中国医学教育史》，第 391-392 页。

4 月 11 日—
14 日 　　试办七年制高等医学教育研讨会在成都举行。会议讨论了试办七年制高等医学教育方案，包括培养目标、制订教学计划的指导原则和基本要求等。［1988-4-B］

◇ 李正之：《试办七年制高等医学教育研讨会在成都召开》，《中国高等医学教育》1988 年第 2 期，第 4 页。

4 月 21 日 　　高等医药院校教学管理研究会在杭州成立，主要任务是：宣传方针、政策，推进我国高等医药教育改革和发展，加强校际合作，促进横向联系，交流改革经验，提供咨询服务。［1988-5-B］

◇ 《新中国医学教育史》，第 391 页。

4 月 27 日 　　国家教委发出《关于试办七年制高等医学教育的通知》，规定北京医科大学等 15 所学校，自 1988 年秋季开始，试办七年制高等医学教育。［1988-6-B&C］

◇ 《新中国医学教育史》，第 391 页。

5 月 　　朱潮、王桂生、刘秉勖、张慰丰、金问涛、梅人朗等编著的《中外医学教育史》由上海医科大学出版社出版发行。［1988-7-A］

◇ 朱潮等编：《中外医学教育史》，上海：上海医科大学出版社，1988 年。

6 月 10 日　　国家教委印发《制订高等医药本科教育专业教学计划的原则和基本要求》。这是国家教委在扩大学校办学自主权的同时，为了加强教学宏观管理而制订的一个指导性教学文件。文件强调各校应根据国家确定的培养目标和基本要求，制订各自的教学计划；明确提出医药本科教育的总体培养目标是：培养适应我国社会主义建设实际需要的，德、智、体全面发展的，具有从事医药科学技术或管理工作理论知识和实际能力的高级医药专门人才。

〔**1988-8-D**〕

◇　姜安丽，李树贞主编：《护理教育学》，北京：高等教育出版社，2002年，第 45 页。

6 月 26 日—　国家教委高教二司在哈尔滨举行高等医学院七年制学校教学计划
28 日　　　　讨论会。〔**1988-9-D**〕

◇　《新中国医学教育史》，第 391 页。

8 月　　　　国家教育委员会高教二司在大连召开高等医药专科教育座谈会。会议在全面分析我国医药专科教育发展形势，进一步明确其地位、作用的基础上，着重对国家教委提出的医药专科教育的发展方针、培养规模、办学方向、办学途径、有关政策以及教学改革、教师队伍和教材建设等方面的初步意见，进行了全面深入的讨论，并改成了《关于高等医药专科教育发展和改革的意见》《普通高等学校设置医药专科专业的基本原则》《制订高等医药专科教育专业教学计划原则和基本要求》等 3 个文件讨论稿。这次会议为拟于 1989 年召开的全国医药专科教育工作会议做了必要的准备。

〔**1988-10-B**〕

◇　《一九八八年我国高等医药教育大事记》，《中国高等医学教育》1989年第 1 期，第 61 页。

10 月 25 日—   中华医学会医学教育学会成人高等医学教育学组成立大会在上
28 日   海召开，共计 27 所职工医学院校、55 名代表出席本次大会。
               ［1988-11-A］

        ◇ 寇慧珠：《成人高等医学教育学组成立大会暨首次学术讨论会在沪召
          开》，《继续医学教育》1989 年第 1 期，第 6 页。

11 月 1 日   中华医学会 1988 年医学教育学术会议在杭州举行，会议中心议
               题是探讨医学继续教育问题。这次会议由中华医学会委托浙江医
               科大学承办。［1988-12-A］

        ◇ 把志刚：《中华医学会 1988 年医学教育学术会议在杭州召开》，《云
          南医药》1988 年第 6 期，第 376 页。

11 月 5 日—   国家中医药管理局在郑州召开全国中医教育工作会议，总结、交
9 日   流中医教育工作的成就、经验和问题，讨论《1988—2000 年中
               医教育发展战略规划》和当前的中医教育工作。［1988-13-B］

        ◇ 金文：《百年大计 教育为本 全国中医教育工作会议在郑州召开》，《河
          南中医》1988 年 6 期，第 2 页。

11 月 30 日—   全国中等医学教育工作会议在北京举行，主要议题是：以《中共
12 月 3 日   中央关于教育体制改革的决定》为基本依据，研究中等医学教育
               改革与发展问题，交流各地经验，以便更好地满足我国特别是农
               村地区对中等医药卫生人才的需要。会议讨论修改了《关于加强
               中等卫生学校师资队伍建设的意见》《关于加强中等卫生学校教
               学及实习基地建设若干问题的意见》《关于中等卫生学校经费标
               准的意见》等。［1988-14-B］

        ◇ 中华人民共和国卫生部医学教育司编：《医学教育资料选编（十一）》，
          北京：中华人民共和国卫生部医学教育司，1992 年，第 57-88 页。

本年   国家教育委员会决定改革我国高等医学教育的学制，自 1988 年

起逐步规范化为：修业三年，暂不授予学位的医学专科教育；修业五年，授予医学学士学位的本科教育；修业七年，授予医学硕士学位的高等医学教育。现行的医学研究生教育维持原则不变。
［1988-15-C］

◇ 《一九八八年我国高等医药教育大事记》，《中国高等医学教育》1989年第1期，第61页。

1989 年

1月5日　　由北京医科大学、中华预防医学会和健康报社共同举办的第一期"预防医学""营养与食品卫生"函授班于年前开学。［1989-1-H］

◇ 《新中国医学教育史》，第393页。

2月18日　　经国务院批准，（卫生部）科学教育司撤销，分别设置医学科学技术司、医学教育司。医学教育司下设高等医学教育处、中等医学教育处、成人教育处、毕业后教育处。刘秉勋任命为司长。
［1989-2-B］

◇ 《新中国医学教育史》，第394页。

3月20日　　中国人民解放军总参军训部、总参军务部、总政干部局、总后卫生部联合颁发了《军队院校医药卫生专业目录及规范》（试行）。将军队医药卫生本科专业划分为9类，23种；专科专业划分为8类，18种。《军队院校医药卫生专业目录及规范》（试行）的制订，是根据国家教委有关制订普通高等学校医药本科专业目录及专业基本规范的精神，结合我军医药卫生工作实际需要进行的。它的颁布不仅促使我国高等军事医学教育进一步规范化，而且对于建

立符合我国国情，具有我军特色的现代化军事教育体系，具有重
要意义。［1989-3-B］

◇ 《中国卫生年鉴》编辑委员会编：《中国卫生年鉴1990》，北京：人
民卫生出版社，1991年，第321页。

3月20日— 高等医学教育管理与教学科研招标合同的复审工作在广州举行。
27日　经初审和复审，最终通过82个单位的177份课题合同书，各课
题承担单位后续需根据卫生部软课题合同评审意见，以及课题协
作组负责人协调意见，做好开题报告，然后开展研究。［1989-4-A］

◇ 《医学教育资料选编（十一）》，第39-40页。

4月6日　经国家教育委员会、卫生部、国家计划生育委员会、国家医药管
理局、国家中医药管理局及中国人民解放军总后勤部共同批准，
全国高等医药教育领导管理协调委员会正式成立。委员会的第一
次全体会议决定，首先要共同制订本世纪内《全国高等医药教育
发展和改革纲要》，以便使各部、委、局在高等医药教育的发展
和改革方面，有统一的方向、目标，明确各自的任务，为我国高
等医药教育的发展和改革团结协作，共同奋斗。［1989-5-B］

◇ 《1989年我国高等医药教育大事记》，《中国高等医学教育》1990年
第1期，第1页。

4月28日　在国家教育委员会和国家中医药管理局的积极支持下，经中国高
等教育学会批准，全国中医药高等教育学会正式成立，标志着我
国中医药高等教育的科学研究、学术交流及发展和改革的探讨，
将展现新的局面。［1989-6-A］

◇ 《全国中医药高等教育学会概况》，全国中医药高等教育学会官方网站，
2023年7月31日（检索），https://gaodeng.bucm.edu.cn/xkgk/index.htm

6月19日　国家医学教育发展中心成立，该部门是由卫生部批准成立的公办
国家级医学教育机构，在工作上接受中华人民共和国卫生部和中

华人民共和国教育部指导，致力于医学科技信息交流、医学科学教育和医药卫生服务等各项工作，以促进医学科学技术和信息转化为社会生产力。首任主任是我国老一辈医学教育家、北京医科大学校长马旭教授。［1989-7-A］

◇ 《国家医学教育发展中心简介》，《医学信息（中旬刊）》2010 年第 5 期，第 1016 页。

6 月 20 日　　卫生部发布通知要求建立卫生部学位委员会，下设学位办公室，卫生部学位办公室工作由教育司毕业后教育处监管。［1989-8-C］

◇ 《医学教育资料选编（十一）》，第 225 页。

9 月 18 日　　国家教育委员会正式批准在我国新疆维吾尔自治区和田市，建立新疆维吾尔医学专科学校。学校设置维医学专科专业，学制三年。新疆维吾尔医学专科学校的设置和维医学专科专业的创建，对于我国民族传统医药学全面发展，促进民族传统医药学的国际交流，扩大我国民族传统医药学对世界的影响均具有深远意义。至此，我国的高等医药院校总数（包括综合大学内设置的医学院、部、系）已达到 133 所。［1989-9-B］

◇ 《1989 年我国高等医药教育大事记》，《中国高等医学教育》1990 年第 1 期，第 9 页。

11 月 21 日—　国家教委高等教育司在天津召开了七年制高等医学教育工作研讨
22 日　　　会。会议进一步明确了七年制高等医学教育一定要坚持社会主义的办学方向，全面提高教育质量，致力于培养为社会主义祖国服务的高级医学专门人才。会议还决定，明年开始，对试办七年制高等医学教育各校的办学方向、办学条件及教育质量进行全面检查，并逐渐形成制度。［1989-10-B&C］

◇ 云峰：《坚持社会主义办学方向　办好七年制高等医学教育——七年制高等医学教育工作研讨会在天津举行》，《中国高等医学教育》1990 年第 1 期，第 7 页。

本年	国家教委在扩大高等学校办学自主权的同时，为了加强对高等医药教育的宏观管理和指导，统一调整高等医学教育的学制和专业设置，明确规定各专业的培养目标、基本要求和制订教学计划的原则，开始着手组织制订医药本科专业各门课程的教学基本要求。受国家教委高等教育司委托，由全国高等医药院校教学管理研究会、国家中医药管理局、国家医药管理局分别负责组织起草临床医学、中医学、药学三种专业 55 门课程的教学基本要求，已于本年度基本完成。〔1989-11-B&D〕

◇ 《1989 年我国高等医药教育大事记》，《中国高等医学教育》1990 年第 1 期，第 2 页。

1990 年

3 月 11 日	卫生部新近作出决定，动员和鼓励医学科技、教育和医疗卫生单位开展"卫生支农"活动。卫生部的这一决定是为贯彻落实中共十三届五中全会关于"全党全国动员起来集中力量办好农业"精神而作出的。"卫生支农"活动的内容包括：一是加强农村、医学科技成果的研究、应用和推广工作，把每年向广大农村推广几项适宜新技术列进十年奋斗目标；二是广泛开展农村医学科普教育和健康宣传教育活动；三是帮助和指导县级医疗卫生单位和中心卫生院掌握适宜的技术项目；四是举办各种农村专业班，传播卫生科技知识。〔1990-1-A〕

◇ 于长洪：《推广医学科技成果 改善农村医疗条件 卫生部决定开展"卫生支农"活动》，《人民日报》1990 年 3 月 12 日，第 3 版。

4月4日、 5月25日、 7月20日	国家教委高教司分别印发《全国普通高等学校中医学专业本科（五年制）主要课程基本要求（征求意见稿）》《全国普通高等学校药学专业主要课程基本要求（征求意见稿）》和《全国普通高等学校临床医学专业本科（五年制）主要课程基本要求（征求意见稿）》。在综合各校修改意见后，于次年下发试行。[1990-2-D]

◇ 《1990年我国高等医药教育大事记》，《中国高等医学教育》1991年第1期，第43-44页。

5月4日— 7日	卫生部在华西医科大学召开"在医学教育中加强预防战略第二次研讨会"，52所医学院校的100多位代表参加了这次会议，交流1986年在浙医大召开的第一次研讨会以来所取得的成绩和经验。[1990-3-D]

◇ 曹敏：《卫生部主持召开在医学教育中加强预防战略第二次研讨会》，《中国高等医学教育》1990年第4期，第45页。

5月11日	卫生部全国模范护士先进事迹报告团的首场报告会在人民大会堂召开。康克清、陆定一等老同志发来贺信和题词，赞颂了我国护理事业取得的成就。40多年来，我国的护理事业有了很大发展，护理队伍由解放初期的3万余人发展到现在的82.9万人，增长了28倍。进入80年代，停办了30多年的我国高等护理教育又重新恢复，现已有11所高等医学院校开设了护理专业。我国还与国外互派护理专家讲学或办班，选派护士出国进修学习，促进了护理科学的国际交流。[1990-4-A]

◇ 林荣强：《白衣天使庆祝国际护士节 首都举行模范护士事迹报告会》，《人民日报》1990年5月12日，第3版。

5月20日	国家教委高教司颁发了《普通高等学校设置医药专科专业的原则规定》《制订高等医药专科专业教学计划的原则和基本要求》《普通高等学校医药专科基本专业目录》和《普通高等学校医药专科

专业基本规范》等指导性教学文件。在全国各科类普通高等教育中,这是第一个由国家教委颁发的对专科教育的指导性配套文件。〔1990-5-B&D〕

◇ 国家教育委员会高教司:《普通高等学校设置医药专科专业的原则规定》,《中国高等医学教育》1990年第5期,第5页。

5月31日— 全国高等医药院校思想政治工作座谈会在首都医学院召开,15
6月2日   所医药院校主管学生思想政治工作的党委书记(副书记)或学生工作部(处)、宣传部、政治部负责人参加此次工作座谈。〔1990-6-A〕

◇ 求真:《高等医药院校思想政治工作座谈会在京召开》,《中国高等医学教育》1990年第4期,第45页。

9月25日— 国家教育委员会、卫生部、国家医药管理局和国家中医药管理局
29日   在哈尔滨联合召开了全国高等医药院校加强德育工作研讨会,就高等医药院校德育工作的现状及今后如何加强和改进进行了较深入的探讨。〔1990-7-D〕

◇ 《高等医药院校加强德育工作研讨会会议纪要》,《中国高等医学教育》1990年第6期,第17-18页。

10月29日   据《人民日报》讯,目前,全国共有高等中医院校29所、高等少数民族医院校3所、中等中医药学校53所、中医药科研机构170所。世界卫生组织在我国已设立了7个传统医学合作中心,北京、南京、上海3个国际针灸培训班已为120多个国家和地区培训了2 000多名针灸人才。〔1990-8-A〕

◇ 艾笑:《中医药事业在飞速发展》,《人民日报》1990年10月29日,第3版。

11月13日—
15日

国家教育委员会高教司与国家中医药管理局在上海联合召开了试办七年制高等中医教育论证会。专家们认为，高等中医教育已有三十余年办学经验，部分院校在教学设施、图书资料、专业建设、学科建设、师资队伍建设等方面已基本具备试办七年制的条件和能力，七年制高等中医教育在部分中医学院试办是可行的。七年制高等中医教育层次的建立，必将对中医药学的继承和发展，提高中医临床水平发挥重要作用，对中西医学协调发展，中医药走向世界，理顺和完善我国高等医学教育学制，建立具有中国特色的社会主义高等医药教育体系也具有重要意义。[1990-9-C]

◇ 《试办七年制高等中医教育论证会纪要》，《中国高等医学教育》1991年第1期，第1页。

11月20日—
26日

北京中医学院举办"医学教育研究方法研讨班"，来自北京、陕西、广西、新疆、湖北、浙江、广州等20所中医学院高教研究室的负责人和北京市部分医学院校、卫校的负责同志共80余人参加了学习。[1990-10-H]

◇ 韩燕，黄锡全：《国家中医药管理局召开高等中医教育改革思路座谈会》，《中国高等医学教育》1990年第1期，第42页。

11月22日—
28日

全国医学专科第三轮教材编写工作会议暨全国医专教材评审委员会第五次会议在总后医学专科学校召开。会议进一步明确了医学专科教育的重要地位和培养目标，统一了临床医学专科教材编写的指导思想和原则。来自全国56所高等医学院校的152名编者，按学科分组讨论了18门课程的教材编写提纲，协调了各学科之间的内容衔接。人民卫生出版社将从1992年起陆续出版这套教材。[1990-11-D]

◇ 卜海兵：《全国医学专科教材编写工作会议在北京召开》，《中国高等医学教育》1991年第1期，第42页。

| 12月3日 | 100名在国外努力学习，为祖国争得荣誉，回国后在卫生战线作出重大贡献的出国留学人员今天受到卫生部的表彰。这100名受表彰者是卫生系统出国留学人员的优秀代表。据介绍，截至1989年底，卫生系统共向51个国家和地区派遣了各类出国留学人员1.1万人，其中已有6 500多人学成回国，并在医疗卫生事业中发挥重要作用。正在召开的全国卫生系统出国留学管理工作会议提供的信息表明，出国留学工作的开展加快了医学专业技术骨干人才和学科学术带头人的培养，提高了卫生系统医疗、教学、科研、管理的整体水平。[1990-12-G] |

◇ 于长洪：《留学归来作出重大贡献 卫生部表彰百名优秀者》，《人民日报》1990年12月3日，第3版。

1991年

| 3月12日、
9月9日 | 全国高等医药教育领导管理协调委员会分别召开了第二、第三次全体会议。委员会就当前影响高等医药教育全局性的工作和关键性问题进行了研究、协商，对以下几项主要工作做出了安排：（1）在教育、医药卫生等部门提出的"八五"计划和十年规划的基础上，积极准备起草《中国高等医药教育发展和改革纲要》；（2）酝酿和筹建"全国高等医药教育专业教学指导委员会"，负责研究医药教育的专业建设、教学改革、教育评估、教材建设等问题，向国家教委等决策部门提出建议和意见；（3）有关委、部、局共同起草《普通高等医学院校临床教学基地管理暂行规定》，并在广泛征求意见的基础上，争取尽早下发执行；（4）逐步建立情报信息网络，促进管理科学化；（5）为适应2000年卫生事业发展的需要，实现人人享有卫生保健的战略目标，积极研究在 |

社会主义初级阶段医学专科教育的办学规律，探索医药卫生人才通向农村的渠道；（6）根据"拓宽专业面，增强适应性"的原则，有关委、部、局相互配合，组织好医药本科专业目录的修订工作，为国家统一"组装"普通高等学校本科专业目录做好准备。［1991-1-B］

◇ 《1991年我国高等医药教育大事记》，《中国高等医学教育》1992年第1期，第43-45页。

3月　　　为完善高等医学教育的层次结构，根据中医事业发展的需要，国家教育委员会印发了《关于试办七年制高等中医教育的通知》，决定自1991年秋季起，在北京、上海、广州中医学院招生试办。［1991-2-B&C］

◇ 《1991年我国高等医药教育大事记》，《中国高等医学教育》1992年第1期，第43-45页。

4月　　　国家教委高等教育司颁布了《全国普通高等学校临床医学、中医学、药学专业（本科）主要课程基本要求》（试行），对各本科专业的主要课程教学提出了必须达到的合格标准，是制订教学大纲、编审教材、组织教学活动、检测教学质量、评价教学效果的主要依据。［1991-3-D］

◇ 国家教育委员会高等教育司编：《全国普通高等学校临床医学、中医学、药学专业（本科）主要课程基本要求（试行）》，1991年。

5月31日—　继1986年杭州会议、1990年成都会议之后，卫生部教育司在天
6月6日　　津召开了在医学教育中加强预防医学教育问题的第三次研讨会，系统研讨在高等医学教育中，特别是在临床医学类专业教育中，如何有效地加强预防意识，以及加强对传染性疾病和非传染性疾病的控制和预防的教育。［1991-4-D］

◇ 玫：《"在医学教育中加强预防战略第三次研讨会"在天津召开》，《中国高等医学教育》1991年第4期，第11页。

| 7月3日—
5日 | 国家教委高等教育司在天津召开了"理科与医科共同培养高级医学专门人才研讨会"。会议认为理科与医科教育结合，相互促进，共同发展，既符合高等教育规律，又适应科技发展趋势，对高等医药教育质量的提高，医药院校与综合大学的改革都将产生积极影响。会议进一步明确，在七年制高等医学教育中首先贯彻理医结合的方针，并提倡各校在理科教育与医科教育的结合上，进行多种试验，探索规律，办出特色。[1991-5-A] |

◇ 《理科与医科教育共同培养高级医学专门人才研讨会纪要》，《中国高等医学教育》1991年第5期，第1—2页。

| 8月15日—
17日 | 国家教委高等教育司和国家中医药管理局人事教育司共同组织了试办七年制高等中医教育的准备工作汇报会，并着重就自然学科、人文学科教学与中医学教学相结合的问题进行了研讨。[1991-6-C] |

◇ 《信息动态》，《中国高等医学教育》1991年第5期，第46页。

| 9月16日—
21日 | 卫生部医学教育司在北京召开"21世纪中国毕业后医学教育研讨会"，以总结交流毕业后医学教育改革的经验，探讨毕业后医学教育的改革模式，推动我国毕业后医学教育的改革与发展。[1991-7-H] |

◇ 方毓权：《卫生部21世纪中国毕业后医学教育研讨会在京举行》，《继续医学教育》1991年第4期，第190页。

| 9月 | 国家教育委员会高等教育司印发了《关于当前加强医药院校德育工作的意见》《高等医药院校教师职业道德规范（试行）》《高等医药院校学生行为规范（试行）》《医学生誓言（试行）》等文件。上述文件强调在落实把德育放在首位的过程中，必须把德育工作渗透到医药教育的业务教学全过程，要引导教学管理干 |

部、广大教师主动承担教书育人的责任，德育工作必须齐抓共管。
[1991-8-B&G]

◇ 《关于当前加强高等医药院校德育工作的意见》，《中国高等医学教育》1991 年第 6 期，第 5-9 页。

11 月 6 日—
8 日

卫生部教育司在对部属学校临床教学全面检查的基础上，在长沙召开了"卫生部部属高等学校临床教学工作会议"，会上讨论修订了《卫生部关于加强部属学校本科临床教学工作的暂行规定》《卫生部关于临床教学阶段加强德育工作的意见》，这次会议对全国高等医学院校加强实践教学环节、注重临床能力培养产生了积极影响。[1991-9-D&E]

◇ 孟群：《卫生部部属高等学校临床教学工作会议召开》，《医学教育》1992 年第 4 期，第 50 页。

12 月 18 日—
21 日

经中国高等教育学会于本年 8 月 15 日批准，"中国高等教育学会医学教育委员会"成立大会在广州举行。在会议期间召开的第一届理事会议上，协商选出常务理事 28 人，推选国家教委高等教育司副司长、中国高等教育学会理事王镭同志任理事长。会议着重对在高等医药教学管理中如何把德育工作放在首位、医学教育为农村和基层培养人才、加强实践教育环节等问题进行了学术讨论。中国高等教育学会医学教育委员会是我国第一个包括现代医学、传统医学和药学各科类的全国性高等医学教育科学的全国性学术组织。[1991-10-A]

◇ 《中国高等教育学会医学教育委员会成立大会暨第一次学术讨论会纪要》，《中国高等医学教育》1992 年第 1 期，第 1-3 页。

本年

为解决我国当前计划生育队伍素质偏低，后备干部缺乏的问题，在国家计划委员会、国家教育委员会和财政部的支持下，国家计划生育委员会决定于"八五"期间，在 4 所普通高等医学院校以联合办学的形式,开办计划生育医学和计划生育管理专业(专科)。这是依托现有高等医学院校,挖掘办学潜力培养计划生育高级专门人才的新尝试。8月,国家计生委与湖北医学院签订联合办学协议,设立了第一个永久性的计划生育普通大专教学点。国家计生委对湖北医学院一次性投资 400 万元,用于建立计划生育系,下设计划生育管理专业和计划生育医学专业(专科),并计划自1992 年始,面向河南、湖北、湖南、广西、江西、陕西等省招生。[1991-11-B]

◇ 《1991 年我国高等医药教育大事记》,《中国高等医学教育》1992 年第 1 期,第 43—45 页。

1992 年

3 月 23 日   为适应我国中医事业发展的需要,尽快培养一批跨学科的中医学复合型高层次人才,促进中医学术发展和医学水平的提高,国家教委批准北京、广州、上海中医学院开办中医学专业第二学士学位教育。[1992-1-C]

◇ 《中国卫生年鉴》编辑委员会编:《中国卫生年鉴 1993》,北京:人民卫生出版社,1993 年,第 54 页。

5 月 19 日—   "全国第二届继续医学教育研讨会"在四川省成都市召开,来自
21 日   全国 24 个省、市、自治区的 240 余名代表出席了大会。他们分别来自地方和部队的医院、医学院校、卫生部和各级卫生行政管理部门以及中华医学会和各省、市分会。这次研讨会是继 1990年在长春召开的"全国继续医学教育大会"之后的又一次盛会。此次大会得到了广大医学教育工作者和医务工作者的大力支持。

会议共收到来自全国 287 个单位的论文 360 余篇。[**1992-2-H**]

    ◇ 佟维训：《"全国第二届继续医学教育研讨会"会议纪要》，《中国高等医学教育》1992 年第 3 期，第 45 页。

6 月   卫生部教育司和防疫司联合下发了《关于加强部属高等学校预防医学专业教学防疫站建设和管理的暂行规定》，明确了教学防疫站的定义、地位、作用、办学条件、教学任务以及学校和防疫站上级主管部门的责任，并确定了教学防疫站的审批和管理办法。
    [**1992-3-B&D**]

    ◇ 《1992 年我国高等医药教育大事记》，《中国高等医学教育》1993 年第 1 期，第 42-44 页。

7 月 14 日—
17 日   国家中医药管理局在吉林市松花湖畔召开了全国中医药继续教育工作研讨会。各省、自治区、直辖市中医（药）管理局、卫生厅（局）、中医学院、中医院及国家人事部继续教育协会、中国中医药学会和中国中医药报社等八十余位代表参加了会议。国家中医药管理局副局长于生龙做了题为《总结经验，加快步伐，全面推进中医药继续教育工作》的报告。[**1992-4-H**]

    ◇ 张立江：《国家中医药管理局召开会议全面推进中医药继续教育工作》，《中医函授通讯》1992 年第 4 期，第 2 页。

11 月 11 日   全国全科医学教育与服务现场研讨会，日前在浙江金华卫校举行。全科医学是现代医学的发展方向。来自北京、天津、黑龙江、辽宁和河南等地 50 多位专家学者到金华卫校和江山市四都镇现场参观考察，并在研讨活动中交流和发表学术论文 40 篇。[**1992-5-H**]

    ◇ 陈耀：《全国全科医学研讨会在金华举行》，《人民日报》1992 年 11 月 11 日，第 3 版。

11 月 15 日   国家教委、卫生部、国家中医药管理局联合下发了《普通高等医学教育临床教学基地管理暂行规定》，对附属医院、教学医院和实习医院的建设、管理作出了法规性的规定。承担一定教学任务是各级各类医疗单位的职责和应尽的义务。［1992-6-B&D］

◇ 教育部法制办公室编：《高等教育法律法规规章选编》，北京：教育科学出版社，2005年，第275-282页。

12月18日—
21日　　　中国高等教育学会医学教育专业委员会医学教育科学分会成立大会暨第一次学术研讨会在同济医科大学召开。会议举办了"全国医学教育研究所（室）科研成果展览"，展出了十年来医学教育研究方面的论文、专著、教材等大量资料，展示了医学教育研究取得的可喜成果。会议在回顾总结我国医学教育科学研究工作的基础上，拟定了1993年"高等医学教育如何主动适应社会主义市场经济发展的研究"等五个重点研究内容。［1992-7-A］

◇ 《中国高等教育学会医学教育专业委员会医学教育科学分会成立大会暨第一次学术研讨会在武汉召开》，《医学教育》1993年第2期，第1-2页。

12月21日　中国高等教育学会医学教育专业委员会一届二次常务理事会在武汉举行。会议确定学会工作的主要任务是：（1）努力承担有关高等医学教育研究任务，开展学术活动，促进学术与研究水平的提高；（2）向政府教育主管部门提供有关咨询、建议和信息；（3）积极主动承担政府教育主管部门委托的任务。会议还确定了1993年开展医学教育研究的重点内容。［1992-8-A］

◇ 《中国高等教育学会医学教育专业委员会首届二次常务理事会会议纪要》，《中国高等医学教育》1993年第1期，第44-45页。

12月22日—
24日　　　国家教委高教司在武汉同济医科大学召开我国试办七年制医学教育经验交流会。全国20所试办医学院校的部分院校长和各校教务处长出席会议。各试办院校在大会上介绍了试办七年制的办学模式、教学计划、教学经验和存在问题。大会就七年制的培养目标、办学模式、办学条件、教学管理、教师选择、课程设置、加强基础教学、外语教学、教材、科研训练、德育课改革、施行淘汰制、二级学科实习、学位问题、减轻学生课时负担、加强学生政治思想教育等 10 多项专题进行了热烈讨论。［1992-9-A］

◇ 姚懋：《国家教委高教司召开七年制医学教育经验交流会》，《中国高等医学教育》1993 年第 1 期，第 12 页。

1993 年

1 月 27 日　北京医科大学、协和医科大学等全国 14 所医学院校的 20 位教授、副教授，近日从卫生部部长陈敏章手中接过了"林宗扬医学教育奖"。［1993-1-A］

◇ 冯友：《"林宗扬医学教育奖"颁奖》，《人民日报》1993 年 1 月 27 日，第 3 版。

4 月 7 日—
21 日　　第八届全国医药卫生图书展销会在北京军事博物馆举行。全国六十多家出版社展示各类医学图书五千多种。［1993-2-A］

◇ 蔡美华等：《简讯》，《人民日报》1993 年 4 月 10 日，第 3 版。

5 月 19 日　据《人民日报》讯，今年 40 岁的人民卫生出版社以负责的态度，把握正确的出版方向，多出好书、快出好书，不断地向读者提供高品位、高质量、装帧精美的优秀图书，为人民健康服务。近年来，人民卫生出版社同国外十几家出版公司和世界卫生组织建立联系，合作出书 350 余种。由于他们的努力，世界卫生组织书刊翻译和出版合作中心已设在该社，以便更好地为发展中外医学服务。人民卫生出版社不仅以年平均出书 500 余种，1 500 万册的速度同兄弟社竞赛，更以高水平、高质量保持信誉。最近，他们将在北京、上海、天津、河北、辽宁、黑龙江等省市进行图书大联展，提供丰富的精神食粮。[1993-3-A]

◇ 陈复尘、陈阮：《知识的阶梯 治病的桥梁 人民卫生出版社坚持出好书》，《人民日报》1993 年 5 月 19 日，第 3 版。

5 月 22 日　　《人民日报》刊文《适应社会发展、跟踪国际水平，湖南医大高标准建立优势学科》，介绍湖南医科大学学科建设的经验。文中称，面对医疗人才市场的竞争，湖南医科大学改变较为封闭的办学模式，通过广泛的调查，了解社会发展对医疗人才需求的新趋势，相继设立医学检验、麻醉、医学情报、精神病学和精神卫生等新专业，并广纳人才，从多方面给予扶助，很快使这些专业形成特色。目前，该校已与美、日、英、澳大利亚等国的医学院校、研究机构建立固定联系。近年相继委派 800 多人出国学习，并力争做到出去一个人，带回一项新成果，学会一项新技术，逐步建立自己的优势学科。[1993-4-A]

◇ 杜若原、綦小玲、彭林：《适应社会发展、跟踪国际水平，湖南医大高标准建立优势学科》，《人民日报》1993 年 5 月 22 日，第 3 版。

7 月 23 日　　据《人民日报》讯，中国第一部巨型医学参考工具书——《中国医学百科全书》，日前完成编著、出版任务。这部毛泽东同志在世时嘱托编著的既要体现民族文化特色，又须全、新、精、准的巨著，由钱信忠任编委主任、4 800 余位医药学家参加编撰，共 93 卷，篇幅 4 255 多万字，条目两万余条，规模相当于《辞海》的 4 倍。[1993-5-A]

◇ 冯树生：《〈中国医学百科全书〉问世》，《人民日报》1993 年 7 月 23 日，第 1 版。

7 月　　　　国家教委发布了《普通高等学校本科专业目录》（以下简称《目

录》）。这次目录修订工作在原各学科本科专业目录的基础上进行，重新规定了专业划分、专业名称及所属门类。《目录》中列十大门类，其中医学门类下设基础医学、药学等二级类 9 个，37 种专业。按新的专业分类，制药类 5 个专业划分在工学门类下的化工与制药类中，其他原属医药类的应用化学、图书情报等专业也归入相应学科门类的专业。［1993-6-B］

◇ 国家教育委员会高等教育司编：《普通高等学校本科专业目录和专业简介》，北京：高等教育出版社，1993 年。

9 月 1 日　《人民日报》报道白求恩医学高等专科学校对学生进行医德教育的情况。文章称：白求恩医学高等专科学校党委建成了校史展览馆；谱写了白求恩精神的主题校歌；在校园建立了白求恩大理石雕像；组织机关干部和教员围绕搞好新时期我军优良传统教育进行专题理论研讨。坚持不懈地开展了以白求恩精神为主线，把白求恩精神教育同艰苦奋斗教育、献身国防教育相结合的系列教育活动。通过多种形式的医德教育，全校形成了"学白求恩事迹，走白求恩道路，做白求恩式好学员"的良好风气。［1993-7-D］

◇ 王瑾、孙涛：《白求恩医专坚持医德教育》，《人民日报》1993 年 9 月 1 日，第 3 版。

9 月　　　第二届"国家普通高等学校优秀教学成果奖"评审工作结束，共评选出 4 项特等奖、51 项一等奖、313 项二等奖。浙江医科大学的《以社会实践教学为载体的医学教育改革》、上海第二医科大学的《临床医学教育的理论与实践》等 6 个医学教育项目获一等奖。天津医学院的《非预防医学类专业的预防医学教学模式的建立与实施》、哈尔滨医科大学的《加强重点学科建设，提高学校教学质量》等 28 个医学教育项目获二等奖。［1993-8-D］

◇ 《1993 年我国高等医药教育大事记》，《中国高等医学教育》1994 年第 1 期，第 45-46 页。

10月21日— 全国高等医学教育学会一届二次理事会会议在江西召开。会议就
24日　　　高等医学教育加快改革步伐、积极主动适应社会主义市场经济、
　　　　　迎接迅速发展的国际医药科学技术的挑战、探索建设有中国特色
　　　　　的社会主义大学的新路子等问题，进行了交流和研讨。出席这次
　　　　　会议的有全国46所高等医药院校校长和专家。［1993-9-A］

　◇　会真：《全国高等医学教育学会理事会在我院召开》，《江西中医学院
　　　学报》1993年第3期，第2页。

11月11日— 全国高等中医药教学管理研究会成立大会暨首次学术研讨会在沈阳
14日　　　举行，来自全国26所高等中医药院校的39名代表参加了会议。会
　　　　　议讨论通过了组织原则，确定该研究会在国家教委、国家中医药管
　　　　　理局领导下，隶属中国高等教育学会中医药高教学会，挂靠中国高
　　　　　等教育学会医学教育专业委员会并接受其指导。［1993-10-B&D］

　◇　云峰：《全国高等中医药教学管理研究会成立大会暨首次学术研讨会在
　　　沈阳举行》，《中国高等医学教育》1994年第1期，第38页。

11月26日　国家教委和国家医药管理局在一系列调研的基础上，在成都华西
　　　　　医科大学分别召开了由高等学校、科研院所、制药企业（厂）参
　　　　　加的高等药学教育改革与发展研讨会和全国药学高层次教育改革
　　　　　与发展战略研讨会。会议提出：要在充分发挥现有高等医药院校
　　　　　办学力量的同时，发挥综合性大学和理工科院校的办学积极性，
　　　　　本着"补缺、增新、提高"的原则，设置药学类专业，直接参与
　　　　　高层次药学人才的培养。会议对多途径、多形式发展药学高层次
　　　　　教育和其发展战略进行了较为深入的探讨，并形成了扩大药学教
　　　　　育规模、多途径培养的方案框架。［1993-11-A］

　◇　《全国药学高层次教育改革与发展战略研讨会》，《大学化学》1994
　　　年第2期，第64页。

12月6日　经国家教委批准，原北京、上海中医学院分别更名为北京、上海

中医药大学。这是自 1956 年创办高等中医教育以来，首先以"大学"命名的高等中医院校。［**1993-12-B**］

◇ 周蕾：《经国家教委批准北京中医药大学，上海中医药大学正式挂牌》，《中医教育》1994 年第 1 期，第 23 页。

本年 以高等中医院校为试点的高等医药院校办学及教学评估工作正逐步展开，在调研的基础上，已形成了高等中医院校办学及教学工作评估制度的基本框架，主要内容是：（一）汇总、公布全国高等中医院校办学状态数据；（二）评价高等中医院校工作与质量；（三）建立规模大、质量高的试题库，对在校生进行专业业务质量检测。1993 年已完成办学状态数据汇总工作。［**1993-13-E**］

◇ 《1993 年我国高等医药教育大事记》，《中国高等医学教育》1994 年第 1 期，第 45-46 页。

本年 为积极发展高等中医院校重点学科建设，在抓好国家教委批准的 6 个国家级重点学科建设的同时，国家中医药管理局评定了 8 个局级重点学科，确定了学科与课程，教学与科研并重的原则，加强自身建设，积极发挥示范辐射作用的方针。［**1993-14-B**］

◇ 《1993 年我国高等医药教育大事记》，《中国高等医学教育》1994 年第 1 期，第 45-46 页。

本年 军队医学院校进行了体制调整。全军共拥有 15 所医学院校：4 所军医大学，1 所军医进修学院和 10 所高等医学专科学校。原 3 所医学专科学校和 7 所卫生学校分别更名为：解放军北京、海军、空军、大连、石家庄、济南、福州、广州、兰州、成都医学高等专科学校。［**1993-15-B**］

◇ 《1993 年我国高等医药教育大事记》，《中国高等医学教育》1994 年 1 期，第 45-46 页。

1994 年

5 月   国家教委高教司牵头开始建设国家试题库（医学部分），国家教委高教司与国家中医药管理局科教司共同部署了中医学专业 5 门主要课程的建库任务。军医大学临床医学本科专业试题库建设已完成命题工作，即将投入试运行。［1994-1-F］

    ◇ 《1994 年我国高等医药教育大事记》，《中国高等医学教育》1995 年第 1 期，第 45 页。

6 月 14 日—
17 日   第十届全国医学高等专科学校校际协作会暨第二届全国高等医学教育学会专科教育分会学术会议在辽宁省丹东市召开，会议由大连医科大学丹东分校组织筹备，来自全国 24 所医高专的代表共 40 人参加了会议。［1994-2-A］

    ◇ 金德华，董光伟：《第二届全国高等医学教育学会专科教育分会学术会议在丹东召开》，《中国高等医学教育》1994 年第 4 期，第 7 页。

6 月   国家医药管理局在南京召开全国医药教育工作座谈会，会议提出：90 年代药学高等教育要进一步调整和完善专业及学科结构，提高人才培养的层次、数量和质量；鼓励、支持有条件的综合性大学和理工科大学，发展一批起点高、水平高、质量高的专业点，并注意积极发展药学专科教育。［1994-3-B］

    ◇ 《1994 年我国高等医药教育大事记》，《中国高等医学教育》1995 年第 1 期，第 45 页。

7 月 4 日—
6 日   全国医学学位与研究生教育工作会议在北京举行。会议充分肯定了十几年来医学门类学位与研究生教育工作取得的巨大成就，总结交流了经验，进一步明确了改革方向，并讨论了三个会议文件。［1994-4-A］

    ◇ 《中国卫生年鉴》编辑委员会编：《中国卫生年鉴1995》，北京：人民卫生出版社，1995 年，第 140 页。

11 月 4 日   "中华人民共和国卫生部继续医学教育发展培训中心"成立大会在华西医科大学召开。会后举办了"继续医学教育的组织和管理"讲习班，来自 15 个省、市、自治区的 50 名代表参加了会议。在讲习班上，与会代表对加强继续医学教育的立法、建立激励机制、培训管理队伍、改进教育手段、加强继续教育的研究工作等问题进行了讨论并取得共识，大家表示认真落实卫生部制定的《继续医学教育暂行规定》，进一步发展继续医学教育，培训高层医学人才。[1994-5-B&H]

◇ 杨桂兰：《中华人民共和国卫生部继续医学教育发展培训中心成立大会暨"继续医学教育的组织和管理"讲习班在成都举行》，《继续医学教育》1994 年第 4 期，第 45 页。

11 月   全国高等医学教育学会首届第四次常务理事会在上海召开。会议讨论接受国家教委委托在 1995 年对全国试办七年制院校进行教学检查与评价的任务，会议交流了教改工作经验，重点介绍了各校试行学分制的计划与实践。[1994-6-E]

◇ 《全国高等医学教育学会首届第四次常务理事会会议纪要》，《中国高等医学教育》1995 年第 1 期，第 46 页。

本年   国家教委初步确立了高等医药院校办学及教学工作评价体系，并在办学状态数据、学校教学工作评价及在校生质量检测三个方面全面展开工作。年初，国家教委高教司与国家中医药管理局联合公开了 27 所高等中医药院校办学状态共计 70 个项目的 1 890 个数据。10 月中旬至 12 月底，国家教委高教司与卫生部、国家中医药管理局、国家医药管理局的科教司共同部署了全国高等医药院校教学工作评价及全国高等医药院校办学状态数据的统计工作。[1994-7-E]

◇ 《1994 年我国高等医药教育大事记》，《中国高等医学教育》1995 年第 1 期，第 45 页。

本年　　　　全国一批高等医药院校为力争跻身于"211 工程"加快了改革与发展。北京医科大学、上海医科大学顺利通过首批卫生部"211工程"预审。［**1994-8-E**］

◇ 于修成：《卫生部对北京医科大学和上海医科大学开展"211 工程"部门预审工作》，《中华医学教育杂志》1995 年第 3 期，第 4–5 页。

1995 年

本年初　　　国家教委开始组织实施全国范围内的"高等医药教育面向 21 世纪教学内容和课程体系改革研究计划"。该计划以邓小平同志所提出的"教育要面向现代化、面向世界、面向未来"为指导思想，主要聚焦于人才培养模式、教学内容和教学方法等方面的改革。该计划的实施分为立项、研究与实践、成果鉴定和推广应用四个阶段。［**1995-1-D**］

◇ 国家教委高等教育司编：《面向 21 世纪改革高等医药教育》，上海：上海中医药大学出版社，1997 年，第 3–11 页。

2 月 28 日　北京大学和北京医科大学正式签订联合办学协议。联合办学的目标是共同发展，创建国际一流的知名大学。在一年多联合办学的基础上，两校从学科建设、教育与科研发展的总体考虑出发，商议共同成立北京大学医学中心。［**1995-2-B**］

◇ 《中国教育年鉴》编辑部编：《中国教育年鉴 1997》，北京：人民教育出版社，1997 年，第 384 页。

3 月 18 日　《中华人民共和国教育法》（以下简称《教育法》）在第八届全国人民代表大会第三次会议上审议通过，于 1995 年 9 月 1 日起颁布实施。《教育法》是我国教育工作的根本大法，其颁布对于我国教育事业的改革和发展具有促进作用，为教育领域的法制建设提供了根本的法制保障。［1995-3-A］

◇ 《中国教育年鉴》编辑部编：《中国教育年鉴1996》，北京：人民教育出版社，1997年，第88-97页。

4月　　　由中国医科大学主导建立的"临床医学专业综合考试题库"通过了国家教委的技术鉴定，成为第一个医药学科国家试题库。在此基础上，国家教委积极组织"医学基础理论综合题库""临床医学专业技能综合题库"以及中医学5门主要课程题库的建设，预计1996年内将全部建成。国家教委及各有关行业部门将以此推动高等医药院校的教考分离和教学管理的科学化，并为国家宏观调控教学质量提供较好的客观条件和环境。［1995-4-F］

◇ 乔旺忠等主编：《医学教育现状与展望》，北京：中国中医药出版社，1997年，第656页。

5月15日——　　受国家教委高教司和国务院学位办的委托，中国高等教育学会医
6月15日　　学教育专业委员会组织拟定了《七年制高等医学教育教学与学位授予质量检查指标体系和工作方案》，成立了由79位受聘专家组成的检查团，对22所院校开办的七年制高等医学教育进行了为期1个月的检查评估。检查结果表明，首届七年制毕业生在德、智、体等方面的综合素质，均已达到国家相关文件规定的培养目标和基本要求。［1995-5-C&E］

◇ 《1995年我国高等医药教育大事记》，《中国高等医学教育》1996年第1期，第45页。

10月18日——　　国家教委高教司召开了全国高等医药院校计算机基础教学研讨
20日　　会。与会代表讨论并通过了医学类专业、药学类专业及预防医学类专业的计算机教学基本要求、参考教学大纲及相应的知识点3

个文件。会议指出，掌握计算机的基本知识和应用能力，已成为现代医药人才的必备素质；要抓住机遇，促使高等医药院校的计算机教育上一个台阶。〔1995-6-D〕

◇ 《中国药学教育史》，第 297 页。

10 月 30 日—
11 月 3 日　　卫生部在京召开了卫生部属高等学校工作会议。11 所部属高校及 3 所特邀地方医科大学的主要领导参加了会议。与会代表研讨了当前卫生部属院校存在的主要问题，讨论、修改了《卫生部关于部属高等学校教育改革和发展的若干意见》《卫生部关于部属高等学校重点学科建设的意见》《卫生部关于加强部属高等学校教学管理的暂行办法》3 个文件，并于 1996 年正式发布。在《卫生部关于部属高等学校教育改革和发展的若干意见》中，提出部属高等院校应当积极推进教育管理体制和办学体制改革，打破卫生部对学校直接管理和单一投资的体制；积极推进"211 工程"，加强学校整体建设和重点学科建设；深化教学改革，提高教育质量；改革和加强学位与研究生教育。〔1995-7-B〕

◇ 《中国卫生年鉴》编辑委员会编：《中国卫生年鉴 1996》，北京：人民卫生出版社，1997 年，第 133 页。

11 月 13 日　　据《人民日报》报道，经过系统化、正规化教育的乡村医生队伍，已成为我国农村防病治病和健康保健的主力军，改善了农村的医疗条件。近日在广西壮族自治区容县召开的全国首次乡村医生教育工作会议上，国家卫生部透露，1990 年以来，全国乡村医生教育工作进入新的发展阶段，乡村医生系统化、正规化中等医学教育在全国普遍开展起来，取得了很大成绩。据统计，1994 年全国乡村医生人数由 1990 年的 77 万人发展到 93 万，增加 16 万，平均每个行政村的乡村医生人数已达到 1.28 人，完成了"八五"阶段要求全国平均每个行政村的乡村医生达 1.2 人的指标。至去年底，全国已有 57% 的省、市、自治区提前一年完成"八五"

阶段要求的指标。最近国家卫生部委托有关部门对 10 个省、市、自治区 21 个县近 1 500 名在岗乡村医生进行水平测试，60% 的乡村医生专业知识达到了中专水平。［1995-8-A］

◇ 罗昌爱、陆汉魁：《我国乡村医生达 93 万人》，《人民日报》1995 年 11 月 13 日，第 5 版。

11 月　　根据国务院指示，国家教委会同国家计委、财政部制定并发布了《"211 工程"总体建设规划》。该规划明确了"211 工程"的总体建设目标是：面向 21 世纪，在"九五"期间重点建设一批（40~50 所）高等学校和重点学科，并在此基础上经过若干年的努力，使 100 所左右的高等学校以及一批重点学科在教育质量、科学研究、管理水平和办学效益等方面有较大提高，在高等教育改革特别是管理体制改革方面有明显进展，成为立足国内培养高层次人才、解决经济建设和社会发展重大问题的基地。其中，一部分重点高等学校和一部分重点学科，接近或达到国际同类学校和学科的先进水平，大部分学校的办学条件得到明显改善，在人才培养、科学研究上取得较大成绩，适应地区和行业发展，总体处于国内先进水平，起到骨干和示范作用。在资金方面，该规划要求采取国家、部门、地方和高等学校共同筹集的方式解决。
［1995-9-A］

◇ "211 工程"部际协调小组办公室编：《"211 工程"发展报告》，北京：高等教育出版社，2007 年，第 86-90 页。

本年　　经国家教委"211 工程"办公室批准同意，4 所医药类大学进入了"211 工程"部门预审阶段。其中北京医科大学、上海医科大学及第四军医大学已完成部门预审，中国药科大学也即将进行该项工作。［1995-10-E］

◇ 《1995 年我国高等医药教育大事记》，《中国高等医学教育》1996 年第 1 期，第 45-46 页。

本年　　　受国家教委委托，北京医科大学牵头成立了全国医药院校计算机辅助教学（CAI）协作组，34 所医药院校参加了协作组。协作组工作的重点是协调 CAI 的软件开发，解决低水平重复问题，促进 CAI 教学手段、教学观念的提高。［**1995-11-D**］

◇　《1995 年我国高等医药教育大事记》，《中国高等医学教育》1996 年第 1 期，第 45-46 页。

1996 年

1 月 2 日　　李岚清副总理就中国医学教育改革和发展问题与医学界的有关专家、学者、高校负责同志进行座谈。［**1996-1-A**］

◇　《中国教育年鉴 1997》，第 940 页。

4 月 22 日　　据《光明日报》讯，《全国教育事业"九五"计划和 2010 年发展规划》（以下简称《规划》）近日由国家教委正式印发。《规划》回顾了"八五"期间中国教育事业的发展状况，明确了今后 15 年中国教育发展的基本指导思想是根据国民经济和社会发展规划及科教兴国战略，切实落实教育优先发展的战略地位，深入推进教育体制改革，优化教育结构，提高教育质量和办学效益，使教育发展与未来中国社会和经济发展的需要相适应。《规划》还指出了"九五"期间教育事业发展的总目标和具体目标，规划了未来十五年教育体制改革的步骤，明确了政策保障措施。［**1996-2-A**］

◇　朱文琴：《国家教委正式印发〈全国教育事业"九五"计划和 2010 年发展规划〉》，《光明日报》1996 年 4 月 22 日，第 2 版。

4 月 22 日—   卫生部科技教育司与国家教委高等教育司在上海召开了高等医
24 日   学院校临床教学基地评审工作研讨会。会议肯定了上海市教委
                 与上海市卫生局密切合作开展高等医学院校教学医院评审试点
                 的做法和经验，为今后在全国范围内开展临床教学基地的评审
                 工作提供了借鉴。经会议讨论，由卫生部科教司与国家教委高
                 教司联合发出通知，确定参加会议的 12 个省市（北京、天津、
                 上海、黑龙江、山东、江苏、浙江、江西、广东、湖北、河南、
                 四川）为第一批开展高等医学院校临床教学基地评审工作的省
                 （市）。［1996-3-E］

◇ 《中国卫生年鉴》编辑委员会编：《中国卫生年鉴1997》，北京：人
    民卫生出版社，1997 年，第 153 页。

4 月   全国高等医学教育学会在成都华西医科大学举行了第二届全体会
                 员大会。第一届理事会认真总结了学会成立以来开展的工作，并
                 对下一届理事会的工作方向和任务提出了建议。会议选举产生了
                 以王镭教授为理事长的第二届理事会成员。［1996-4-A］

◇ 《中国高等教育学会医学教育专业委员会第二届理事会人员名单》，《中
    国高等医学教育》1996 年第 4 期，第 43–45 页。

5 月 10 日   由国家教委、国家计委、财政部组成的"211 工程"部际协调组
                 召开立项工作会议，正式批准北京医科大学和上海医科大学列入
                 国家"211 工程"总体建设规划。两校"九五"期间国家专款投
                 资 9 000 万元，卫生部配套经费 1.2 亿元，学校自筹经费各 3 000
                 万元，两校共投资 2.7 亿元，此款用于重点学科、基础设施和公
                 共服务体系的规划建设。此外，上海市政府为上海医科大学"211
                 工程"建设提供配套资金 5 000 万元（不包括重点学科、附属医
                 院和人才引进投入）。［1996-5-A］

◇ 《中国卫生年鉴1997》，第 152 页。

5月底—	国家教委分别派出专家组前往承德、川北、长治、新乡、海南、
6月上旬、	郧阳、桂林、右江、广州医学院，进行教学工作实地考察评价。
10月底—	评价的目的是以评促改、以评促建。通过评建工作，使学校进
11月中旬	一步端正办学思想，明确教学工作的核心地位，使教学工作"软

件""硬件"建设水平有较大提高。专家组充分肯定了被评学校的工作成绩和优势，同时对学校工作中的不足提出了意见和改正的建议。国家教委宣布了上半年考察的承德医学院为本科教学工作合格学校。其他院校的评价意见将于1997年公布。

　　［1996-6-E］

◇ 《1996年我国高等医药教育大事记》，《中国高等医学教育》1997年第1期，第60-61页。

6月6日　　国家教委发出《关于七年制高等医学教育扩大开办学校的通知》。
　　　　　［1996-7-B&C］

◇ 《中国教育年鉴1997》，第951页。

6月12日　　经国家教委和卫生部批准，北京大学和北京医科大学共建的北京大学医学中心正式成立。［1996-8-D］

◇ 《中国教育年鉴1997》，第348页。

6月28日　　卫生部与四川省人民政府签署共建华西医科大学协议，7月9日卫生部与湖南省人民政府协议共建湖南医科大学，9月12日卫生部与辽宁省沈阳市人民政府协议共建中国医科大学，8月卫生部与湖北省协议共建同济医科大学。"共建"打破了长期以来卫生部对学校高度集中管理和单一投资拨款的体制，开始利用多渠道筹集资金改革和发展学校，为学校创建"211工程"和进行部省联合评审重点学科奠定了基础。［1996-9-B］

◇ 《中国卫生年鉴1997》，第152-153页。

6 月   国家教委正式批准 110 个项目为"全国高等医药教育面向 21 世纪教学内容和课程体系改革计划"项目。由国家教委牵头,卫生部、国家医药管理局、国家中医药管理局、总后卫生部共同组织这项"计划"。本次改革已于 1996 年下半年在高等医药院校全面展开,各有关部门和学校相继组织了开题报告会,并形成了与国家教委相配套的项目管理办法。[1996-10-D]

◇ 《高等医药教育面向 21 世纪教学内容和课程体系改革计划立项项目》,《中国高等医学教育》1997 年第 1 期,第 54—59 页。

8 月 3 日—   首届海峡两岸医学生学术、文化交流会议在北京举行。这是两岸
9 日   恢复民间交往以来,第一次在海峡两岸医科大学生之间进行的大规模的、正式的、有组织的交流活动。本次活动由国家教委高教司主持,委托全国高等医学教育学会、中华医学会医学教育学会、中华全国台湾同胞联谊会和台湾医学生联合会主办、北京医科大学承办。[1996-11-A]

◇ 《中国卫生年鉴 1997》,第 154 页。

9 月 20 日—   卫生部科教司于九江市召开全国医学高等专科教育教学改革经验
22 日   交流会。会上重点介绍九江医学高等专科学校自 1986 年作为卫生部医专教改联系点以来,开展教学改革的做法和经验。[1996-12-D]

◇ 《中国卫生年鉴 1997》,第 153 页。

10 月 6 日—   全国中等医学教育第十一次学术会议召开。会上交流了中等卫生
8 日   学校开展教育改革,贯彻了部颁教学计划、教学大纲,交流了各地推行目标教学的经验体会。会后出版了《中等医学教育改革与实践》论文集。[1996-13-D]

◇ 《中国卫生年鉴 1997》,第 152—154 页。

10 月 10 日   国家教委批准北京医科大学、上海医科大学、北京中医药大学、

上海中医药大学、中国药科大学 5 校正式设置"国家理科（医药）基础研究和教学人才培养基地"，批准哈尔滨医科大学、浙江医科大学、南京中医药大学、成都中医药大学、沈阳药科大学 5 校试办药学专业。[**1996-14-B**]

◇ 《中国药学教育史》，第 298 页。

11 月 24 日　　中国传统医药国际学院教育中心在天津建立。这是我国唯一一所面向国际培养"长学制、高层次"中医、针灸及中药专业本科生、硕士研究生的中医药对外教育基地。[**1996-15-D**]

◇ 《中国药学教育史》，第 298 页。

12 月 17 日——　经国家教委同意，天津市人民政府聘请专家，对天津医科大学进行"211 工程"部门预审。专家组一致同意天津医科大学通过预审。
19 日　　　　[**1996-16-D**]

◇ 《中国教育年鉴 1997》，第 363 页。

1997 年

本年初　　　国家教委开始组织"文革"后第三次普通高等学校本科专业目录修订工作。这项工作遵循的基本方针是"科学、规范、拓宽"，在广泛调研和论证的基础上形成了征求意见稿。医药卫生类专业种数由原来的 37 种调整为 16 种。这 16 种专业是：基础医学、预防医学、临床医学、麻醉医学、医学检验、医学影像学、口腔医学、护理学、法医学、中医学、针灸骨伤学、蒙医学、藏医学、药学、药物化学、中药学。[**1997-1-B**]

◇ 《1997 年我国高等医药教育大事纪》，《中国高等医学教育》1998 年第 1 期，第 60 页。

1月28日—
30日

国家教委和国家中医药管理局在北京联合召开了全国中医药教育工作座谈会，会后印发了《关于中医药教育改革和发展的若干意见》（以下简称《意见》）。会议对"九五"期间及至2010年的中医药教育改革和发展提出了明确意见，特别对高等中医药教育的教学内容和课程体系改革、管理体制改革、面向农村的中医药专科教育工作、七年制高等中医药教育、学科建设以及逐步建立中医药课程质量监控制度等方面，提出了一系列的措施和要求。《意见》指出：要明确中医药教育改革发展的目标和任务；优化教育结构；推进教育管理体制改革，提高中医药教育效益；深化教育教学领域改革，全面提高中医药教育质量；促进产、学、研结合，增强学校为经济建设服务和自我发展的能力；转变政府管理职能，加强对中医药教育的宏观调控。［1997-2-A］

◇ 何东昌主编：《中华人民共和国重要教育文献（1991~1997）》，海口：海南出版社，1998年，第4027–4029页。

3月

卫生部正式颁发《中等卫生（护士）学校四年制护理专业教学计划》，使传统护士培养以医学为导向的课程体系向"突出护理、注重整体、加强人文、体现社区"的新型护理课程体系转化。为推动部颁四年制中等护理专业教学计划在全国实施，卫生部于5月11日至16日，5月28日至6月7日在杭州举办了两期讲习班。［1997-3-D］

◇ 《中国卫生年鉴》编辑委员会编：《中国卫生年鉴1998》，北京：人民卫生出版社，1998年，第116页。

4月

卫生部转发了国家计委《关于北京医科大学"211工程"建设项目可行性研究报告的批复》的通知，北京医科大学从此可以按国家计划开工建设。［1997-4-E］

◇ 《中国卫生年鉴1998》，第110页。

| 4 月 | 《临床医学专业学位试行方案》获得国务院学位委员会通过。批准设置的临床医学专业学位，分博士、硕士两级。卫生部与国家教委、国务院学位委员会共同组织成立临床医学专业学位教育指导委员会，与国务院学位委员会办公室共同起草了《临床医学专业学位教育指导委员会章程》，在继续调查研究的基础上形成《临床医学专业学位试行办法》，连同章程一并提交即将召开的临床医学专业学位教育指导委员会审定，获得通过。1998 年 2 月 4 日，国务院委员会发布《关于下达〈临床医学专业学位试行办法〉的通知》。［1997-5-C］|

◇ 《中国卫生年鉴 1998》，第 110 页。

| 5 月 10 日 | 卫生部组织了首次部属单位博士研究生入学英语统一考试。除北京医科大学外，其余部属单位均组织考生参加了统考，同时部分省（市）的高校和科研机构也组织参加了考试。7 月，在青岛举行总结会议，与会者普遍认为该考试命题科学、客观、公正地反映了考生的外语水平。根据代表们的意见，修改了《卫生部属单位医学博士研究生入学外语考试管理办法》。国家医学考试中心还编制了《医学博士研究生入学外语考试考务人员手册》。［1997-6-F］|

◇ 《中国卫生年鉴 1998》，第 119 页。

| 5 月 | 卫生部组织专家对上海医科大学进行了"211 工程"立项审核，一致通过上海医科大学的"211 工程"整体建设和重点学科建设的审核和立项工作，并上报国家计委。［1997-7-E］|

◇ 《中国卫生年鉴 1998》，第 110-111 页。

| 5 月 | 部属高校护理教学改革研讨会在西安召开，会上交流了各校的办学情况，研讨了护理教育的有关问题和解决办法。［1997-8-D］|

◇ 《中国卫生年鉴 1998》，第 111 页。

| 6 月 | 国务院学位委员会颁布了《授予博士、硕士学位和培养研究生的学科、专业目录》。这是我国建立学位制度以来的第二次修订目录。新的学科目录增加了管理学学科门类，授予学位的学科增加到 12 个；一级学科由原来的 72 个增加到 88 个，二级学科由 654 种调整为 381 种。医学门类一级学科由 6 个增为 8 个，增加了口腔医学和中药学；二级学科由 86 减至 53，减少了 38%。原教育学门类心理学中的医学心理学调整为应用心理学。原基础医学中的生理学、微生物学、遗传学、生物化学、生物物理学和细胞生物学调至理学门类生物学；医学史调至理学门类科学技术史；生物医学工程调至工学门类生物医学工程。原公共卫生与预防医学中的社会医学与卫生事业管理调整到管理学门类公共管理。［1997-9-B］ |

◇ 《中国卫生年鉴 1998》，第 119 页。

| 7 月 | 卫生部部属高校工作研讨会在大连召开，会议交流了各校教育管理体制改革、加强重点学科建设和深化教学改革的经验，研究讨论了存在的问题，提出了今后工作的主要任务。卫生部副部长彭玉参加会议并讲话。［1997-10-A］ |

◇ 《中国卫生年鉴 1998》，第 111 页。

| 7 月 | 卫生部和国家教委在西安医科大学举办了卫生部部属高校高等护理教育工作座谈会，会上对我国高等护理教育的发展规模、专业结构、人才模式、专业年限以及学位等问题进行了全面深入的研讨，明确了基本的改革发展目标和工作思路。［1997-11-D］ |

◇ 郭桦：《部属高校高等护理教学改革研讨会在西安召开》，《中国高等医学教育》1997 年第 4 期，第 11 页。

| 10 月 21 日—
23 日 | 卫生部继续医学教育委员会学科组第三次会议在北京召开。会议讨论和研究了我国继续医学教育工作中的有关问题；成立了护理 |

学和药学学科组，修改《继续护理学教育试行办法》《继续药学教育试行办法》；审定并报委员会通过1998年国家级继续医学教育项目358项；介绍了"中国卫星卫生科技教育网"筹建工作进展情况。〔1997-12-H〕

◇ 《中国卫生年鉴1998》，第118页。

11月5日—
6日　　　部属高等学校（扩大）成人教育工作会议在成都召开，35所高校领导参加，卫生部副部长彭玉到会并讲话。会议讨论制定了《成人高等医学教育改革与发展意见》，明确了高校成人教育的任务；表彰了白求恩、山东、同济、湖南、华西医科大学5所部属高校成人教育评估优秀学校；根据成人教育的特点，在办学形式、特色、质量等方面进行了交流。〔1997-13-H〕

◇ 《中国卫生年鉴1998》，第111、118页。

11月25日—
27日　　　全国高等医药院校首届计算机辅助教学（CAI）软件评优暨学术交流会由国家教委高教司与卫生部科教司联合主办、全国高等医药院校计算机教学指导委员会承办，在广州医学院召开。会议为全国医药院校提供了一次难得的CAI软件成果展示、经验交流和学习先进技术的机会，使与会者了解到目前我国医药类CAI的现状和发展趋势。〔1997-14-D〕

◇ 《1997年我国高等医药教育大事纪》，《中国高等医学教育》1998年第1期，第61页。

12月16日　国家教委、国务院学位委员会办公室以及卫生部联合召开全国临床医学专业学位教育指导委员会第一次会议。会议的中心议题是研究并落实国务院学位委员会第十五次会议通过的《关于调整医学学位类型和设置医学专业学位的几点意见》，积极、稳妥地实施临床医学专业学位制度。会议具体审议了《全国临床医学专业学位教育指导委员会章程》，讨论了《临床医学专

业学位试行办法》，审议了临床医学专业学位第一批试点学位的范围。［**1997-15-C**］

◇ 《1997年我国高等医药教育大事纪》，《中国高等医学教育》1998年第1期，第61页。

12 月　　医学类专业国家试题库建设已初具规模。国家教委高教司与国务院有关业务部门及高等医学院校共同建设的一批国家试题库已建成并推广使用。这些题库包括《临床医学理论综合考试国家题库》《毕业实习后临床综合考试国家题库》《高等中医教育中医类专业部分主要课程考试国家题库》，共计约 3 万道试题。另外，拥有 3 万余道试题的大型《基础医学课程考试国家试题库》已研制完成，并进入后期计算机组装调试阶段，预计1998年一季度投入使用。根据需要，在"九五"国家重点科技项目（攻关）计划中，又列入了《诊断学》等题库的建设。　　　［**1997-16-F**］

◇ 《1997年我国高等医药教育大事纪》，《中国高等医学教育》1998年第1期，第61页。

本年　　普通高等医药院校本科教学工作合格评价，按计划完成了首批27 所医药院校教学工作合格评价。除 3 所学校因合并事宜暂缓评价检查外，24 所学校完成实地考察评价。被评学校中 18 所学校经一次检查达到合格标准，4 所学校经复评、复核达到合格标准，2 所学校未达到合格标准。［**1997-17-E**］

◇ 石鹏建、赵士斌：《医药本科教学工作合格评价述评》，《中国高等医学教育》1998年第3期，第 7-8 页。

本年　　《成人高等医学教育教学基本要求》（以下简称《要求》）编写完成。这是我国成人高等医学教育首次对各专业编写教学基本要求，由卫生部科技教育司组织部分高等医学院校，经过多次调研、论证、修改，编写完成。《要求》对于加强成人高等医学教育管理、规范教学过程、提高教学质量有重要意义。[1997-18-D&H]

◇ 《中国卫生年鉴1998》，第118页。

1998 年

2月6日　　卫生部科技教育司和原国家教育委员会高等教育司联合下发《关于在全国范围内开展高等医学院校临床教学基地评审工作的通知》，具体布置了1998—1999年临床教学基地评审工作。同期，教育部高教司、卫生部科教司和国家中医药管理局科教司联合公布了第一批合格附属医院、教学医院名单。年内各省、自治区、直辖市已公布实施基地评审工作方案和评价指标体系。[1998-1-E]

◇ 《中国卫生年鉴》编辑委员会编：《中国卫生年鉴1999》，北京：人民卫生出版社，1999年，第163-164页。

2月　　　卫生部副部长彭玉主持召开了由卫生部原人事司、计财司、医政司、政策法规司、科教司共5个司局领导参加的"中等医学教育专业结构调整工作协调会"，对中专医士调整工作如何进一步开展进行了讨论。[1998-2-B]

◇ 《中国卫生年鉴1999》，第163-164页。

3月2日—　国家教委高等教育司、国务院学位委员会办公室联合在京召开了
3日　　　"七年制高等医学教育改革及医学专业学位授予工作专家研讨会"。会议在认真总结七年制办学经验的基础上，对于七年制进一步深化教学改革，贯彻《临床医学专业学位试行办法》，重新修订教学计划等问题进行了认真的研究讨论，并研究讨论了《七

年制高等医学教育基本培养要求及授予临床医学硕士专业学位试行办法（讨论稿）》。会后印发了《七年制高等医学教育改革及医学专业学位授予工作专家研讨会纪要》及《七年制高等医学教育基本培养要求及授予临床医学硕士专业学位试行办法（征求意见稿）》。[**1998-3-C**]

◇ 国务院学位委员会办公室，教育部研究生工作办公室编：《专业学位文件选编》，北京：中国科学技术出版社，2001年，第356-360页。

4月　　　卫生部科教司召开了部属高校重点建设工作座谈会，交流了各校重点学科建设的进展和经验，研究了存在的问题，检查了各校重点学科建设的总预算和年度经费落实情况。[**1998-4-E**]

◇ 《中国卫生年鉴1999》，第163-164页。

5月5日　国家发展计划委员会发布《关于上海医科大学"211工程"建设可行性研究报告的批复》，上海医科大学正式纳入国家计划重点建设。[**1998-5-E**]

◇ 《上海医科大学志》编纂委员会编：《上海医科大学志（1927—2000）》，上海：复旦大学出版社，2005年，附录。

6月1日—　由教育部联合卫生部、中国协和医科大学、美国中华医学基金会
2日　　　共同主办的"面向21世纪中国高等医学教育改革发展战略国际研讨会"在北京首都医科大学举行。会议深入探讨了中国高等医学教育今后10~15年改革发展的战略问题。这次会议进一步提出：高素质、高质量的人才培养是面向21世纪中国高等医学教育改革发展战略的核心。[**1998-6-A**]

◇ 彭玉：《迎接21世纪挑战　推进医学教育改革与发展——在"面向21世纪中国高等医学教育改革发展战略国际研讨会议"上的讲话》，《中国高等医学教育》1998年第4期，第3-4页。

6月22日　为贯彻《临床医学专业学位试行办法》，做好七年制高等医学教育的培养和授予毕业生临床医学硕士专业学位的工作，国务院学位委员会，教育部研究制定了《七年制高等医学教育基本培养要求及授予临床医学硕士专业学位试行办法》，于该日印发。
〔**1998-7-C**〕

◇ 《1998年我国高等医药教育大事记》，《中国高等医学教育》1999年第1期，第65页。

6月26日　《中华人民共和国执业医师法》由第九届全国人民代表大会常务委员会第三次会议通过，并予公布，自1999年5月1日起施行。
〔**1998-8-A**〕

◇ 《中华人民共和国执业医师法》，中国政府网，2005年8月1日，http://www.gov.cn/banshi/2005-08/01/content_18970.htm

7月6日　教育部颁布《普通高等学校本科专业目录》，其中儿科医学专业被以"专业划分过细，专业范围过窄"为由列入调整范围。从1999年起，大多数医学院校停止招生，只有重庆医科大学、上海交通大学新华医院、山西医科大学等5所医学院校继续招收儿科学本科专业学生。〔**1998-9-B**〕

◇ 《普通高等学校本科专业目录（1998年颁布）》，教育部政府门户网站，2008年6月18日，http://www.moe.gov.cn/srcsite/A08/moe_1034/s3882/199807/t19980706_109699.html

7月10日　教育部学位委员会下发《关于开展临床医学专业学位试点工作的通知》，提出临床医学专业学位试点的原则、组织领导和具体安排，下发了开展临床医学专业学位试点单位名单。〔**1998-10-C**〕

◇ 《专业学位文件选编》，第353-356页。

7月　卫生部召开了部属高校工作会议，提出了《卫生部关于推进部属高等学校教育管理体制改革和布局结构调整的意见》，明确了近期内部直属高校管理体制改革以省部"共建"和"合作办学"为主要形式，工作重点是抓好"协议"的落实。［1998-11-B］

◇ 《中国卫生年鉴1999》，第161页。

8月29日　《中华人民共和国高等教育法》由第九届全国人民代表大会常务委员会第四次会议通过，并予公布，自1999年1月1日起施行。［1998-12-A］

◇ 中国法制出版社编：《中华人民共和国高等教育法》，北京：中国法制出版社，1998年。

10月6日　卫生部签订"生殖内分泌性激素补充疗法继续医学合作项目"，该项目经费100万美元，为期3年。拟在31个省、市培训2 000名中高级以上妇产科医生。该项目于2001年结束。［1998-13-H］

◇ 《中国卫生年鉴1999》，第161-167页；

◇ 《中国卫生年鉴》编辑委员会编：《中国卫生年鉴2002》，北京：人民卫生出版社，2002年，第200-201页。

11月4日—
6日　卫生部继续医学教育委员会学科组第四次工作会议在北京召开。会上审批通过了1999年国家级继续教育项目733项；成立了卫生部继续医学教育委员会"公共卫生与预防医学学科组"和"医学教育与卫生管理学科组"；讨论、修改了《公共卫生与预防医学继续教育试行办法》（讨论稿）和《继续医学教育规定（草案）》；讨论了作为卫生部重点组织工作推荐的继续医学教育备选项目。［1998-14-H］

◇ 《中国卫生年鉴1999》，第162、166页。

11月底　国务院学位委员会、教育部、卫生部、国家中医药管理局联合召开了"全国临床医学专业学位试点工作会议"，进一步明确了临床医

学专业学位试点工作的指导思想、原则和具体要求。［**1998-15-C**］

　　◇ 《中国卫生年鉴1999》，第161–162页。

12月11日—
13日　　教育部高等教育司和国家中医药管理局科技教育司联合召开的全
国高等中医教育临床教学工作会议在上海中医药大学举行。这是
高等中医教育40年来首次就临床教学工作召开的全国性工作会
议。会议的主要任务是：贯彻全国中医药教育工作座谈会和第一
次全国普通高等学校教学工作会议精神，围绕"加强临床教学工
作，提高临床教学质量"这一主题，总结经验，统一认识，进一
步推进高等中医教育临床教学改革。［**1998-16-D**］

　　◇ 施杞主编：《中国中医药年鉴1999》，北京：中国中医药出版社，2001年，
第139–140页。

12月21日—
23日　　全国乡村医生教育工作研讨会在福建省福州市召开。会议中心议
题是贯彻十五届三中全会精神，加快乡村医生教育进程，确保实
现《1991~2000年全国乡村医生教育规划》的目标。卫生部彭玉
副部长出席了会议并作报告。［**1998-17-H**］

　　◇ 《中国卫生年鉴1999》，第161–167页。

1999 年

1月21日　　教育部学位办下发《关于批准部分学位授予单位在临床医学专业
学位试点范围开展同等学力人员申请博士学位工作的通知》，公
布了《可在临床医学专业学位试点范围开展同等学力人员申请博
士学位工作的学位授予单位名单》。［**1999-1-C**］

　　◇ 《专业学位文件选编》，第349–353页。

1 月	卫生部科教司下发《关于举办在职临床医师申请临床医学博士专业学位全国外语统一考试的通知》，决定自 1999 年开始，进行在职临床医师申请临床医学博士专业学位全国外语统一考试。考试每年举行一次，考试具体组织及考务工作委托国家医学考试中心承担。1999 年 5 月 29 日，我国首次在职临床医师申请临床医学博士专业全国外语统一考试在 17 所临床医学博士专业学位工作试点单位举行。［1999-2-F］

◇ 《中国卫生年鉴》编辑委员会编：《中国卫生年鉴 2000》，北京：人民卫生出版社，2000 年，第 161 页。

1 月	卫生部与教育部正式颁发《中等医学教育主要专业设置标准》。此举有助于加强中等医药卫生专业建设，促进中等医学教育管理工作走上科学化、规范化的轨道。［1999-3-B］

◇ 《中国卫生年鉴 2000》，第 165 页。

6 月 13 日	中共中央、国务院作出《关于深化教育改革 全面推进素质教育的决定》，提出全面推进素质教育，培养适应 21 世纪现代化建设需要的社会主义新人；深化教育改革，为实施素质教育创造条件；优化结构，建设全面推进素质教育的高质量的教师队伍；加强领导，全党、全社会共同努力开创素质教育的新局面。［1999-4-A］

◇ 《关于深化教育改革 全面推进素质教育的决定》，《光明日报》1999 年 6 月 17 日，第 1 版。

8 月 3 日——5 日	卫生部部属高等学校咨询工作会议在长沙召开。会议中心议题是贯彻落实全国教育工作会议精神，研讨我国高等医学教育改革与发展中的一些重大问题，进一步推进部属高等学校的改革与发展。［1999-5-A］

◇ 《中国卫生年鉴 2000》，第 159 页。

| 8月、10月、11月 | 全国高等医学教育学会医学影像学教育分会、法医学教育分会、行政管理分会相继成立。至此，学会已有18个分会。这些分会建立后，依据会章，在各自领域积极开展科学研究学术活动，为国家教育行政管理部门提供咨询、参谋，为推动我国的高等医学教育起到了应有的作用。[**1999-6-A**] |

◇ 《1999年我国高等医药教育大事记》，《中国高等医学教育》2000年第1期，第61页。

| 9月16日 | 卫生部办公厅发布《关于对硕士、博士研究生以及七年制硕士生、八年制毕业生等参加1999年医师资格考试有关意见的通知》。[**1999-7-F**] |

◇ 《关于对硕士、博士研究生以及七年制硕士生、八年制毕业生等参加1999年医师资格考试有关意见的通知》，国家卫生健康委员会官方网站，2001年11月5日，http://www.nhc.gov.cn/wjw/gfxwj/201304/fb6dfd2a018d48ecbfe74e80e0da1b93.shtml

| 9月 | 国家中医药管理局在黑龙江省召开"全国中医药重点学科建设工作会议"，认真总结和交流10年来重点学科建设的工作经验，部署并推进下一阶段重点学科建设工作。国家中医药管理局指出：中医药学科建设是促进中医药学术发展的基础工作，必须进一步提高对学科建设的认识，使得在建中的重点学科成为中医药学术的前沿阵地，成为知识创新基地和培养造就高素质创新人才的摇篮。[**1999-8-B**] |

◇ 施杞主编：《中国中医药年鉴2000》，北京：中国中医药出版社，2001年，第61-62页。

| 9月 | 教育部和卫生部联合颁布《全国成人高等医学学历教育主要课程目录及课程基本要求（试行）》。[**1999-9-D**] |

◇ 中华人民共和国卫生部，中华人民共和国教育部编：《全国成人高等医学学历教育主要课程目录及课程基本要求（试行）》，北京：中国协和医科大学出版社，1999年。

10 月 12 日— 14 日	教育部高等教育司在西安第四军医大学召开会议，对"高等医药教育面向 21 世纪教学内容和课程体系改革计划"全部 117 个医药类教改项目中进展较快、各具特色、有代表性的 9 个教改项目进行首批结题验收。为进一步推动面向 21 世纪高等医药教育教学内容和课程体系改革研究与实践的深入，高教司组织了教师、教学管理人员系列培训班，并组织了全部项目进展情况汇报、交流会议，对项目成果进行了广泛的宣传，为新世纪高等医药教育教改工程的立项奠定了基础。[1999-10-D]

◇ 《1999 年我国高等医药教育大事记》，《中国高等医学教育》2000 年第 1 期，第 61 页。

10 月 12 日— 13 日	由卫生部科教司组织召开的公共卫生专业学位方案论证座谈会在上海医科大学举行。会议邀请了我国数所院校的公共卫生教育和学位管理专家，就我国实施公共卫生专业学位制度涉及的主要问题进行了认真的座谈、讨论。经过充分论证，拟定了《公共卫生专业学位试行办法（初稿）》。[1999-11-C]

◇ 《中国卫生年鉴 2000》，第 164 页。

11 月	第一次医师资格考试笔试在全国 31 个考区近 400 个考点同时进行。该年参与医学综合笔试实考人数为 281 565 人。[1999-12-F]

◇ 《中国卫生年鉴 2000》，第 160 页。

11 月	卫生部科教司颁发实施了《医院药师规范化培训大纲（试行）》，继《临床住院医师规范化培训大纲》后，完善了我国毕业后医学教育制度的重要内容。[1999-13-H]

◇ 《中国卫生年鉴 2000》，第 165 页。

12 月 15 日　　卫生部颁布实施了《全科医师规范化培训试行办法》（以下简称《试行办法》）。《试行办法》共十六条，对培训对象、目标、基地和考试考核都作出了明确规定。实施全科医师规范化培训制度，是建立全科医学教育体系的核心，是培养全科医师，提高我国社区卫生服务工作水平的重要措施和主要路径，也是完善我国毕业后医学教育的重要组成部分。［1999-14-H］

　　◇　祁国明主编，《全科医学教育文件资料选编》，北京：中国协和医科大学出版社，2000 年，第 85-90 页。

2000 年

1 月 13 日　　教育部下发《关于实施"新世纪高等教育教学改革工程"的通知》，旨在实现新世纪高等教育的新发展，促进高等学校进一步增强质量意识、重视素质教育、深化教学改革、加强教学建设，全面适应新世纪社会主义现代化建设对各级各类高层次人才的需要。［2000-1-A］

　　◇　《关于实施"新世纪高等教育教学改革工程"的通知》，教育部政府门户网站，2000 年 1 月 13 日，http://www.moe.gov.cn/srcsite/A08/s7056/200001/t20000113_162627.html

1 月 31 日　　卫生部印发了《关于发展全科医学教育的意见》，做出了"加快发展全科医学，培养全科医生"的重要决策。要求提高对全科医师重要性的认识，坚持全科医学教育的发展目标、基本原则，建立适合中国国情的全科医生培养体系，要加强领导体系，建好配套措施。目标是：到 2000 年，构建全科医学教育体系基本框架。在大中城市积极开展以在职人员转型培训为重点的全科医师岗位培训工作，开展毕业后全科医学教育试点工作。到 2005 年，初步建立起全科医学教育体系。在大中城市基本完成在职人员全科医师岗位培训，逐步推广毕业后全科医学教育工作。到 2010 年，在全国范围内建立起较为完善的全科医学教育体系。形成一支高素质的以全科医师为骨干的社区卫生服务队伍，适应卫生改革与社区卫生服务的需要。［2000-2-B］

◇ 《卫生部关于印发发展全科医学教育的意见的通知》，国家卫生健康委员会官方网站，2000 年 2 月 17 日，http://www.nhc.gov.cn/zwgk/jdjd/201304/545823f851f540abb26620e8be389a60.shtml

2 月 12 日　　国务院办公厅转发了教育部等部门《关于调整国务院部门（单位）所属学校管理体制和布局结构实施意见的通知》，并公布了划归教育部管理的学校名单、由教育部负责调整的高等学校名单、继续由原部门（单位）管理和改为由其他部门（单位）举办和管理的学校名单、中央与地方共建、以地方管理为主的普通高等学校名单、改为部门（单位）培训中心的学校名单、划转地方管理的成人高等学校名单。其中包括将北京大学与北京医科大学合并组建新的北京大学，将分属于教育部、铁道部、交通部的东南大学、南京铁道医学院、南京交通高等专科学校正式合并组建成新东南大学，将复旦大学与上海医科大学合并组建新的复旦大学，等等。［2000-3-B］

◇ 《国务院办公厅转发教育部等部门关于调整国务院部门（单位）所属学校管理体制和布局结构实施意见的通知》，中国政府网，2000 年 2 月 12 日 http://www.gov.cn/gongbao/content/2000/content_60667.htm

3 月 10 日　　教育部发函公告，鉴于中国协和医科大学的特殊性，未将其列入国务院部门（单位）所属学校管理体制和布局结构调整的学校的范围之内。经国务院同意，该校继续由卫生部举办和管理。［2000-4-B］

◇ 《关于中国协和医科大学由卫生部继续举办和管理的通知》，教育部政府门户网站，2000 年 3 月 10 日，http://www.moe.gov.cn/srcsite/A03/s7050/200003/t20000310_163387.html

3 月 27 日　　卫生部科教司下发《关于印发〈全科医学临床和社区培训基地基本要求〉的通知》，要求各地区在保证基本培训要求的基础上，根据实际情况制定并完善相关的管理制度，严格按照基本要求加强基地建设，合理布局，注重培训质量和效益，在组织实施和管理过程中及时总结经验。［2000-5-E］

◇ 《全科医学教育文件资料选编》，第 158-163 页。

5 月 4 日　　北京医科大学正式更名为北京大学医学部，中国科学院院士韩启德教授任北京大学常务副校长兼首任医学部主任。［2000-6-A］

◇ 《历史沿革》，北京大学医学部官方网站，2020 年 10 月 20 日，https://www.bjmu.edu.cn/xbgk/lsyg/index.htm

7 月 17 日　　国务院学位委员会、教育部、卫生部发布《关于全国临床医学专业学位教育指导委员会更名与调整组成人员的通知》，通知将全国临床医学专业学位教育指导委员会更名为"全国医学专业学位教育指导委员会"，并调整了指导委员会的工作范围和组成人员。［2000-7-A］

◇ 卫生部科技教育司编：《临床医学专业硕士、博士学位临床能力考核》，北京：中国协和医科大学出版社，2001 年，第 123-128 页。

7 月 24 日—　全国医学专业学位教育指导委员会会议在哈尔滨召开。会议听取
25 日　　　了卫生部副部长彭玉的报告、国务院学位委员会办公室赵沁平主任的讲话；分组讨论了完善医学专业学位制度、认真贯彻《执业医师法》、加快医学专业学位试点工作等问题。［2000-8-C］

◇ 《中国卫生年鉴》编辑委员会编：《中国卫生年鉴 2001》，北京：人民卫生出版社，2001 年，第 199 页。

| 8 月 | 教育部批准 34 门医学网络课程和临床常用药物素材库（含 7 个子库）、典型病例病案库（含 6 个子库）的建设项目。高等医药教育在教学"数字化"和远程教育等方面运用信息技术手段的工作上将进一步发展。［2000-9-D］ |

◇ 《2000 年我国高等医药教育大事记》，《中国高等医学教育》2001 年第 1 期，第 61 页。

| 11 月 2 日 | 卫生部发布《关于港澳人员认定医师资格有关问题的通知》，规定具有中国国籍，现在香港特别行政区、澳门特别行政区工作、生活，1998 年 6 月 26 日前，按照国家有关规定在内地取得医学专业技术职务任职资格，提出认定医师资格申请者，予以认定医师资格；对在国家正式开展职称评审工作前离开内地，未取得医学专业技术职务任职资格，但曾从事临床、口腔、公共卫生、中医（包括中医、民族医、中西医结合）工作并转正的人员，如提出认定医师资格申请，可依其转正定级认定医师资格。认定医师资格程序按《具有医学专业技术职务任职资格人员认定医师资格及执业注册办法》进行。［2000-10-F］ |

◇ 《中国卫生年鉴 2001》，第 66 页。

| 12 月 11 日—13 日 | 全国继续医学教育工作会议在北京召开。会议宣布成立"全国继续医学教育委员会"，表彰 13 个全国继续医学教育先进集体和先进工作者；9 个省市的单位和代表在会上介绍了开展继续医学教育的经验和体会；会议分组讨论修改了继续医学教育的部分文件。［2000-11-H］ |

◇ 《2000 年我国高等医药教育大事记》，《中国高等医学教育》2001 年第 1 期，第 61 页。

| 12 月 23 日—26 日 | 全国高等医学教育学会第二届三次常务理事扩大会议在西安召开，会议专题讨论了综合（多科）性大学医学教育的发展和七年 |

制高等医学教育发展的问题，报告了学会两年来的工作情况，并对 2001 年召开会员代表大会工作进行了筹备。[2000-12-A]

◇《2000 年我国高等医药教育大事记》，《中国高等医学教育》2001 年第 1 期，第 61 页。

12 月 28 日　卫生部、人事部共同颁发了《继续医学教育规定（试行）》，进一步明确了继续医学教育的对象、内容、考核评估制度等内容。[2000-13-H]

◇《中国卫生年鉴 2001》，第 198—199 页。

12 月　卫生部、人事部印发了《关于成立全国继续医学教育委员会的通知》，将原"卫生部继续医学教育委员会"更名为"全国继续医学教育委员会"，并制定了《继续医学教育规定（暂行）》。同时，卫生部对远程医学教育颁布了一系列管理规定和意见。[2000-14-B&H]

◇《中国卫生年鉴 2001》，第 198 页。

12 月　卫生部、人事部在对原卫生部继续教育委员会调整的基础上，成立了全国继续教育委员会，并对 1996 年颁发的《卫生部继续医学教育委员会章程》进行了修订。[2000-15-H]

◇《中国卫生年鉴 2001》，第 199 页。

本年　经过近三年的努力，卫生部科教司、教育部高教司联合组织开展的"2001—2015 中国医学教育改革发展规划研究"项目已经完成。在此基础上，两部起草了《中国医学教育发展纲要（征求意见稿）》。《纲要》提出"调整规模、优化结构、深化改革、提高质量"的方针，计划到 2005 年医学教育招生规模控制在 24 万人左右，其中本专科（含高职）比率由 35% 提高到 52%，研究

生由 3% 提高到 8%；到 2015 年，本专科比率占 60%，研究生比率占 12%。［2000-16-A］

◇ 《2000 年我国高等医药教育大事记》，《中国高等医学教育》2001 年第 1 期，第 61 页。

2001 年

2 月 11 日　　卫生部办公厅、教育部办公厅发出通知，公布第三批高等医学院校附属医院、教学医院名单。［2001-1-B］

　　　　◇ 《卫生部办公厅、教育部办公厅关于公布第三批〈高等医学院校附属医院、教学医院名单〉的通知》，教育部政府门户网站，2001 年 2 月 11 日，http://www.moe.gov.cn/jyb_xxgk/gk_gbgg/moe_0/moe_7/moe_13/tnull_229.html

4 月 6 日　　中医药局办公室、教育部办公厅发出通知，公布第二批高等中医药院校合格临床教学基地名单。［2001-2-B］

　　　　◇ 《中医药局办公室、教育部办公厅关于公布第二批高等中医药院校合格临床教学基地名单的通知》，教育部政府门户网站，2001 年 4 月 6 日，http://www.moe.gov.cn/jyb_xxgk/gk_gbgg/moe_0/moe_7/moe_15/tnull_5849.html

4 月　　　　根据《卫生部关于在职技术人员开展远程教育的意见》和《远程医学教育教学站和网站管理暂行规定》，经过部党组批准，卫生部远程医学教育中心正式成立。该中心的主要职责是：负责开展全国远程医学教育教学活动；拟定远程医学教育站、网站的技术标准、条件；完成国家级远程医学教育站的各项任务；受卫生部委托对省级教学站的教学活动进行质量评估、检查和督导；接受卫生部委托的其他相关任务。［2001-3-B&H］

　　　　◇ 《中国卫生年鉴 2002》，第 199 页。

5月8日　国务院体改办、国家计委、财政部、农业部、卫生部发布《关于农村卫生改革与发展的指导意见》，要求全面落实初级卫生保健工作，改革卫生管理体制，健全卫生服务网络，推进乡镇卫生院改革，提高卫生技术人员素质，完善卫生经济政策，加强药品供应与使用的管理，实行多种形式的农民健康保障办法，重视做好贫困地区和少数民族的卫生工作等。［2001-4-A］

◇ 《国务院办公厅转发国务院体改办等部门关于农村卫生改革与发展的指导意见》，国家卫生健康委员会官方网站，2001年5月24日，http://www.nhc.gov.cn/wjw/gfxwj/201304/6f03da39ad8e4afca28e129c3f786db4.shtml

6月11日　卫生部、人事部发布《关于印发〈预防医学、全科医学、药学、护理、其他卫生技术等专业技术资格考试暂行规定〉及〈临床医学、预防医学、全科医学、药学、护理、其他卫生技术等专业技术资格考试实施办法〉的通知》，以贯彻落实人事部、卫生部《关于加强卫生专业技术职务评聘工作的通知》的精神，科学、客观、公正地评价卫生专业人员的技术水平和能力，完善评价机制，提高卫生专业人员的业务素质。［2001-5-F］

◇ 《关于印发〈预防医学、全科医学、药学、护理、其他卫生技术等专业技术资格考试暂行规定〉及〈临床医学、预防医学、全科医学、药学、护理、其他卫生技术等专业技术资格考试实施办法〉的通知》，中国政府网，2001年6月11日，http://www.gov.cn/gongbao/content/2002/content_61395.htm

6月20日　根据《中华人民共和国执业医师法》及有关规定，卫生部发布《关于医师执业注册中执业范围的暂行规定》，介绍了医师执业范围、申请变更执业范围需要提交的材料等内容。［2001-6-F］

◇ 《卫生部〈关于医师执业注册中执业范围的暂行规定〉》，国家卫生健康委员会官方网站，2001年6月20日，http://www.nhc.gov.cn/yzygj/s3577/200106/f88220a0c52f4e2dab3e647f3ae83802.shtml

7月4日　全国继续医学教育委员会印发《国家级继续医学教育基地认可标准及管理试行办法》，以适应卫生事业改革与发展的需要，加强国家级继续医学教育项目的管理，提高国家级继续医学教育培训质量，进一步推动我国继续医学教育的开展。［2001-7-B&H］

◇　中华人民共和国年鉴社编辑部编：《中华人民共和国年鉴2002》，北京：中华人民共和国年鉴社，2002年，第199页。

7月4日　全国继续医学教育委员会颁发了《国家级继续医学教育项目申报、认可办法》和《继续医学教育学分授予办法》。此举是对1996年颁布的《国家级继续医学教育项目申报、认可办法》和《继续医学教育学分授予办法》进行修改，有助于进一步规范继续医学教育管理工作。［2001-8-H］

◇　《继续医学教育文选》，第83—99页。

7月10日　卫生部科教司与北京健康促进会在京签署备忘录，正式开展急诊医学教育合作项目。在本次急诊医学教育合作项目中，卫生部科教司将通过北京市卫生局，在北京朝阳医院建立项目培训基地，借鉴美国霍普金斯大学国际急诊研究中心的培养模式，开展急诊医师培养，开发相关教材，探索适合我国国情的培养途径。［2001-9-H］

◇　《中国卫生年鉴2002》，第202页。

7月17日　卫生部、教育部发布《关于印发中国医学教育改革和发展纲要的通知》，指出：《中国医学教育改革和发展纲要》是新世纪初我国医学教育改革和发展的纲领性文件，是指导医学教育进行规模、布局、层次、结构调整的依据。医学教育改革与发展的方针是：优化结构，深化改革，稳步发展，提高质量。到2015年，医学教育改革与发展的目标包括：建立起层次和专业

布局合理、规模适当、开放的医学教育体系，实现医学教育现代化等。〔2001-10-A〕

◇ 《卫生部、教育部关于印发中国医学教育改革和发展纲要的通知》，教育部政府门户网站，2001 年 7 月 17 日，http://www.moe.gov.cn/jyb_xxgk/gk_gbgg/moe_0/moe_7/moe_19/tnull_295.html

8 月 21 日　教育部办公厅、国家中医药管理局办公室发出《关于开展非医学专业本科毕业生攻读中医学研究生试点工作的通知》决定从招收 2002 年攻读硕士学位研究生起，在北京中医药大学、上海中医药大学、南京中医药大学、广州中医药大学开展非医学专业本科毕业生攻读中医学研究生的试点工作。〔2001-11-B〕

◇ 《教育部办公厅、国家中医药管理局办公室关于开展非医学专业本科毕业生攻读中医学研究生试点工作的通知》，教育部政府门户网站，2001 年 8 月 21 日，http://www.moe.gov.cn/jyb_xxgk/gk_gbgg/moe_0/moe_7/moe_19/tnull_286.html

9 月 3 日　卫生部、国家中医药管理局、外交部、公安部发布《关于取得中国医学专业学历的外籍人员申请参加中华人民共和国医师资格考试有关问题的通知》，规定了取得中国医学专业学历的外籍人员申请参加中华人民共和国医师资格考试的应具备的条件。〔2001-12-F〕

◇ 《关于取得中国医学专业学历的外籍人员申请参加中华人民共和国医师资格考试有关问题的通知》，国家卫生健康委员会官方网站，2001 年 11 月 7 日，http://www.nhc.gov.cn/wjw/gfxwj/201304/ec346380e5994ce6909bdec502c3b699.shtml

10 月 19 日　卫生部办公厅、教育部办公厅发布《关于印发〈中等医学教育结构调整指导意见〉的通知》。中等医学教育结构调整是推动 21 世纪我国医学教育整体改革和发展的重要内容。《中等医学教育结构调整的指导意见》结合当前社会、经济、文化、卫生、教育改革形势，对中等医学教育结构调整工作提出了明确的指导思想和目标，是中等医学教育进行规模、布局、结构调整的依据。[2001-13-A]

◇ 《卫生部办公厅、教育部办公厅关于印发中等医学教育结构调整指导意见的通知》，教育部政府门户网站，2001 年 10 月 19 日，http://www.moe.gov.cn/jyb_xxgk/gk_gbgg/moe_0/moe_7/moe_20/tnull_299.html

11 月 12 日— 全国继续医学教育委员会学科组工作会议在北京召开，会议审定
16 日   了 2002 年国家级继续医学教育项目，其中首次审定了以远程教
         育形式开展国家级继续医学教育的项目，并对学科组部分成员进
         行了调整补充。[2001-14-H]

◇ 《中国卫生年鉴 2002》，第 199 页。

2002 年

3 月 18 日   教育部、卫生部、国家中医药管理局发布《关于印发〈关于医药
         卫生类高职高专教育的若干意见〉的通知》，其中规定：职业技
         术学院和非医药卫生类高等专科学校原则上不得举办医学类专
         业。因特殊情况确需举办的，应由学校所在地教育行政部门向教
         育部提出申请，教育部将会同卫生部派专家组对申办学校相应专
         业的办学条件、实习条件和师资情况进行评估，具备条件且确实
         需要的由教育部批准后方可招生。[2002-1-B]

◇ 《教育部 卫生部 国家中医药管理局关于印发〈关于医药卫生类高职高
   专教育的若干意见〉的通知》，教育部政府门户网站，2002 年 3 月 18 日，
   http://www.moe.gov.cn/srcsite/A08/s7056/200203/t20020318_162634.html

5 月 21 日— 教育部召开医学教育标准国际研讨会，研究国际医学教育标准，
23 日 部署国际标准"本土化"的研究工作，会后成立了专门的课题研究组。［2002-2-D］

◇ 《"医学教育国际标准研讨会"纪要》，《医学教育》2002 年第 4 期，第 26-27 页。

5 月 22 日— 全国继续医学教育管理干部培训班在南京举办，来自全国 30 个
24 日 省、自治区、直辖市，4 个单列市卫生厅（局），继续医学教育委员会和 18 所高等院校的 138 名代表参加了培训。［2002-3-H］

◇ 《中国卫生年鉴》编辑委员会编：《中国卫生年鉴 2003》，北京：人民卫生出版社，2003 年，第 301 页。

6 月 21 日 教育部、卫生部发布《关于举办高等医学教育的若干意见》，要求各类高等学校（办学机构）增设医学类［指临床医学、口腔医学、中医学、藏医学、蒙医学、维吾尔医学、针灸推拿学及预防医学等，现阶段包括麻醉学、医学影像学（五年制）、医学检验（五年制、授医学学士）等，下同］本、专科专业，报教育部，教育部征求卫生部同意后审批；增设相关医学类［指基础医学类、法医学类、护理学类及辅助医疗类、医学技术类，下同］、药学类本、专科专业须根据各地区相关专业人才需求，报主管部门，主管部门征求省级卫生行政部门同意后批准，本科专业报教育部备案；职业技术学院和非医药卫生类高等专科学校原则上不得举办医学类专业。自 2002 年 10 月 31 日起，停止自学考试、各类高等学校的远程教育（广播电视教育、函授教育、网络教育等）、学历文凭考试试点学校举办医学类专业学历教育等。［2002-4-B］

◇ 《教育部、卫生部关于举办高等医学教育的若干意见》，教育部政府门户网站，2002 年 6 月 21 日，http://www.moe.gov.cn/s78/A08/gjs_left/moe_740/s3864/201010/t20101018_109618.html

6 月 30 日—   全国住院医师规范化培训研讨班在北京召开。会议邀请了美国住
7 月 3 日   院医师培训认可委员会执行总裁 David Colvin Leach 博士介绍美
              国住院医师培训的组织管理、运行机制、考核评价等内容；卫生
              部科教司司长祁国明作"我国毕业后医学教育概况与发展"专题
              报告；与会代表就我国住院医师培训做法和体会进行了交流。
              ［2002-5-H］

    ◇ 《中国卫生年鉴2003》，第 301 页。

7 月 5 日   国务院学位委员会、教育部、卫生部发布《关于调整全国医学专
              业学位教育指导委员会组成人员的通知》。由于部分委员工作变
              动，经研究，决定调整全国医学专业学位教育指导委员会组成人
              员。调整后的全国医学专业学位教育指导委员会秘书处设在北京
              大学，指导委员会可根据需要，按不同专业学位设立分委员会或
              指导小组，具体指导本专业学位的教育教学工作。［2002-6-C］

    ◇ 《国务院学位委员会、教育部、卫生部关于调整全国医学专业学位教育指
       导委员会组成人员的通知》，教育部政府门户网站，2002 年 7 月 5 日，
       http://www.moe.gov.cn/jyb_xxgk/gk_gbgg/moe_0/moe_8/moe_26/tnull_326.html

9 月 21 日   教育部部长陈至立、卫生部部长张文康分别代表教育部、卫生部
              签署合作建设清华大学北京协和医学院协议。协议明确了"清华
              大学北京协和医学院"的独立法人地位和由卫生部主管的领导体
              制，并提出在卫生部和教育部的共同支持下，发挥清华大学多学
              科综合优势和中国协和医科大学在医学领域中医教研综合优势，
              努力将之建设成为世界一流的综合性医学院。［2002-7-B］

    ◇ 《中国卫生年鉴2003》，第 298 页。

10 月   卫生部卫生卫星科技教育网（以下简称"双卫网"）进入试运行
              阶段。"双卫网"是在卫生部统筹规划下，通过卫星通信、计算
              机网络、多媒体等信息技术，服务于国家卫生信息系统，覆盖全

国的现代远程医学教育网络。［2002-8-H］

◇ 《中国卫生年鉴2003》，第306页。

11月19日— 全国继续医学教育委员会学科组第八次工作会议在北京召开。会
22日   议审定了2003年国家级继续医学教育项目，听取了专家们对于
            全国继续医学教育工作的意见和建议。［2002-9-H］

◇ 《中国卫生年鉴2003》，第297-299页。

12月4日   卫生部、教育部、财政部、人事部、农业部联合下发《关于加强
            农村卫生人才培养和队伍建设的意见》，提出要加强农村卫生人
            才培养和队伍建设的指导思想和工作目标、进一步稳定农村卫生
            人才队伍、加强农村卫生适宜人才的培养、切实加强农村卫生人
            才培养和队伍建设工作的领导和管理。［2002-10-A］

◇ 何东昌主编：《中华人民共和国重要教育文献（1998~2002）》，海口：
  海南出版社，2003年，第1430-1431页。

12月24日— 卫生部科教司召开全国农村卫生人员培训工作研讨会，会议主题
26日   是贯彻落实全国农村卫生工作精神，明确新时期农村卫生人员培
            训目标，研讨加强培训工作的措施和乡村医生向执业助理医师转
            化的途径，建立农村卫生人员在岗培训制度。［2002-11-H］

◇ 《中国卫生年鉴2003》，第297-299页。

2003 年

3月21日   国家中医药管理局办公室、教育部办公厅发布《关于中医药教育
            若干问题的意见》（以下简称《意见》）。《意见》是根据《教

育部、卫生部关于举办高等医学教育的若干意见》精神和中医药行业执业准入的有关规定，结合中医药教育的特点和中医药人才需求的实际，就目前中医药教育的有关问题提出。《意见》中提到：非医学类高等院校（不包括已设置医学院的高等学校）和职业技术学院原则上不得举办中医类专业。［2003-1-B］

◇ 《国家中医药管理局办公室、教育部办公厅关于中医药教育若干问题的意见》，教育部政府门户网站，2003 年 3 月 21 日，http://www.moe.gov.cn/jyb_xxgk/gk_gbgg/moe_0/moe_9/moe_34/tnull_425.html

3 月 27 日　　教育部高等教育司发布《关于进行 2003 年七年制高等医学教育教学工作评估的通知》。高等教育司委托全国高等医学教育学会组织评估专家组，已对四川大学、西安交通大学、中山大学、中南大学、浙江大学、山东大学、华中科技大学及天津医科大学的七年制高等医学教育教学工作分别进行了实地考察评估。结合已经进行过的评估情况，对《七年制高等医学教育教学工作评估方案（试行）》进行了局部调整。［2003-2-E］

◇ 《关于进行 2003 年七年制高等医学教育教学工作评估的通知》，教育部政府门户网站，2003 年 3 月 27 日，http://www.moe.gov.cn/srcsite/A08/s7056/200303/t20030327_124522.html

4 月　　　　在教育部及卫生部的直接领导下，由中国高等教育学会医学教育专业委员会具体负责组织实施的《中国医学教育管理体制和学制学位改革研究》课题正式启动。教育部周济部长、卫生部黄洁夫副部长任课题领导小组组长，教育部高等教育司田勇泉副司长任课题研究小组项目总负责人，中国高等教育学会医学教育专业委员会王德炳会长任课题研究小组项目总执行人。课题包括四个子课题，分别为综合大学医学教育管理体制与运行机制研究、高等医学教育学制与学位改革研究、医学终身教育体系研究、医学教育质量保证体系研究。［2003-3-A］

◇ 《教育部"中国医学教育管理体制和学制学位改革研究"课题结题》，《医学教育》2005 年第 3 期，第 34 页。

5 月 11 日　教育部发布《关于同意湖北中医学院与湖北药检高等专科学校合并的通知》。根据《普通高等学校设置暂行条例》和全国高等学校设置评议委员会的评议结果，经研究，同意湖北中医学院与湖北药检高等专科学校合并，合并后的新校名仍为湖北中医学院，撤销湖北药检高等专科学校的建制。〔2003-4-B〕

◇ 《教育部关于同意湖北中医学院与湖北药检高等专科学校合并的通知》，教育部政府门户网站，2003 年 5 月 11 日，http://www.moe.gov.cn/srcsite/A03/s7050/200305/t20030511_171993.html

7 月 24 日　卫生部、国家中医药管理局发布《关于进一步加强农村中医药工作的意见》，提出明确农村中医药人才培养目标。到 2005 年，全国乡（镇）卫生院临床中医医疗服务人员要具备中医执业助理医师及以上执业资格，其他中医药卫生技术人员要具备初级及以上的专业技术资格。到 2010 年，全国大多数以中医药知识结构为主的乡村医生要具备中医执业助理医师及以上执业资格；中医执业助理医师及以上执业资格的村级医务人员应占执业助理医师及以上执业资格村级医务人员一定比例，具体比例由各省、自治区、直辖市根据实际情况自行确定。要采取切实措施，加快培养一批农村中医骨干。〔2003-5-B〕

◇ 《卫生部、国家中医药管理局关于进一步加强农村中医药工作的意见》，国家卫生健康委员会官方网站，2007 年 8 月 14 日，http://www.nhc.gov.cn/bgt/pw10303/200708/46f048b3c15748a4960f12d706e585d6.shtml

7 月 30 日　《乡村医生从业管理条例》通过国务院第 16 次常务会议，并于 8 月 5 日正式颁布，自 2004 年 1 月 1 日起施行。该条例包括总则、执业注册、执业规则、培训与考核、法律责任、附则六部分。

〔2003-6-F〕

◇ 《乡村医生从业管理条例》，中国政府网，2005 年 8 月 2 日，http://www.gov.cn/banshi/2005-08/02/content_19251.htm

10 月 10 日　教育部高等教育司发布《关于 2003 年下半年进行七年制高等医学教育教学工作评估的通知》，拟对北京大学、复旦大学、吉林大学、上海第二医科大学、中国医科大学、哈尔滨医科大学等校的七年制医学教育教学工作进行评估。〔2003-7-E〕

◇ 《关于 2003 年下半年进行七年制高等医学教育教学工作评估的通知》，教育部政府门户网站，2003 年 10 月 10 日，http://www.moe.gov.cn/srcsite/A08/s7056/200310/t20031010_124530.html

10 月 27 日　教育部高等教育司、卫生部科技教育司发布《关于开展医学类专业高等专科教育评估工作的通知》。为了落实《教育部关于加强高职高专教育人才培养工作的意见》《教育部、卫生部关于医药卫生类高职高专教育的若干意见》等文件精神，规范高等医学专科教育，提高医学教育质量和办学效益，教育部、卫生部决定自2003 年开始，开展医学类专业高等专科教育评估工作。〔2003-8-E〕

◇ 《关于开展医学类专业高等专科教育评估工作的通知》，教育部政府门户网站，2003 年 10 月 27 日，http://www.moe.gov.cn/srcsite/A08/s7056/200310/t20031027_124550.html

12 月 3 日　教育部办公厅、卫生部办公厅发布《关于确定职业院校开展护理专业领域技能型紧缺人才培养培训工作的通知》，其中包括《中等职业学校和五年制高职护理专业领域技能型紧缺人才培养培训指导方案》《三年制高等职业教育护理专业领域技能型紧缺人才培养指导方案》《承担护理专业领域技能型紧缺人才培养培训任务的院校与合作医疗卫生机构名单》《关于我国护理人力资源状况和加强护理紧缺人才培养培训工作的建议》。〔2003-9-F〕

◇ 《教育部办公厅 卫生部办公厅关于确定职业院校开展护理专业领域技能型紧缺人才培养培训工作的通知》，教育部政府门户网站，2003年12月3日，http://www.moe.gov.cn/srcsite/A07/moe_953/200312/t20031203_79124.html

12月4日　　　教育部高等教育司发布《关于印发〈临床医学专业本科教学基本要求（试用）〉的通知》。此前，为适应医学教育的国际发展趋势，提高我国医学教育质量与水平，高等教育司设立了"医学教育国际标准本土化研究与实践"项目并于2001年委托中国医科大学，在其主持的教育部"新世纪高等教育教学改革工程"重点项目"宽口径医学本科教育人才培养模式的研究与实践"的基础上，联合相关院校，组织专家编写了《临床医学专业本科教学基本要求（试用）》（以下简称《要求》）。《要求》参阅了日本和欧美等国家的文献资料，征询了医学教育、教育管理专家、有关领导等两千余人的意见，历经近两年数次讨论与修改，并经全国高等医学教育学会最终组织专家论证。内容主要包括专业基本要求、专业目标和专业基本教学内容等三方面，针对临床医学专业本科毕业生在知识、能力和素质方面提出了培养要求的核心内容。［2003-10-F］

◇ 《关于印发〈临床医学专业本科教学基本要求（试用）〉的通知》，教育部政府门户网站，2003年12月4日，http://www.moe.gov.cn/srcsite/A08/s7056/200312/t20031204_124527.html

2004 年

1月7日　　　卫生部发布《关于加强在职卫生技术人员现代远程医学教育工作的通知》（下称《通知》）。为进一步推动现代远程医学教育的健康开展，充分发挥其优势，提高在职卫生技术人员业务素质和服务水平，根据党的十六大提出的"发展继续教育，构建终身教育体系"和"形成学习型社会"的要求，总结各地贯彻卫生部颁发的《在职卫生技术人员开展远程医学教育的意见》的经验，《通知》就进一步加强现代远程医学教育工作提出四点意见，包括：充分认识开展现代远程医学教育的重要意义；进一步明确现代远程医学教育的对象和学习内容；逐步建立现代远程医学教育教学体系；加强质量监控，完善管理措施。［2004-1-H］

◇ 《卫生部关于加强在职卫生技术人员现代远程医学教育工作的通知》，国家卫生健康委员会官方网站，2004年9月17日，http://www.nhc.gov.cn/bgt/pw10402/200409/04c88ab6272e4b07b35407067777eb6a.shtml

2月17日　　教育部高等教育司、卫生部科技教育司发布《关于2004年上半年开展医学类专业高等专科教育评估工作的通知》。经省教育厅申报、教育部组织专家审核、教育部与卫生部会审，部分高等职业技术学院所申请举办的医学类专业初步满足专业设置条件要求。按《关于开展医学类专业高等专科教育评估工作的通知》规定，高等职业技术学院设置医学类专业须经过评估后方可举办。兹定于2004年3月开始，首批对青海卫生职业技术学院等6所学校开展医学类专业高等专科教育评估，评估合格的学校可举办所申办的医学类专业。2004年4月20日，教育部高等教育司、卫生部科技教育司发布《关于2004年上半年开展医学类专业高等专科教育评估结果的通知》。浙江省金华职业技术学院申报的临床医学专业已达到评估方案的基本要求，同意该校开办所申报的三年制临床医学专业，并于2004年秋季开始招生。青海省青海职业技术学院、四川省乐山职业技术学院、雅安职业技术学院、浙江省衢州职业技术学院四所学校，对照评估方案的要求尚存在办学差距，2004年不得举办所申报的医学类专业。同时，西部地区医学人才培养所批准的青海职业技术学院初中起点5年制医学教育计划，2004年暂缓招生。山东省聊城职业技术学院因故未能

参加此次评估，2004 年不得举办所申报的医学类专业。[2004-2-E]

◇ 《关于 2004 年上半年开展医学类专业高等专科教育评估工作的通知》，教育部政府门户网站，2004 年 2 月 17 日，http://www.moe.gov.cn/srcsite/A08/s7056/200402/t20040217_124560.html；

◇ 《关于 2004 年上半年医学类专业高等专科教育评估结果的通知》，教育部政府门户网站，2004 年 4 月 20 日，http://www.moe.gov.cn/srcsite/A08/s7056/200404/t20040420_124521.html

3 月 15 日　教育部办公厅公布新调整认定的首批国家级重点中等职业学校名单的通知，批准北京市商贸学校等 1 076 所学校为新调整认定的首批国家级重点中等职业学校，其中医药卫生类学校 79 所。[2004-3-E]

◇ 《教育部办公厅关于公布新调整认定的首批国家级重点中等职业学校名单的通知》，《中国现代教育装备》2004 年第 6 期，第 54-69 页。

3 月 18 日　国家中医药管理局启动"优秀中医临床人才研修项目"，以在总结人才培养经验的基础上，加大培养中医临床人才力度，探索适宜培养模式。来自全国各省、自治区、直辖市及中国中医研究院等有关单位的 215 名候选人脱颖而出，成为本次"研修项目"的学员。[2004-4-H]

◇ 佘靖：《在实施优秀中医临床人才研修项目电视电话会议上的讲话》，《中国中医药现代远程教育》2004 年第 4 期，第 7-8 页。

4 月 7 日　卫生部、人事部发布《关于印发〈关于城市医疗卫生机构新聘人员取得医师执业证书后定期到农村服务的规定〉的通知》，规定：城市医疗卫生机构取得医师执业证书的新聘人员定期到农村从事医疗卫生服务，是加强农村卫生工作的重要措施；切实做好城市医疗卫生机构取得医师执业证书的新聘人员定期到农村从事医疗卫生服务的组织实施；加强领导，做好城市医疗卫生机构新聘人

员到农村服务的各项工作。［2004-5-B］

◇ 《关于印发〈关于城市医疗卫生机构新聘人员取得医师执业证书后定
期到农村服务的规定〉的通知》，国家卫生健康委员会官方网站，2004
年 4 月 19 日，http://www.nhc.gov.cn/renshi/s3573/200804/42d7099c2b4
a430e995ce305324ec6e2.shtml

4 月 14 日　　　教育部办公厅、卫生部办公厅发布《关于批准部分学校试办初中
起点 5 年制医学专业教育的通知》，决定西部地区各省级教育、
卫生行政部门结合本地区医药教育资源和医疗卫生人力资源的实
际情况，组织有关医学院校申报试办面向西部地区农村、初中起
点 5 年制医学专业教育。经教育部、卫生部审核，批准西部地区
右江民族医学院等 23 所主要在非中心城市的医学院、医学高等
专科学校、职业技术学院，自 2004 年秋季起，试办招收初中毕
业生、修业年限 5 年的专科层次医学专业。［2004-6-B&E］

◇ 《中国卫生年鉴》编辑委员会编：《中国卫生年鉴 2005》，北京：人
民卫生出版社，2005 年，第 294 页。

5 月 24 日　　　为适应我国卫生事业改革和发展的需要，提高卫生技术队伍整体
素质和水平，推动护理、药学和医学相关类高等教育改革和发展，
卫生部与教育部共同组织、制定了《护理、药学和医学相关类高
等教育改革和发展规划》，对护理、药学和医学相关类高等教育
专业设置、人才培养具有重要的指导意义。［2004-7-B］

◇ 《卫生部、教育部关于印发〈护理、药学和医学相关类高等教育改革和
发展规划〉的通知》，国家卫生健康委员会官方网站，2004 年 11 月 5 日，
http://www.nhc.gov.cn/bgt/pw10407/200411/204e7dfe4c964cff9109b8a7cb
81495d.shtml

5 月 28 日　　　教育部、国务院学位委员会发布《关于增加八年制医学教育（医
学博士学位）试办学校的通知》，同意复旦大学、四川大学、中

山大学、华中科技大学、中南大学5所学校为八年制医学教育（医学博士学位）试办学校，自2004年起开始招生。〔2004-8-C〕

◇ 《教育部 国务院学位委员会关于增加八年制医学教育（医学博士学位）试办学校的通知》，教育部政府门户网站，2004年5月28日，http://www.moe.gov.cn/srcsite/A08/moe_740/s3864/200405/t20040528_109610.html

5月28日 教育部办公厅、卫生部办公厅发布《关于印发〈全国成人高等医学学历教育（专升本）主要课程目录及课程基本要求（试行）〉的通知》。《基本要求》是国家为实现成人医学教育的培养目标和培养要求，根据各门课程在某一专业中的地位和作用而确定的，是该专业学生在学习课程时必须达到的基本合格标准；是编写教材、教学工作监督检查的重要依据。〔2004-9-H〕

◇ 《教育部办公厅 卫生部办公厅关于印发〈全国成人高等医学学历教育（专升本）主要课程目录及课程基本要求（试行）〉的通知》，教育部政府门户网站，2004年5月28日，http://www.moe.gov.cn/srcsite/A08/moe_740/s3864/200405/t20040528_109615.html

6月3日 卫生部公布《继续医学教育"十五"计划》（以下简称《计划》），明确了继续教育发展的指导思想与原则、总体目标与具体指标、各项措施。《计划》指出：21世纪是知识经济时代，是经济与社会加速发展、生命科学将取得重大突破的时代；实施继续医学教育是提高我国卫生队伍整体素质的重要措施，是落实"科教兴国"战略和《中共中央 国务院关于卫生改革与发展的决定》的重要内容。〔2004-10-H〕

◇ 《继续医学教育"十五"计划》，国家卫生健康委员会官方网站，2004年6月3日，http://www.nhc.gov.cn/wjw/ghjh/200804/20475.shtml

6月21日 全国政协"高等医学教育改革与发展座谈会"在北京政协礼堂举行，提议在教育部和卫生部的层面上，建立一种长效的医学教育

管理机制。会上重点讨论综合大学医学教育管理体制、学科建设、教学改革和人才培养方面的经验和问题。［2004-11-A］

　　◇　中国高等教育学会医学教育专业委员会秘书处：《"高等医学教育改革与发展座谈会"纪要》，《医学教育》2004 年第 4 期，第 1—2 页。

6 月 22 日　教育部办公厅发布《关于新疆生产建设兵团举办初中起点五年一贯制医学教育招生计划的批复》。根据《教育部办公厅 卫生部办公厅关于批准部分学校试办初中起点 5 年制医学专业教育的通知》精神，将新疆医科大学临床医学专业年招生规模确定为 100 人，其招生计划纳入新疆维吾尔自治区当年招生总计划；石河子大学临床医学、口腔医学两个专业年招生规模共计 100 人，其招生计划纳入新疆生产建设兵团当年招生总计划。［2004-12-B］

　　◇　《教育部办公厅关于新疆生产建设兵团举办初中起点五年一贯制医学教育招生计划的批复》，教育部政府门户网站，2004 年 6 月 22 日，http://www.moe.gov.cn/srcsite/A08/moe_740/s3864/200406/t20040622_109612.html

7 月 13 日　在首届中国高等医学教育论坛暨中国协和医科大学医学教育年会上，中国协和医科大学医学教育发展研究中心正式揭牌成立。该中心由中华医学基金会（CMB）资助中国协和医科大学与美国密歇根大学医学院合作建立，致力于组织教学人员研究医学教育国际标准及本土化问题，为高等医学教育改革和发展方面的重大决策提供理论依据。［2004-13-A］

　　◇　《中国卫生年鉴 2005》，第 298 页。

7 月　　由中国协和医科大学护理学院和美国约翰霍普金斯大学联合创建的我国首个护理学博士项目正式启动。两校将合作为中国卫生医疗体系建立一个国家承认的护理学博士教育新模式。［2004-14-D］

　　◇　《中国卫生年鉴 2005》，第 298 页。

10月24日— 26日	由中南大学承办的全国住院医师、专科医师培养与准入研讨会在长沙召开，来自全国省市卫生行政部门和医院的300多名领导和专家参加了本次会议。与会专家提出：我国专科医师的培养应分三步走。第一阶段即为医学生教育，包括本科和研究生教育，而本科生教育定位在一级学科范畴。第二阶段为住院医师培养，培训范畴定位为临床医学一级学科下的二级学科，即内、外、妇产、儿科等。第三阶段是专科医师培养，只有经住院医师培训结束并考核合格的住院医师，方可申请继续参加专科医师培养，培训内容为三级学科 / 专科（如心内科等）。只有这样才能确定专科医师的培训与资质，才能保证专科医师的责任和待遇，与国际接轨。

［**2004-15-H**］

◇ 《全国住院医师、专科医师培养与准入研讨会在我校召开》，中南大学新闻网，2004 年 10 月 26 日，https://news.csu.edu.cn/info/1003/70134.htm

2005 年

1月24日	卫生部发布《关于印发〈2005 年卫生工作要点〉的通知》。2005 年卫生工作的总体要求是：以邓小平理论和"三个代表"重要思想为指导，认真贯彻党的十六大、十六届三中、四中全会和中央经济工作会议精神，全面落实科学发展观，大力推进改革开放，加强和改善卫生行业监管，加快医疗卫生资源调整，加强公共卫生、农村卫生和社区卫生工作，紧紧抓住难得的战略机遇，促进卫生事业全面、协调、可持续发展。通知中提到"加强卫生科技和医学教育的宏观管理，推动卫生科技与医学教育的健康快速发展。落实部属科研机构科技体制改革方案。加强与教育部门合作，努力为农村卫生培养实用人才；落实卫生人员在职培训方

案，建设终身医学教育体系；探索应用现代远程教育技术，提高管理和培训效率。"［2005-1-A］

◇ 《卫生部关于印发〈2005年卫生工作要点〉的通知》，国家卫生健康委员会官方网站，2005年2月23日，http://www.nhc.gov.cn/wjw/gfxwj/201304/e206e467ea5242f385348f92d0ed12b3.shtml

2月25日　首批国家级继续医学教育基地重新评估审定会在北京召开，经全国继续医学教育学科组评审，卫生部首批认定北京大学医学部（8个）、中山大学中山医学院（2个）、协和医科大学（5个）共15个学科为国家级继续医学教育基地并开展试点工作。［2005-2-E&H］

◇ 《中国卫生年鉴》编辑委员会编：《中国卫生年鉴2006》，北京：人民卫生出版社，2006年，第284页。

3月24日　教育部高等教育司、卫生部科技教育司联合发布通知，通告2005年上半年医学类专业高等专科教育评估结果，同意赤峰学院设置口腔医学专业、山东现代职业学院设置中西医结合专业、山东协和职业技术学院设置中西医结合专业、长沙医学院设置中医学专业、黔东南民族职业技术学院设置临床医学专业，以上专业学制3年，于2005年秋季开始招生。［2005-3-B&E］

◇ 《关于2005年上半年医学类专业高等专科教育评估结果的通知》，教育部政府门户网站，2005年3月24日，http://www.moe.gov.cn/srcsite/A08/s7056/200503/t20050324_124549.html

4月6日　教育部、卫生部发布《关于建立"医学教育宏观管理工作部际协调机制"的通知》。为保证该机制有效运行，特设立医学教育管理协调小组和医学教育管理工作小组，同时成立医学教育政策咨询委员会，聘请有关专家为委员会委员。教育部、卫生部将在医学教育管理政策制订工作中进行充分的协商，加强合作，保障医学教育的可持续发展。［2005-4-B］

◇ 《教育部、卫生部关于建立"医学教育宏观管理工作部际协调机制"的通知》，教育部政府门户网站，2005 年 4 月 6 日，http://www.moe.gov.cn/srcsite/A08/moe_740/s3864/200504/t20050406_109611.html

5 月 24 日   教育部"中国医学教育管理体制和学制学位改革研究"课题结题，国内 12 所综合大学和 4 所高等医学院校的 60 余位医学教育方面的专家参与了课题的研究工作。课题的整体结论如下：在高等教育改革和发展中，必须尊重医学教育的特点和规律。医学教育的特点和规律主要表现在以下几个方面。一、由于其直接的服务对象是人，因此，医学院校培养的医学生应该具有较高的素质，包括高尚的医德、良好的人文修养、团结合作的精神；同时，也要有深广的人文社会科学知识、自然科学基础、生物医学知识；还要有较强的能力，包括独立学习能力，分析问题、解决问题的能力，临床思维能力，临床操作技能，具有竞争、交流、合作的能力和发展潜力。二、医学是一门实践性强的学科，重视和加强实践教学是培养医学生不可缺少的重要环节。因此，要求医学院校应当配备良好的实验设施，完善实验室条件作为临床教学基地的附属医院应在完成医疗任务的同时，加强临床教学意识，做好对学生的床旁教学工作。三、医学教育的连续性决定了医学院校与附属医院是不可分割的整体，附属医院隶属于医学院校对于保证医学生学习的连续性和人才培养质量有着重大的意义。四、由于医学教育的成本较高，因此需要国家对高等医学教育在原有基础上加大资金投入比例。五、要培养具有宽厚的人文知识和扎实的医学知识的优秀医生，不是短期培训就可以实现的，需要长期培养，同时，国外的长学制医学教育也为我国实行长学制医学教育提供了很好的依据。［2005-5-A］

◇ 《教育部"中国医学教育管理体制和学制学位改革研究"课题结题》，《医学教育》2005 年第 3 期，第 34 页；

◇ 王德炳：《中国高等医学教育管理体制和学制学位改革研究总体报告》，《医学教育》2005 年第 6 期，第 1-4 页。

7月5日　　　　教育部、国务院学位委员会联合发文，批准上海交通大学为八年制医学教育（医学博士学位）试办学校，自2005年秋季起开始招生；同时自2006年起，停止上海交通大学七年制临床医学专业招生。［2005-6-B&C］

◇ 《教育部、国务院学位委员会关于同意上海交通大学试办八年制医学教育（医学博士学位）的批复》，教育部政府门户网站，2005年7月5日，http://www.moe.gov.cn/srcsite/A08/moe_740/s3864/200507/t20050705_109617.html

7月18日　　　上海交通大学、上海第二医科大学正式合并，组建成新的上海交通大学。原上海第二医科大学将与原上海交通大学医学院共同组建上海交通大学医学院。［2005-7-B］

◇ 《上海交通大学和上海第二医科大学18日正式合并》，上海交通大学新闻学术网，2005年7月19日，https://news.sjtu.edu.cn/mtjj/20180405/55064.html

9月20日　　　卫生部科教司在北京召开了建设医学学术会议网座谈会。会议主题是讨论建设面向全国的交互式医学学术会议网络的必要性、可行性以及具体方案。［2005-8-A］

◇ 《中国卫生年鉴2006》，第283页。

11月18日——　在长沙中南大学召开了教育部直属高校高等医学教育管理体制
19日　　　　　改革专题咨询研讨会。教育部副部长吴启迪出席会议并讲话。北京大学、清华大学、复旦大学、浙江大学、中南大学等16所教育部直属高校的领导在会上介绍了各自学校医学教育发展的基本情况。［2005-9-B］

◇ 《医学教育改革取得显著成效》，中南大学新闻网，2005年11月25日，https://news.csu.edu.cn/info/1062/64427.htm

| 11月24日— | 全国继续医学教育委员会学科组第十一次工作会议暨2006年国 |
| 25日 | 家级继续医学教育项目评审工作会议在北京召开。会议通报了 |

全国继续医学教育评估情况，讨论了继续医学教育"十一五"规划（讨论稿），评审了2006年国家级继续医学教育项目。〔2005-10-E&H〕

　　◇　《中国卫生年鉴2006》，第284页。

11月28日　　国家卫生部发布《卫生部办公厅关于开展临床药师培训试点工作的通知》，决定自2006年1月起开展临床药师培训试点工作，试点期为3年。试点将建立临床药师培训基地30~50个，培养具有独立工作能力的临床药师300~500人，另外拟订卫生部临床药师培训工作指导意见。〔2005-11-B&H〕

　　◇　《卫生部办公厅关于开展临床药师培训试点工作的通知》，《中华人民共和国卫生部公报》2006年第1期，第39-43页。

| 12月24日— | 教育部在福建省厦门市召开了教育部学科发展与专业设置专家委 |
| 26日 | 员会第五次评议会议。会上，对包括医学类专业在内的须教育部 |

审批的专业进行了审议。教育部高等教育司在听取专家审议意见基础上，对须教育部审批的医学类专业进行了认真研究，拟同意增设河北大学等高校预防医学等77个专业点，不同意内蒙古科技大学等高校增设卫生检验等36个专业点。〔2005-12-B&E〕

　　◇　《教育部高等教育司关于2005年度高校增设医学类专业有关问题的函》，教育部政府门户网站，2006年1月18日，http://www.moe.gov.cn/srcsite/A08/moe_740/s3864/200601/t20060118_109609.html

12月31日　　卫生部成立毕业后医学教育委员会。该委员会由卫生部、有关部委、部分卫生厅（局）、高等学校、社团组织和医疗卫生机构的代表及专家组成。其任务是在卫生部的领导下，对全国毕业后医学教育工作进行指导、协调和管理；开展全国毕业后医

学教育政策的研究；拟定全国毕业后医学教育规划和管理办法，并组织实施。[2005-13-H]

◇ 《卫生部成立卫生部毕业后医学教育委员会的通知》，中国政府网，2006年1月12日，http://www.gov.cn/gzdt/2006-01/12/content_156470.htm

2006 年

1 月 18 日 　教育部高等教育司发函总结 2005 年度普通高等学校专业设置备案与审批工作。该年度共收到 29 个省、自治区、直辖市，新疆生产建设兵团，以及国家民委等中央有关部门（单位）申报医学门类专业的材料，共涉及普通高校 102 所（含教育部直属高校 3 所），独立学院 15 所。申报医学类（包括相关医学类、药学类）本科专业 140 个、高职（专科）专业 59 个。[2006-1-B]

◇ 《教育部高等教育司关于 2005 年度高校增设医学类专业有关问题的函》，教育部政府门户网站，2006 年 1 月 18 日，http://www.moe.gov.cn/srcsite/A08/moe_740/s3864/200601/t20060118_109609.html

2 月 14 日 　教育部分别发文，批准湖南中医学院更名为湖南中医药大学，批准长春中医学院更名为长春中医药大学。[2006-2-B]

◇ 《教育部关于同意湖南中医学院更名为湖南中医药大学的通知》，教育部政府门户网站，2006 年 2 月 14 日，http://www.moe.gov.cn/srcsite/A03/s181/200602/t20060214_77334.html；

◇ 《教育部关于同意长春中医学院更名为长春中医药大学的通知》，教育部政府门户网站，2006 年 2 月 14 日，http://www.moe.gov.cn/srcsite/A03/s181/200602/t20060214_77333.html

| 2月17日 | 卫生部发布《卫生部办公厅关于开展专科医师培训试点工作的通知》，通知提出扩大专科医师培训试点，探索适合我国国情的专科医师培养及管理模式，完善专科医师培养标准和培训基地标准，规范医师的临床能力培养工作，提高临床医师的诊治水平和医师队伍的整体素质；探索专科医师培训工作所需经费的筹集和运行机制；探索专科医师培训过程中的人事管理等相关制度。［2006-3-B&H］ |

◇ 《卫生部办公厅关于开展专科医师培训试点工作的通知》，国家卫生健康委员会官方网站，2006 年 6 月 7 日，http://www.nhc.gov.cn/bgt/pw10604/200606/9f0deed2117f46dcab16eaa54bfb2590.shtml

| 5月18日——20日 | 由世界医学教育联合会（WFME）推荐的澳大利亚医学理事会执行副主任 Theanne Walters 女士、西太区医学教育协会前主席及澳大利亚医学院校认证委员会前主席 Laurie Geffen 教授、澳大利亚医学院校认证委员会主席 Michael Field 教授与教育部医学教育质量保证课题组组长北京大学程伯基教授等共同组成专家组，参照 WFME《本科医学教育全球标准》对哈尔滨医科大学进行了临床医学专业试点认证。对照标准，哈尔滨医科大学 36 项办学指标全部达到 WFME《本科医学教育全球标准》的基本要求，其中 25 项指标达到高质量标准要求。2007 年 6 月，哈尔滨医科大学接受认证回访。2008 年，由国内外专家组成的认证专家组首次依据《中国本科医学教育标准》，对华中科技大学同济医学院进行了临床医学专业试点认证。认证委员会成立之后，依据《中国本科医学教育标准》和《临床医学专业认证指南（试行）》先后对汕头大学医学院、中南大学湘雅医学院等 11 所医学院校进行了临床医学专业认证。［2006-4-E］ |

◇ 《教育部临床医学专业认证院校手册》，教育部临床医学专业认证工作委员会，2013 年 4 月 23 日，https://wcame.meduc.cn/show.php?cid=64&id=204

| 8月9日——11日 | 中国高等教育学会医学教育专业委员会教学管理研究会在青海省 |

西宁市举行了 2006 年年会暨学术研讨会。本次会议有两个主题：一是不断深化高等医学教育改革，规范高等医学教育教学管理，提高教学质量，促进我国医学教育发展；二是选举产生新一届教学管理研究会理事会成员。[2006-5-D]

◇ 《中国高等教育学会医学教育专业委员会教学管理研究会 2006 年年会暨学术研讨会召开》，《中华医学教育杂志》2006 年第 5 期，第 37 页。

8 月 28 日　国家执业医师考试研讨会在四川省成都市召开。国家医学考试中心会同有关部门和各方面专家制定了医师资格考试"十一五"发展规划，确立了 2010 年在考试技术、信息技术应用与考务管理上接近发达国家水平的目标。[2006-6-F]

◇ 《国家执业医师考试研讨会在成都召开》，国家卫生健康委员会官方网站，2006 年 8 月 28 日，http://www.nhc.gov.cn/wjw/zcjd/201304/d353a8493f424f18b7418205bf65d4f9.shtml

9 月 16 日　教育部部长周济与卫生部副部长兼国家中医药管理局局长佘靖出席了北京中医药大学建校 50 周年庆典，并共同签署教育部与国家中医药管理局共建北京中医药大学协议。根据共建协议，教育部将全面支持北京中医药大学建设，在正常经费投入之外，依据"211 工程"重点建设的需要给予学校相应的经费投入和支持，使之成为中国高教领域的特色学校。国家中医药管理局将对北京中医药大学改革、发展、建设等给予积极的指导与支持。北京中医药大学将充分考虑国家医药行业发展需要，发挥自身优势，为国家医药卫生事业的发展提供强有力的支持。[2006-7-B]

◇ 《教育部与中医药管理局签协议共建北京中医药大学》，中国政府网，2006 年 9 月 17 日，http://www.gov.cn/gzdt/2006-09/17/content_390803.htm

9 月 18 日　卫生部印发《卫生部继续医学教育"十一五"规划》，其总体目标是：在巩固"十五"成绩的基础上，不断完善继续医学教育制度，提高教育质量和效益，开拓继续医学教育新领域，建立起适应我国社会主义市场经济体制，适应卫生改革与发展需要的继续医学教育有效运行机制。［2006-8-H］

◇ 《〈卫生部继续医学教育"十一五"规划〉印发》，国家卫生健康委员会官方网站，2006 年 9 月 18 日，http://www.nhc.gov.cn/jdjd/201304/ca60a48c697e4c16b15a2688a139864a.shtml

9 月 20 日　　教育部高等教育司决定组建教育部高等学校医药学科（专业）教学指导委员会，并通知各推荐单位推荐教育部高等学校医药学科（专业）教学指导委员会委员。［2006-9-D］

◇ 《关于推荐教育部高等学校医药学科（专业）教学指导委员会的通知》，教育部政府门户网站，2006 年 9 月 20 日，http://www.moe.gov.cn/srcsite/A08/s7056/200609/t20060920_124554.html

9 月 26 日　　卫生部发布《加强卫生职业教育的指导意见》，提出"十一五"期间，进一步建立和完善适应社会主义市场经济体制、与卫生事业发展需要紧密结合、职业院校自主发展自我约束、有中国特色的卫生职业教育体制；形成专业种类齐全、层次结构合理、社会广泛参与、质量效益提高、职业特色明显的卫生职业教育体系。卫生职业教育规模进一步扩大，年招生数稳步增长，办学层次和水平显著提高。［2006-10-A］

◇ 《〈加强卫生职业教育的指导意见〉发布》，国家卫生健康委员会官方网站，2006 年 9 月 26 日，http://www.nhc.gov.cn/wjw/zcjd/201304/006e20ce1b03456dbd1be2b182b2989f.shtml

10 月 26 日　　卫生部办公厅印发《2006—2010 年全国卫生应急工作培训规划》。通知中指出卫生部门继续医学教育管理机构要将卫生应急培训列入继续医学教育重点项目，对卫生应急专业岗位培训实行学分制。按继续医学教育管理规定，对参加培训的人员，经考试合格发放

"国家继续医学教育学分证书"。要将参加应急培训的情况列入本人年度考核内容。卫生部卫生应急办公室会同科教司、中华预防医学会等学会组织加快推进卫生应急学科建设，通过举办学术论坛、出版学术刊物、加强学术研究和交流，为提高卫生应急培训水平奠定坚实的学科基础。［2006-12-H］

◇ 《卫生部办公厅关于印发〈2006—2010 年全国卫生应急工作培训规划〉的通知》，国家卫生健康委员会官方网站，2007 年 2 月 15 日，http://www.nhc.gov.cn/bgt/pw10612/200702/1a6771ea3f5a4797bfcfb174834bf202.shtml

10 月 31 日　教育部印发《教育部关于加强高等医学院校全科医学、社区护理学教育和学科建设的意见》，旨在进一步推动全科医学、社区护理学教育和学科建设，探索我国医学教育培养全科医学、社区护理人才的有效途径，充分发挥高等医学院校在培养、培训全科医学人才和社区护理人才中的作用，加强全科医学和社区护理人才培养。［2006-11-B］

◇ 《教育部关于加强高等医学院校全科医学、社区护理学教育和学科建设的意见》，教育部政府门户网站，2006 年 10 月 31 日，http://www.moe.gov.cn/srcsite/A08/moe_740/s3864/200610/t20061031_109616.html

11 月 20 日—　全国继续医学教育委员会学科组第十二次会议召开。会议审定了
21 日　2007 年国家级继续医学教育项目，听取了学科组专家对全国继续医学教育工作的建议。［2006-13-H］

◇ 《中国卫生年鉴 2007》，第 278 页。

12 月 20 日—　中华医学会 2006 年全国医学教育学术会议在广西壮族自治区桂
23 日　林召开。本次会议的主题是：坚持科学发展观，全面提高医学教育质量，培养适应 21 世纪需要的医药卫生人才。［2006-14-A］

◇ 《中华医学会 2006 年全国医学教育学术会议召开》，《中华医学教育杂志》2007 年第 1 期，第 65 页。

12月22日　教育部发函，同意中国协和医科大学更名为北京协和医学院，同意其同时使用"北京协和医学院（清华大学医学部）"的名称。更名后，学校原隶属关系、人员编制、资产关系和经费管理体制保持不变。［2006-15-B］

◇ 《教育部关于同意中国协和医科大学更名的通知》，教育部政府门户网站，2006 年 12 月 22 日，http://www.moe.gov.cn/srcsite/A03/s181/200612/t20061222_77302.html

12月25日　卫生部公布《卫生部关于加强"十一五"期间卫生人才队伍建设的意见》，要求大力加强卫生人才培养，全面提高卫生人才队伍的整体素质；调整卫生人才结构，重点加强农村、社区和西部地区卫生人才队伍建设；加强高层次卫生人才队伍建设，培养一批以中青年为主体的学术技术带头人，建设一个拥有 1 000 名以上高层次卫生专家信息的高层次卫生人才库；进一步完善卫生人才评价体系，加快推进卫生人才工作体制机制创新，为卫生人才队伍发展提供良好的政策环境。［2006-16-A］

◇ 王怀安主编：《中华人民共和国法律全书30》，长春：吉林人民出版社，2007 年，第 903–907 页。

2007 年

2月9日　卫生部发布《关于印发〈医师定期考核管理办法〉的通知》。为了加强对医师执业的管理，规范医师的执业行为，提高医师素质，保证医疗质量和医疗安全，根据《中华人民共和国执业医师法》和相关规定，卫生部组织制定了《医师定期考核管理办法》，对考核机构、考核方式及管理、执业记录与考核程序、考核结果、

监督管理等做了详细的规定。［2007-1-F］

◇ 《卫生部关于印发〈医师定期考核管理办法〉的通知》，中国政府网，
2007 年 3 月 13 日，https://www.gov.cn/zwgk/2007-03/13/content_549488.htm

2 月 15 日　　教育部公布 2006 年度高等学校专业设置备案或审批结果。本次
公布的高校新设置或调整的 2 187 个本科专业和 11 个医学类专科
专业，可自 2007 年开始招生，其专业名称、专业代码、修业年限、
学位授予门类等均以公布的内容为准；不同意设置的 434 个本科
专业和 10 个医学类专科专业，不得安排招生；需评估的 4 个医
学类专科专业，待评估合格后方可安排招生；同意撤销的 7 个专
业的有关高校在校学生要按原培养方案培养至毕业，并保证教学
质量。［2007-2-B&E］

◇ 《教育部关于公布 2006 年度高等学校专业设置备案或审批结果的通
知》，教育部政府门户网站，2007 年 2 月 15 日，http://www.moe.gov.
cn/edoas/website18/79/info25579.htm

2 月 17 日　　教育部发布《教育部关于进一步深化本科教学改革全面提高教学
质量的若干意见》，正式提出"要积极开展专业评估和工程教育
认证、医学教育认证等试点工作，逐步建立高等院校、政府和社
会共同参与的中国高等教育质量保障体系。"［2007-3-E］

◇ 《教育部关于进一步深化本科教学改革全面提高教学质量的若干意见》，
教育部政府门户网站，2007 年 1 月 17 日，http://www.moe.gov.cn/
srcsite/A08/s7056/200702/t20070217_79865.html

2 月 25 日　　为了进一步深化高等教育教学改革，提高高等教育质量，加强
教育行政部门对高等学校医药学科（专业）教学工作的宏观调
控，推进宏观决策的科学化和民主化，充分发挥专家学者对高等
医药教育教学改革与建设的研究和指导作用，教育部决定组建
2007—2010 年教育部高等学校医药学科（专业）教学指导委员

会（以下简称教学指导委员会）。教学指导委员会是教育部领导的专家组织，具有非常设学术机构的性质，接受教育部的委托，开展高等学校医药学科（专业）本科教学的研究、咨询、指导、评估、服务等工作。［2007-4-D］

◇ 《教育部关于成立2007—2010年教育部高等学校医药学科（专业）教学指导委员会的通知》，教育部政府门户网站，2007年3月1日，http://www.moe.gov.cn/srcsite/A08/moe_740/s3864/200703/t20070301_109622.html

3月15日　卫生部办公厅发布《关于印发社区卫生人员岗位培训大纲的通知》。为贯彻落实国务院《关于发展城市社区卫生服务的指导意见》和人事部等五部委《关于加强城市社区卫生人才队伍建设的指导意见》，促进"中西部地区城市社区卫生人员培训项目"的顺利实施，落实城市社区卫生人才培养工作，卫生部组织制订了《全科医师岗位培训大纲》《全科医师骨干培训大纲》《社区护士岗位培训大纲》，以指导社区卫生人员岗位培训工作的开展。［2007-5-H］

◇ 《卫生部办公厅关于印发社区卫生人员岗位培训大纲的通知》，国家卫生健康委员会官方网站，2007年9月28日，http://www.nhc.gov.cn/jws/s6456/200709/0ee2dea581e74f15a912b8906e2c4480.shtml

3月30日　卫生部毕业后医学教育委员会会议在北京召开。会议对专科医师培训有关问题进行研讨，明确下一步工作任务和目标，同时召开由试点基地负责人参加的专科医师培训工作高层研讨会。经全国范围内公示和毕业后医学教育委员会讨论通过，2007年4月，卫生部毕业后医学教育委员会公布确定涉及89所医院的1 099个专科医师培训试点基地名单。［2007-6-B&H］

◇ 《中国卫生年鉴》编辑委员会编：《中国卫生年鉴2008》，北京：人民卫生出版社，2008年，第247页。

3 月　　　　　　教育部高等学校中医学教学指导委员会（以下简称教学指导委员会）正式成立。受教育部委托，教学指导委员会于同年 4 月开始起草《中国中医学本科教育标准》。在教育部高等教育司、国家中医药管理局领导下，教学指导委员会主任委员张伯礼院士组织 15 所中医药院校教务处长和教学指导委员会全体委员，经过反复讨论并多方征求意见，在"遵循高等教育和医学教育规律，根据中医高等教育特点，突出中医学办学特色，为国家开展中医学专业认证工作提供依据，也为世界其他国家开办中医学本科教育提供参考"思想指导下，六易其稿，完成了《中国中医学本科教育标准（试行）》，并在 2008 年 1 月依据这一标准对黑龙江中医药大学中医学专业进行了试点认证。这是我国首次制定中医学本科教育标准，也是首次进行中医学专业认证。［2007-7-B&E］

◇　周桂桐:《〈中国中医学本科教育标准〉制定与专业认证工作背景探析》，《中医教育》2008 年第 5 期，第 1 页。

4 月 3 日　　　　卫生部、国家中医药管理局发布《关于台湾地区居民和获得国外医学学历的中国大陆居民参加医师资格考试有关问题的通知》，对相关问题作出进一步规范。［2007-8-F］

◇　《关于台湾地区居民和获得国外医学学历的中国大陆居民参加医师资格考试有关问题的通知》，国家中医药管理局官方网站，2007 年 4 月 9 日，http://www.natcm.gov.cn/fajiansi/zhengcewenjian/2018-03-24/2610.html

4 月 27 日　　　教育部办公厅、国家中医药管理局办公室发布《关于中等中医类专业招生有关问题的通知》，提出自 2007 年起，停止中等中西医结合专业招生，原则上停止中等中医学专业招生；民族地区的中等民族医（藏医、蒙医、维医）类专业在符合相关条件的情况下可以保留，等等。［2007-9-B］

◇　《教育部办公厅 国家中医药管理局办公室关于中等中医类专业招生有关问题的通知》，教育部政府门户网站，2007 年 4 月 27 日，http://www.moe.gov.cn/jyb_xxgk/gk_gbgg/moe_0/moe_1443/moe_1497/tnull_23300.html

5月21日   国务院同意卫生部制定并印发《卫生事业发展"十一五"规划纲要》，提出要大力加强城乡卫生适宜人才培养和卫生队伍建设，开展医学科技研究。［2007-10-A］

     ◇ 《国务院批转卫生事业发展"十一五"规划纲要的通知》，中国政府网，2008 年 3 月 28 日，http://www.gov.cn/zhengce/content/2008-03/28/content_6193.htm

7月3日—   由全国高等医学教育学会教学管理分会主办、中山大学医学教务
6日   处承办的全国首届高等医学教育教学管理工作研讨会在广州大厦举行，研讨会的主题是"进一步加强医学教育教学管理工作，切实提高医学教育教学管理水平"。［2007-11-D］

     ◇ 《全国高等医学教育教学管理工作研讨会召开》，《中华医学教育杂志》2007 年第 4 期，第 125 页。

7月10日   教育部出台《来华留学生医学本科教育（英语授课）质量控制标准暂行规定》，自 2007 至 2008 学年度起，对基本符合暂行规定的高等学校本科临床医学专业（英语授课）的招生实施计划管理，每年公布其招生计划。［2007-12-B&D］

     ◇ 《教育部关于印发〈来华留学生医学本科教育（英语授课）质量控制标准暂行规定〉的通知》，教育部政府门户网站，2007 年 7 月 10 日，http://www.moe.gov.cn/s78/A20/tongzhi/guoji/201410/t20141021_178438.html

7月25日   教育部高等教育司发函批准中国高等教育学会医学教育专业委员会"构建中国医学教育科学体系的研究与实践"课题立项。该研究课题设 4 个子课题，分别为：医学教育的规模、结构及层次研究；医学教育认证体系研究与实践；农村及城市基层医学人才的培养研究；医学与公共卫生学的整合研究。［2007-13-A］

     ◇ 《关于同意立项"构建中国医学教育科学体系的研究与实践"的函》，教育部政府门户网站，2007 年 7 月 25 日，http://www.moe.gov.cn/srcsite/A08/s7056/200707/t20070725_124573.html

11 月 全国继续医学教育委员会学科组第十三次工作会议在北京召开。全国继续医学教育委员会学科组 70 余位专家参加会议。会议在全面总结 2007 年工作的基础上，提出 2008 年继续医学教育工作重点。［2007-14-H］

   ◇ 《中国卫生年鉴 2008》，第 248 页。

12 月 1 日 中国卫生思想政治工作促进会医学教育分会（以下称医学教育分会）在北京大学医学部宣布成立。医学教育分会由北京大学、复旦大学、华中科技大学、哈尔滨医科大学等全国 44 家医学院（校）组成。［2007-15-A］

   ◇ 《中国卫生思想政治工作促进会医学教育分会成立》，北京大学新闻网，2007 年 12 月 4 日，https://news.pku.edu.cn/xwzh/129-118919.htm

12 月 7 日 卫生部、国家中医药管理局发布《关于印发〈关于建立医务人员医德考评制度的指导意见（试行）〉的通知》。该指导意见是为加强医德医风建设，提高医务人员职业道德素质和医疗服务水平，建立对医务人员规范有效的激励和约束机制而形成。［2007-16-F］

   ◇ 《关于印发〈关于建立医务人员医德考评制度的指导意见（试行）〉的通知》，国家卫生健康委员会官方网站，2007 年 12 月 20 日，http://www.nhc.gov.cn/wjw/gfxwj/201304/86df54ae32514dde80aa73a7627e0a05.shtml

12 月 15 日 中国高等教育学会医学教育专业委员会全科医学教育研究会在北京首都医科大学成立，这标志着我国全科医学教育迈出了新步伐。［2007-17-A］

   ◇ 《全科医学教育研究会在首都医科大学成立》，首都医科大学新闻网，2007 年 12 月 21 日，https://news.ccmu.edu.cn/mtsy_365/9904.htm

12 月 24 日　　全国继续医学教育委员会公布 2008 年第一批国家级继续医学教育项目。经全国继续医学教育委员会学科组第十三次工作会议审定，全国继续医学教育委员会确定 3 242 个项目获准为 2008 年第一批国家级继续医学教育项目（其中 395 项为备案项目）。
　　　　　　　〔2007-18-H〕

◇　《关于公布 08 年第一批国家级继续医学教育项目通知》，中国政府网，2008 年 1 月 3 日，http://www.gov.cn/gzdt/2008-01/03/content_849564.htm

2008 年

1 月 28 日　　教育部高等教育司发布《关于组织实施华中科技大学临床医学专业认证试点工作的预通知》，拟定于 3 月下旬对华中科技大学临床医学专业进行认证试点工作。〔2008-1-E〕

◇　《关于组织实施华中科技大学临床医学专业认证试点工作的预通知》，教育部政府门户网站，2008 年 1 月 28 日，http://www.moe.gov.cn/srcsite/A08/s7056/200801/t20080128_124404.html

1 月 28 日　　教育部公布 2007 年度高等学校专业设置备案或审批结果。本次公布的高校新设置或调整的 1 711 个本科专业和 3 个医学类专科专业、2 个公安类专科专业，可自 2008 年开始招生，其专业名称、专业代码、修业年限、学位授予门类等均以公布的内容为准；不同意设置或调整的 428 个本科专业和 12 个医学类专科专业，不得安排招生；需评估的 3 个医学类专科专业，待评估合格后方可安排招生；同意撤销的 3 个专业的有关高校在校学生要按原培养方案培养至毕业，并保证教学质量。〔2008-2-B&E〕

◇ 《教育部关于公布2007年度高等学校专业设置备案或审批结果的通知》，教育部政府门户网站，2008年1月28日，http://www.moe.gov.cn/s78/A08/s7056/201410/t20141021_178619.html

2月28日—
29日
教育部和卫生部在京联合召开全国医学教育工作会议。会议提出：要深入贯彻党的十七大精神，加强医学教育与卫生需求的结合，以提高教育质量为核心，深化改革，规范管理，办好人民满意的医学教育，努力建设医学教育强国，促进"人人享有基本医疗卫生服务"重大战略目标的实现，为提高全民健康水平服务。全国人大常委会副委员长韩启德、教育部部长周济、卫生部部长陈竺出席会议并讲话。[2008-3-A]

◇ 《教育部和卫生部联合召开全国医学教育工作会议》，中国政府网，2008年2月29日，https://www.gov.cn/gzdt/2008-02/29/content_905494.htm

3月18日
教育部办公厅发布《关于公布〈2008/2009学年度招收本科临床医学专业（英语授课）留学生的高等学校名单及计划表〉的通知》。[2008-4-B]

◇ 《教育部办公厅关于公布〈2008/2009学年度招收本科临床医学专业（英语授课）留学生的高等学校名单及计划表〉的通知》，教育部政府门户网站，2008年3月18日，http://www.moe.gov.cn/s78/A20/s7068/201410/t20141021_178894.html

4月7日
教育部办公厅制定《关于成立教育部医学教育认证专家委员会和教育部临床医学专业认证工作委员会的通知》。为加强对医学教育办学质量的宏观管理，促进医学专业教学改革，提高医学专业人才培养质量，建立我国医学教育认证制度，开展医学专业认证工作，经研究，教育部决定成立教育部医学教育认证专家委员会和教育部临床医学专业认证工作委员会，并设立了工作委员会秘书处。工作委员会负责开展和推动全国临床医学专业认证工作：

组织专家修订中国《临床医学专业认证指南（试行）》，建立认证工作管理制度，规范认证过程；组织研讨会和各类培训会，邀请国际专家参与，在此基础上，初步建立了临床医学专业认证专家库。［2008-5-E］

◇ 《教育部办公厅关于成立教育部医学教育认证专家委员会和教育部临床医学专业认证工作委员会的通知》，教育部政府门户网站，2008 年 5 月 21 日，http://www.moe.gov.cn/srcsite/A08/s7056/200804/t20080407_122619.html

4 月 15 日 　卫生部办公厅发布《关于卫生保健专业、初中起点五年制大专临床医学专业毕业生参加执业助理医师资格考试及执业注册问题的通知》，规定取得省级以上教育行政部门批准设置并经省级以上卫生行政部门同意的中等卫生学校卫生保健专业学历的人员，可以报考执业助理医师资格；取得省级以上教育行政部门批准设置并经省级以上卫生行政部门同意的中等卫生学校初中起点五年制大专临床医学专业学历的人员，可以报考执业助理医师资格。卫生保健专业、初中起点五年制大专临床医学专业毕业生取得执业助理医师资格后，限定申请在乡、村两级医疗机构执业注册。初中起点五年制大专临床医学专业毕业生在乡村两级医疗机构工作满 5 年后，方可申请将执业地点变更至县级医疗机构工作。［2008-6-F］

◇ 《卫生部办公厅关于卫生保健专业、初中起点五年制大专临床医学专业毕业生参加执业助理医师资格考试及执业注册问题的通知》，国家卫生健康委员会官方网站，2008 年 4 月 16 日，http://www.nhc.gov.cn/zwgk/wtwj/201304/65091701693449f3a20bcf5ca4bfead4.shtml

6 月 4 日 　全国首届蒙医学博士研究生毕业论文答辩在内蒙古医学院顺利完成，这标志着我国蒙医学博士实现零的突破，对带动我国蒙医科研和医疗水平、提高蒙医学教学层次具有里程碑的意义。［2008-7-C&F］

◇ 《我国首届蒙医专业博士生毕业》，教育部政府门户网站，2008 年 6 月
    4 日，http://www.moe.gov.cn/jyb_xwfb/s6192/s222/moe_1736/201004/
    t20100420_87090.html

6 月 26 日　　教育部办公厅、国家中医药管理局办公室制定关于印发《高等学
　　　　　　校本科教育中医学专业设置基本要求（试行）》等文件的通知。
　　　　　　为加强中医药教育宏观管理，规范高等中医药教育专业设置，加
　　　　　　强临床教学基地建设和中医学专业人才培养工作，不断提高中医
　　　　　　药教育质量，教育部、国家中医药管理局共同组织专家研究制订
　　　　　　了《高等学校本科教育中医学专业设置基本要求（试行）》《高
　　　　　　等学校本科教育中药学专业设置基本要求（试行）》《高等学校
　　　　　　专科教育中医学专业设置基本要求（试行）》《高等学校专科教
　　　　　　育中药学专业设置基本要求（试行）》《高等学校中医临床教学
　　　　　　基地建设基本要求（试行）》《本科教育中医学专业中医药理论
　　　　　　知识与技能基本标准（试行）》。以上文件将作为教育部、国家
　　　　　　中医药管理局管理中医药类专业设置、临床教学基地建设等工作
　　　　　　的主要依据。［2008-8-B&E］

◇ 《教育部办公厅 国家中医药管理局办公室关于印发〈高等学校本科
    教育中医学专业设置基本要求（试行）〉等文件的通知》，教育部政
    府门户网站，2008 年 9 月 2 日，http://www.moe.gov.cn/srcsite/A08/
    moe_740/s3864/200806/t20080626_109607.html

7 月 21 日　　教育部办公厅、卫生部办公厅、国家中医药管理局办公室联合发
　　　　　　布《关于撤销专科层次中西医结合专业设置的通知》。［2008-9-B］

◇ 《三部门发布通知撤销专科层次中西医结合专业设置》，中国政府网，
    2008 年 8 月 17 日，http://www.gov.cn/gzdt/2008-08/17/content_1073504.htm

7 月 21 日—　中国高等教育学会医学教育专业委员会医学高职高专教育研究会
24 日　　　　主办、遵义医药高等专科学校承办的第五届医学高职高专教育研

究会会员代表大会暨 2008 年全国医学高职高专教育学术会议，在贵州省遵义市召开。[2008-10-A]

◇ 《第五届医学高职高专教育研究会会员代表大会暨 2008 年学术会议召开》，《中华医学教育杂志》2008 年第 4 期，第 29 页。

8 月 18 日　卫生部、教育部印发了《医学教育临床实践管理暂行规定》，规范医学教育临床实践活动的管理，保护临床实践过程中患者、教师和学生的合法权益，保证医学教育教学质量。[2008-11-B]

◇ 《卫生部 教育部关于印发〈医学教育临床实践管理暂行规定〉的通知》，中国政府网，2008 年 9 月 5 日，http://www.gov.cn/zwgk/2008-09/05/content_1088322.htm

8 月 24 日　卫生部发布《关于加强继续医学教育工作的若干意见》。进入新世纪以来，我国的继续医学教育工作围绕卫生工作重点和队伍建设的需要，坚持以人为本，深入贯彻落实科学发展观，求真务实，开拓进取，取得了显著成效，已经成为增强医疗卫生机构核心竞争力和提高卫生技术人员能力素质的重要途径和手段，在卫生人才队伍建设中发挥了重要作用。为深入贯彻落实党的十七大精神，促进继续医学教育工作的健康发展，针对当前继续医学教育的需求和工作中存在的问题，提出意见。[2008-12-H]

◇ 《卫生部发布关于加强继续医学教育工作的若干意见》，中国政府网，2008 年 11 月 24 日，http://www.gov.cn/gzdt/2008-11/24/content_1158337.htm

9 月 16 日　为进一步提高医学教学质量，规范医学教育管理，教育部、卫生部委托中国高等教育学会医学教育专业委员会根据我国医学教育的实际情况，参照国际医学教育标准，研究制订了《本科医学教育标准——临床医学专业（试行）》。已经过部分院校自评检测，教育部、卫生部审核，并经过全国医学教育工作会议讨论修改。[2008-13-B&E]

◇ 《教育部 卫生部关于印发〈本科医学教育标准——临床医学专业（试行）〉
的通知》，教育部政府门户网站，2008 年 10 月 27 日，http://www.moe.
gov.cn/srcsite/A08/moe_740/s3864/200809/t20080916_109605.html

11 月 6 日 　《世界中医学本科教育基本要求》在首届世界中医药教育大会上
经审议获得通过，这标志着今后世界中医学本科教育将有标准可
依，对于促进中医药教育国际化、标准化进程，提高国际中医药
教育水平，保障中医药教育事业在全球的健康发展，维护我国中
医学自主知识产权，具有重要意义。首届世界中医药教育大会由
世界中医药学会联合会主办、世界中医药学会联合会教育指导委
员会和天津中医药大学承办，于天津中医药大学 50 周年校庆之
际召开。［**2008-14-B**］

◇ 《世界中医学本科教育将有标准可依》，中国政府网，2008 年 11 月 7 日，
http://www.gov.cn/govweb/fwxx/wy/2008-11/07/content_1142263.htm

12 月 18 日 　教育部公布 2008 年度高等学校专业设置备案或审批结果。本次
公布的高校新设置或调整的 1 662 个本科专业和 6 个医学类专科
专业，可自 2009 年开始招生，其专业名称、专业代码、修业年
限、学位授予门类等均以公布的内容为准；不同意设置或调整的
412 个本科专业和 14 个医学类专科专业，不得安排招生；需评
估的 4 个医学类专科专业，待评估合格后方可安排招生；同意撤
销的 11 个专业的有关高校在校学生要按原培养方案培养至毕业，
并保证教学质量。［**2008-15-B&E**］

◇ 《教育部关于公布 2008 年度高等学校专业设置备案或审批结果的通知》，
教育部政府门户网站，2008 年 12 月 18 日，http://www.moe.gov.cn/
s78/A08/s7056/201410/t20141021_180335.html

12 月 19 日 　经全国继续医学教育委员会学科组第十四次工作会议审定，全国
继续医学教育委员会确定 3 319 个项目获准为 2009 年第一批国

家级继续医学教育项目（含284项备案项目）。［2008-16-H］

◇ 《卫生部公布2009年第一批国家级继续医学教育项目》，中国政府网，
2009年1月6日，http://www.gov.cn/gzdt/2009-01/06/content_1197253.htm

2009 年

1月22日 　为进一步提高医学生在临床实习中的动脑动手能力，规范临床实
习行为，减少实习生导致的医疗差错，复旦大学医学院临床技能
学习中心、内科学系、外科学系、临床诊断学系、麻醉学系、急
救医学系等共同讨论制定了《医学生临床实习准入培训内容和考
核细则》，近期将正式执行。［2009-1-G&F］

◇ 《复旦大学医学院推行"医学生临床实习准入制度"》，教育部政府
门户网站，2009年1月22日，http://www.moe.gov.cn/jyb_xwfb/s6192/
s133/s164/201004/t20100419_83711.html

2月12日— 　卫生部医师资格考试工作会议在重庆召开。会议对医考中心、中
13日 　医师资格认证中心关于2009年的工作安排提出了建议，对于《医
师资格考试临床、口腔、公共卫生实践技能考试实施方案（讨论
稿）》提出了修改意见。［2009-2-F］

◇ 《中国卫生年鉴》编辑委员会编：《中国卫生年鉴2010》，北京：人
民卫生出版社，2011年，第328页。

2月20日 　教育部、卫生部发布《关于加强医学教育工作提高医学教育质量
的若干意见》。《意见》指出，要充分认识医学教育在社会发展
中的地位和作用，加快医学人才培养模式创新，促进医学生的全
面发展，切实保障医学教育教学工作运行，加强医学生实践能力

培养，充分发挥教师教书育人的作用，保证医学教育教学质量，建立统筹协调的医学教育管理体制和运行机制，促进毕业后医学教育与继续医学教育工作稳步发展，科学调控医学教育的发展规模与层次结构，规范医学教育学科专业设置管理，积极为农村培养适宜卫生人才，加强社区卫生人才培养工作等。［2009-3-A］

◇ 《教育部 卫生部关于加强医学教育工作提高医学教育质量的若干意见》，中国政府网，2009 年 2 月 20 日，http://www.gov.cn/gongbao/content/2009/content_1371356.htm

3 月 2 日— 2009 年卫生部医师资格考试工作会议在江西省南昌市顺利召开。
3 日 会议总结了 10 年医师资格考试工作成绩和经验，深入分析面临的形势和任务，对做好 2009 年乃至今后一个时期的工作作出全面部署；与医考中心召开联席会议，研究年度医师资格考试重点；组织召开了医师资格考试考务工作与培训会议；提出了 2009 年医师资格考试各类别合格分数线的推荐意见并经卫生部医考委全体会议确定。［2009-4-F］

◇ 《中国卫生年鉴 2010》，第 327 页。

3 月 17 日 按照党的十七大精神，为建立中国特色医药卫生体制，逐步实现人人享有基本医疗卫生服务的目标，提高全民健康水平，中共中央、国务院发布《关于深化医药卫生体制改革的意见（2009—2011 年）》（以下简称《意见》）。《意见》指出，要充分认识深化医药卫生体制改革的重要性、紧迫性和艰巨性，明确了深化医药卫生体制改革的指导思想、基本原则和总体目标，并对完善医药卫生四大体系、建立覆盖城乡居民的基本医疗卫生制度提出了具体要求。［2009-5-B］

◇ 《中共中央 国务院关于深化医药卫生体制改革的意见》，中国政府网，2009 年 3 月 17 日，http://www.gov.cn/gongbao/content/2009/content_1284372.htm

7月7日—9日 全国继续医学教育委员会、中华医学会在黑龙江省哈尔滨市召开全国继续医学教育工作研讨会，来自全国各省（区、市）的继续教育管理部门的代表及有关单位、学术团体、高等医学院校、医疗卫生机构、国家级医学教育基地的三百余人参加了会议。研讨会以"规范管理、提高质量、促进发展"为主题，通过多种形式，回顾了中华人民共和国成立以来我国继续医学教育取得的成就和进步，并就完善继续医学教育体系、提升远程医学培训质量以及如何加快农村基层继续医学教育等专题进行了深入交流。［2009-6-H］

◇ 《中国卫生年鉴2010》，第324页。

7月13日 为贯彻落实《国务院关于印发医药卫生体制改革近期重点实施方案（2009—2011年）的通知》提出的农村卫生人员培训任务，加强农村卫生人员培训项目管理，卫生部办公厅发布《关于印发〈中央补助地方公共卫生专项资金农村卫生人员培训项目管理办法〉的通知》。［2009-7-H］

◇ 《卫生部办公厅关于印发〈中央补助地方公共卫生专项资金农村卫生人员培训项目管理办法〉的通知》，国家卫生健康委员会官方网站，2009年7月17日，http://www.nhc.gov.cn/zwgk/wtwj/201304/af470b6f977449c4a0bbe5b1094e905a.shtml

8月8日—10日 来自全国高等和中等医药院校以及附属医院和教学医院的70余名代表参加了在四川省西昌市召开的第十六次全国中青年医学教育学术会议，并进行了广泛深入的学术交流和探讨。会议共收到论文185篇、大会报告和交流13篇。会议讨论的主题涉及高等医学教育改革、医德与人文素质教育、教学方法与教育技术、临床教学、中等医学教育改革、英语教学与双语教学、实验教学、毕业后教育与继续教育和医学教育评估9个方面。［2009-8-A］

◇ 《中华医学会第十六次全国中青年医学教育学术会议召开》，《中华医学教育杂志》2009年第5期，第56–56页。

9 月 7 日　经国务院批准，首都医科大学吕兆丰等申报的《首都农村医学人才培养体系建设与农村医学人才培养的研究与实践》教学成果荣获国家级教学成果最高奖——第六届高等教育国家级教学成果特等奖。该成果中所创立的"两层三类"农村基层卫生人才培养体系，不仅为首都农村培养了一批"下得去、留得住、作用好"的医学人才，同时成为该校人才培养和就业工作的重要特色之一。〔2009-9-D〕

◇《教育部关于批准第六届高等教育国家级教学成果奖获奖项目的决定》，教育部政府门户网站，2009 年 9 月 24 日，http://www.moe.gov.cn/srcsite/zsdwxxgk/200909/t20090907_64410.html；

◇《学生质量好就业才会真的好 首都医科大学"顶天立地"育人才》，教育部政府门户网站，2012 年 9 月 29 日，http://www.moe.gov.cn/jyb_xwfb/s5147/201209/t20120929_142838.html

10 月 11 日　卫生部办公厅发布《关于印发〈2009 年中西部地区农村卫生人员培训项目管理方案〉的通知》。为落实实施《国务院关于印发医药卫生体制改革近期重点实施方案（2009—2011 年）的通知》，提出用三年时间，为乡镇卫生院和村卫生室培训医疗卫生人员 36 万人次和 137 万人次。〔2009-10-H〕

◇《卫生部办公厅关于印发〈2009 年中西部地区农村卫生人员培训项目管理方案〉的通知》，中国政府网，2009 年 10 月 27 日，https://www.gov.cn/gzdt/2009-10/27/content_1449876.htm

10 月　卫生部科教司召开了临床药师培训试点工作总结会。会议总结了 2006 年以来开展临床药师培训试点工作的做法和经验，完善了临床药师培训内容和实施方案，讨论了临床药师培养模式和管理制度，研究制定了卫生部关于开展临床药学人才培养工作的指导意见。〔2009-11-H〕

◇《中国卫生年鉴 2010》，第 323 页。

11 月 8 日　　第六届中国八年制医学教育峰会在中山大学召开。本届峰会的主题是"八年制医学教育临床阶段的培养目标和基本要求及校际间交换生培养"，会上通过了《八年制医学教育临床教学培养目标与基本要求（试行）》。〔2009-12-C&D〕

◇　《第六届中国八年制医学教育峰会召开》，《重庆医科大学学报》2010年第 2 期，第 F0002 页。

11 月 11 日　　由卫生部人才交流服务中心与美国国外护校毕业生国际委员会（CGFNS）共同举办的国际护士执业水平考试（ISPN）首次在中国开考。ISPN 是卫生部人才交流服务中心同 CGFNS 在中国内地、香港和澳门组织的国际护士执业水平考试，考试对象是取得中国护士执业资格的人员。我国引进 ISPN 旨在为国内护理执业水平引入先进的测量工作和测量思想，进一步提高国内护理教育和实践水平。〔2009-13-F〕

◇　《中国卫生年鉴 2010》，第 331 页。

12 月 31 日　　卫生部、国家发展改革委、财政部、人力资源和社会保障部、教育部、中央编办发布《关于加强卫生人才队伍建设的意见》。根据《中共中央 国务院关于深化医药卫生体制改革的意见》，就加强卫生人才队伍建设提出意见。〔2009-14-A〕

◇　《关于加强卫生人才队伍建设的意见》，国家卫生健康委员会官方网站，2010 年 1 月 12 日，http://www.nhc.gov.cn/zwgk/wtwj/201304/72f9b8e6a3e8483cb1ab8f47a5f298f5.shtml

12 月　　为了贯彻落实《中共中央 国务院关于深化医药卫生体制改革的意见》精神，了解《全国乡村医学教育规划（2001—2010 年）》落实情况，评估农村卫生人员在职培训现状及效果，为制定农村卫生人员培训"十二五"计划提供依据，卫生部要求各地开展农村卫生人员在职培训自评，并于 2010 年 3 月组织"农村卫生人员培训工作评估组"对江苏省、贵州省等 8 省（区、市）的农村基层卫生人员培训工作进行了检查评估，最终形成了《2001—2010 年全国乡村医生教育总结》，指出了过去十年我国在乡村医生教育方面取得的成绩和不足。[2009-15-E&H]

◇ 《中国卫生年鉴》编辑委员会编：《中国卫生年鉴2011》，北京：人民卫生出版社，2012 年，第 287 页。

2010 年

2 月 11 日　　卫生部发布《关于新疆维吾尔自治区举办面向村卫生室中等医学教育相关问题的批复》。同意新疆维吾尔自治区举办面向村卫生室中等医学学历教育，专业名称为农村医学。自 2009 年起 5 年时间内，由自治区财政提供经费支持，面向自治区农牧区定向招生，为村卫生室定向培养适宜医学人才。上述农村医学专业学生毕业后可按照《执业医师法》的规定，参加执业助理医师资格考试，取得执业助理医师资格后执业，执业注册地点限定为村卫生室。[2010-1-B]

◇ 《卫生部关于新疆维吾尔自治区举办面向村卫生室中等医学教育相关问题的批复》，国家卫生健康委员会官方网站，2010 年 4 月 2 日，http://www.nhc.gov.cn/zwgk/wtwj/201304/5e908532f31e423bacc6b47705b5aab8.shtml

2 月 25 日　　教育部公布《2010/2011 学年度招收本科临床医学专业（英语授课）来华留学生的高等学校名单及招生计划》。被列入名单的学校必须设立针对不同国别的招生标准，保证招生质量。未列入名单的学校不得招收本科临床医学专业（英语授课）来华留学生，但可招收使用汉语授课的临床医学专业本科留学生，培养标准不得低

于对我国临床医学专业本科学生的培养标准。［2010-2-B］

◇《教育部办公厅关于公布〈2010/2011 学年度招收本科临床医学专业（英语授课）来华留学生的高等学校名单及招生计划〉的通知》，教育部政府门户网站，2010 年 2 月 25 日， http://www.moe.gov.cn/srcsite/A20/moe_850/201003/t20100309_87800.html

3 月 　　为推进医药卫生体制改革，加强以全科医生为重点的基层医疗卫生队伍建设，提高基层医疗卫生队伍的整体素质和服务水平，逐步实现人人享有基本医疗卫生服务的目标并提高全民健康水平，国家发展改革委、卫生部、中央编办、教育部、财政部、人力资源和社会保障部在总结我国基层医疗卫生队伍建设和发展经验的基础上，联合印发了《以全科医生为重点的基层医疗卫生队伍建设规划》。［2010-3-B］

◇《六部门：建设以全科医生为重点的基层医疗卫生队伍》，中国政府网，2010 年 4 月 1 日，http://www.gov.cn/gzdt/2010-04/01/content_1571324.htm

3 月 　　卫生部组织"农村卫生人员培训工作评估组"，对江苏省、贵州省等 8 省区市农村基层卫生人员培训工作进行检查评估，23 个省（区、市）报送了评估结果报告，在此基础上形成了《全国农村卫生人员在职培训评估报告》和《全国农村卫生人员在职培训调研报告》等总结材料，并制定了《全国乡村医生教育规划（2011—2020 年）征求意见稿》。［2010-4-H］

◇《中国卫生年鉴 2011》，第 285 页。

4 月 24 日 　　由教育部高等学校临床医学专业教学指导委员会主办、北京大学医学部和北京大学人民医院承办的首届全国高等医学院校大学生临床技能竞赛于北京大学人民医院举办。本次竞赛以模拟人和医学模拟器具为操作对象，比赛内容包括临床内科、外科、妇产科、儿科、实验诊断等 35 种技能，以及心电图判读和快速识别影像片等项目。来自全国 19 所医学院校的 76 名医学生参加了此次竞赛。本次竞赛旨在推动高等医学院校进一步加强临床实践教学工作，加强医学生"三基"培养，加强医学生实践能力、科学态度和团队合作精神的培养，有效推动医学人才培养模式和临床实践教学改革。〔2010-5-F&G〕

◇ 《首届全国高等医学院校大学生临床技能竞赛举行》，教育部政府门户网站，2010 年 4 月 26 日，http://www.moe.gov.cn/jyb_xwfb/gzdt_gzdt/moe_1485/201006/t20100603_88674.html

5 月 12 日　教育部发布《中等职业学校专业目录（2010 年修订）》（以下简称《目录》）。为解决农村地区卫生技术人员不足的问题，《目录》增加了为村卫生室及边远贫困地区乡镇卫生院培养执业助理医师（乡村）的农村医学专业，并公布了该专业毕业生医师资格考试和执业注册管理的相关通知。〔2010-6-B&F〕

◇ 《中等职业学校专业目录（2010 年修订）》，教育部政府门户网站，2010 年 5 月 12 日，http://www.moe.gov.cn/jyb_xwfb/xw_fbh/moe_2606/s3644/s3909/s3915/201007/t20100712_91546.html

6 月 2 日　为做好农村订单定向医学生免费培养工作，国家发展改革委、卫生部、教育部、财政部和人力资源和社会保障部等 5 部门根据国家发展改革委等部门印发的《以全科医生为重点的基层医疗卫生队伍建设规划》，联合下发《关于印发开展农村订单定向医学生免费培养工作实施意见的通知》。〔2010-7-B〕

◇ 《关于印发开展农村订单定向医学生免费培养工作实施意见的通知》，教育部政府门户网站，2010 年 6 月 2 日，http://www.moe.gov.cn/jyb_xxgk/moe_1777/moe_1779/201012/t20101216_112693.html

7 月 14 日　卫生部组织制定并印发了《2010 年中西部地区城市社区卫生人员培训项目管理方案》（以下简称《方案》）。《方案》覆盖中西部 22 个省（区、市）以及辽宁省和新疆生产建设兵团，将通过加强对全科医生、社区护士及其他卫生技术人员的岗位培训，提高中西部地区的城市社区卫生服务能力。《方案》计划本年度共培训 5 万余名社区卫生人员。［2010-8-H］

◇ 《中西部社区卫生人员将接受培训》，《中国卫生人才》2010 年第 8 期、第 5 页。

8 月 30 日　卫生部撤销于 1989 年在原北京医科大学、原中山医科大学建立的国家医学教育发展中心。［2010-9-A］

◇ 《卫生部关于废止成立国家医学教育发展中心相关文件的通知》，国家卫生健康委员会官方网站，2010 年 8 月 31 日，http://www.nhc.gov.cn/cms-search/xxgk/getManuscriptXxgk.htm?id=51683

9 月 13 日　教育部首个来华留学生师资培训中心——"教育部来华留学英语师资培训中心（医学）"在天津医科大学挂牌成立。教育部副部长郝平、天津市副市长张俊芳出席中心揭牌仪式。教育部副部长郝平在揭牌仪式上指出，教育部来华留学医学英语师资培训中心的成立和第一期培训班的开班，将有效提高从事医学教育的师资教学水平和管理水平，这是贯彻教育规划纲要精神的具体举措，对发展来华留学生教育事业具有重要的现实意义。［2010-10-G］

◇ 《教育部首个留学生师资培训中心成立》，教育部政府门户网站，2010 年 9 月 15 日，http://www.moe.gov.cn/jyb_xwfb/gzdt_gzdt/moe_1485/201009/t20100915_99441.html

10 月 9 日　卫生部、教育部联合印发了《关于共建部属高校医学院（部、中心）的意见》（以下简称《意见》），启动共建高校医学院（部、中心）工作，并确定首批共建北京大学医学部、北京协和医学院（清华大学医学部）等 10 所部属高校医学院（部、中心）。《意见》提出两部将根据医药卫生人才队伍建设的发展需求，推动教学改革，提高医学人才培养质量。要求共建高校加强医学院（部、中心）的建设，推动医学教育、科研和医疗卫生服务的有机结合和全面发展。［2010-11-B］

◇ 《中国卫生年鉴2011》，第286–287页。

11月13日　第一届中国国际继续医学教育大会在北京召开。本届大会的主题为"继续医学教育在医药卫生体制改革中的机遇与使命"，旨在加强国际的交流与合作，进一步探讨继续医学教育事业发展中的前瞻性、全局性的理论与实践问题，以适应我国医药卫生体制改革的需要，促进我国的卫生事业和继续医学教育工作的开展。［2010-12-H］

◇ 《中国卫生年鉴2011》，第289页。

11月30日　教育部发布了《关于批准成立全国财政职业教育教学指导委员会等43个行业职业教育教学指导委员会的通知》，批准了成立卫生职业教育教学指导委员会等行业职业教育教学指导委员会。卫生职业教育教学指导委员会是全国中等职业教育教学改革创新指导委员会的下设机构，是负责对卫生行业职业教育教学工作进行研究、指导、服务和质量监控工作的专家咨询机构，也是指导本行业职业教育与培训工作的专家组织。［2010-13-B］

◇ 《中国卫生年鉴2011》，第288页。

12月4日　由美国中华医学基金会、哈佛大学等发起成立，全球20位医学教育领袖人物组成的"21世纪国际医学教育专家委员会"在《柳叶刀》（*The Lancet*）杂志发表了《新世纪医学卫生人才培养：在相互依存的世界，为加强卫生系统而改革医学教育》报告。时任北京大学常务副校长、医学部常务副主任的柯杨教授作为中国代表，参与研究撰写。该报告在回顾20世纪丰富的医学教育改革实践瑰宝的基础上，通过全球化、多专业的视角并运用系统的方法，从机构和教学层面的改革对教育和卫生进行分析，提出了研究结果和改革建议，对我国医学教育改革具有重要的借鉴意义。［2010-14-A］

◇ Frenk J, Chen L, Bhutta ZA, et al. Health professionals for a new century: transforming education to strengthen health systems in an interdependent world. *The Lancet.*, 2010, 376(9756):1923-1958.

12 月 28 日　为了进一步做好医师定期考核管理工作，建立完善的医师准入后监管和退出机制，卫生部办公厅发布《关于进一步做好医师定期考核管理工作的通知》（以下简称《通知》）。《通知》指出，自《医师定期考核管理办法》（以下简称《办法》）实施以来，地方各级卫生行政部门按照《办法》要求，加强医师执业管理，落实医师定期考核的各项措施，取得了一定成效。但是，在医师定期考核管理工作过程中，存在对其重要性认识不充分，组织机构不健全，考核方法不统一、考核程序不完善等问题，医师定期考核制度尚没有充分发挥应有的作用。《通知》在进一步提高对医师定期考核工作的认识、健全医师定期考核组织机构、完善医师定期考核程序、做好医师定期考核业务测评工作、加强管理和监督检查等方面提出了详细要求。［2010-15-F］

◇ 《卫生部办公厅关于进一步做好医师定期考核管理工作的通知》，国家卫生健康委员会官方网站，2010 年 12 月 31 日，http://www.nhc.gov.cn/yzygj/s3590/201012/a382e4c4ac314af8b5b479de4b646ba2.shtml

12 月 30 日　为加强基层卫生人才培养，贯彻《以全科医生为重点的基层医疗卫生队伍建设规划》和《国务院办公厅关于印发医药卫生体制五项重点改革 2010 年度主要工作安排的通知》等文件精神，落实2010—2012 年基层医疗卫生机构全科医生转岗培训工作任务，卫生部制定并发布了《关于开展基层医疗卫生机构全科医生转岗培训工作的指导意见（试行）》。［2010-16-H］

◇ 《卫生部办公厅印发〈关于开展基层医疗卫生机构全科医生转岗培训工作的指导意见（试行）〉的通知》，国家卫生健康委员会官方网站，2011 年 1 月 11 日，http://www.nhc.gov.cn/qjjys/s3593/201101/c57ccaeec4a14f99962861c6f2295593.shtml

2011 年

2 月 12 日　　卫生部发布《医药卫生中长期人才发展规划（2011—2020 年）》，要求加快实施人才强卫战略，创新我国医药卫生人才发展机制，完善医药卫生人才发展政策，推进医药卫生人才全面协调发展，为人民健康、国家强盛提供强大的医药卫生人才支撑。［2011-1-A］

◇ 中国药学会药事管理专业委员会编：《中国医药卫生改革与发展相关文件汇编（2011~2012 年度）》，北京：中国医药科技出版社，2012 年，第 251-267 页。

3 月 8 日　　教育部公布 2010 年度高等学校专业设置备案或审批结果。本次公布的高校新设置或调整的 1 887 个本科专业和 4 个医学类专科专业可自 2011 年开始招生，需考察或评估的 9 个医学类专业待考察或评估合格后方可安排招生。［2011-2-B］

◇ 《教育部关于公布 2010 年度高等学校专业设置备案或审批结果的通知》，教育部政府门户网站，2011 年 3 月 8 日，http://www.moe.gov.cn/srcsite/A08/moe_1034/s4930/201103/t20110308_116173.html

4 月 29 日　　卫生部发布《关于做好 2011 年中西部地区农村订单定向医学生免费培养工作的通知》，以做好免费医学生培养工作，确保2011 年工作任务顺利完成，从而加强基层卫生人才培养，健全

基层卫生服务体系。[2011-3-B&G]

◇ 《关于做好 2011 年中西部地区农村订单定向医学生免费培养工作的通知》，国家卫生健康委员会官方网站，2011 年 5 月 6 日，http://www.nhc.gov.cn/zwgkzt/pkjjy1/201105/51568.shtml

5 月 13 日　　日前，在美国中华医学基金会支持下，北京大学医学部牵头创建了"21 世纪中国医学教育改革理念创新项目"，并成立了由来自全国 23 位医学教育专家组成的专家委员会，以对中国医学教育改革的相关重大问题进行系统回顾和前瞻性研究。教育部部长助理林蕙青与北京大学常务副校长、医学部常务副主任柯杨担任该委员会的共同主席。该项目的核心研究成果之一为柯杨等人撰写的"中国医学教育转型：成就与挑战"一文，该文于 2014 年 8 月 30 日发表在英国《柳叶刀》（*The Lancet*）杂志。[2011-4-A]

◇ 《21 世纪中国医学卫生教育改革理念创新项目启动》，《中国教育报》2011 年 5 月 13 日，第 1 版；

◇ 《〈柳叶刀〉杂志发表柯杨等中国医学教育改革文章并配发社论》，北京大学医学部官方网站，2014 年 9 月 4 日，https://bynews.bjmu.edu.cn/zhxw/2014n/131536.htm

5 月 28 日——　以"医学教育全球化"为主题的第五届"东西方联盟"（East-West
29 日　　　 Alliance，EWA）年会在汕头大学召开。年会围绕"医学教育全球化：如何在信息时代办好医学院"这一主题，从医学生录取标准及录取程序、课程结构及内容、教学方法及考核方式、临床技能培训、道德教育及心理教育、研究生教育及科研、住院医师培训及继续教育、医学院校的行政与财务管理 8 个议题展开演讲和讨论。[2011-5-A]

◇ 《第五届"东西方联盟"年会在广东汕头召开》，中国新闻网，2011 年 5 月 28 日，http://www.chinanews.com/df/2011/05-28/3073917.shtml

7月1日　国务院出台《关于建立全科医生制度的指导意见》（以下简称《意见》），提出应充分认识建立全科医生制度的重要性和必要性，建立全科医生制度的指导思想、基本原则和总体目标，逐步建立统一规范的全科医生培养制度，近期多渠道培养合格的全科医生，改革全科医生执业方式，建立全科医生的激励机制，积极稳妥地推进全科医生制度建设，等等。《意见》指出，到2020年，我国将初步建立起充满生机和活力的全科医生制度，逐步建立统一规范的全科医生培养制度，之后还可改革全科医生执业方式，建立全科医生的激励机制及相关保障措施，积极稳妥地推进全科医生制度建设。〔2011-6-B〕

◇ 《国务院关于建立全科医生制度的指导意见》，中国政府网，2011年7月7日，http://www.gov.cn/zwgk/2011-07/07/content_1901099.htm

8月15日　为进一步深化高等医学教育改革，加强临床教学研究和医学生临床能力培养，教育部高等教育司发布《关于推荐教育部医学教育临床教学研究中心委员的通知》，委托北京大学人民医院成立了教育部医学教育临床教学研究中心。〔2011-7-D〕

◇ 《关于推荐教育部医学教育临床教学研究中心委员的通知》，教育部政府门户网站，2011年8月15日，http://www.moe.gov.cn/s78/A08/gjs_left/moe_740/s3864/201108/t20110815_123935.html

12月6日　教育部和卫生部联合在京召开全国医学教育改革工作会议，部署和实施临床医学教育综合改革。会议宣读了中共中央政治局委员、国务委员刘延东对会议的批示。全国人大常委会副委员长韩启德，教育部党组书记、部长袁贵仁，卫生部部长陈竺均在会上发表重要讲话。会议还下发了《教育部卫生部关于实施临床医学教育综合改革的若干意见》等一系列征求意见稿。〔2011-8-A〕

◇ 《两部门联合在京召开全国医学教育改革工作会议》，中国政府网，2011年12月7日，http://www.gov.cn/gzdt/2011-12/07/content_2014047.htm

2012 年

2 月 25 日——
26 日

全国临床医学教育综合改革暨教材建设工作会议于 2 月 25 日——
26 日在北京召开。教育部党组成员、部长助理林蕙青出席会议
并讲话。林蕙青指出，提高教育质量的主体和重心在学校、在教
师、在教学。"十二五"期间，教材建设要实施精品战略，按照
全国医学教育改革工作会议和以"5+3"为主体的临床医学教育
综合改革方案的精神和要求，深入推进临床医学专业教材体系改
革，把教育理念、教学内容、教学方法的改革和创新体现在教材
建设中，全面提高教材质量，更好地服务教学、指导教学、规范
教学，为培养高素质的医疗卫生人才作出积极贡献。[2012-1-D]

◇ 《培养高素质医疗卫生人才——全国临床医学教育综合改革工作会议召
开》，教育部政府门户网站，2012 年 2 月 27 日，http://www.moe.gov.
cn/jyb_xwfb/gzdt_gzdt/moe_1485/201202/t20120227_131044.html

3 月 4 日

教育部临床医学专业认证工作委员会发布《教育部临床医学专业
认证工作委员会加强与 WFME 关于世界医学院校名录合作事宜
的请示》，积极推进与世界医学教育联合会 WFME 关于世界医
学院校名录的合作。教育部临床医学专业认证工作委员会秘书
处在 2012 年工作总结中也指出，应加强国内外交流与合作，建
立认证专家队伍建设，建立专家遴选、培训和考核评价机制。
[2012-2-E]

◇ 《2012 年教育部临床医学专业认证工作委员会秘书处大事记》，教育
部临床医学专业认证工作委员会官方网站，2013 年 3 月 4 日，http://
wcame.bjmu.edu.cn/show.php?cid=64&id=203；

◇ 《教育部临床医学专业认证工作委员会秘书处 2012 年工作总结》，教
育部临床医学专业认证工作委员会官方网站，2013 年 3 月 4 日，http://
wcame.bjmu.edu.cn/show.php?cid=64&id=202

3月14日　　　国务院印发《"十二五"期间深化医药卫生体制改革规划暨实施方案》。本规划主要明确了2012—2015年医药卫生体制改革的阶段目标、改革重点和主要任务，是未来四年深化医药卫生体制改革的指导性文件。［2012-3-A］

◇　《国务院关于印发"十二五"期间深化医药卫生体制改革规划暨实施方案的通知》，中国政府网，2012年3月21日，http://www.gov.cn/zwgk/2012-03/21/content_2096671.htm

3月15日　　　卫生部办公厅发布《关于成立卫生部教材建设专家指导委员会的通知》。为进一步推动我国医药卫生教材建设工作，充分发挥专家咨询和指导作用，提高教材建设整体水平，促进医药卫生人才培养工作，卫生部决定成立卫生部教材建设专家指导委员会（以下简称教材指导委员会）。教材指导委员会的主要职责是为制订医药卫生教材建设发展规划及相关政策提供专家建议和决策咨询；推动医学教材重点工作，开展重大问题研究和监测评价；为优秀教材评选、评估和推荐工作提供支持。［2012-4-D］

◇　《"第一届卫生部教材建设专家指导委员会名单"发布》，中国政府网，2012年3月22日，https://www.gov.cn/gzdt/2012-03/22/content_2097550.htm

3月23日　　　"第二届中国国际继续医学教育与继续职业发展大会"在北京国家会议中心召开。会上记者了解到，世界医学教育联合会（WFME）在举办的主题为"医学教育的全球标准：为了更好的保健服务"的世界大会上，颁布了医学教育连续统一体3个阶段的国际标准，并正式将继续医学教育（Continuing Medical Education,CME）更名为继续职业发展（Continuing Professional Development,CPD）。CPD是一个更为广泛的概念，与CME相比，CPD更加强调了自我学习的特点。［2012-5-H］

◇　《继续医学教育更名为继续职业发展》，《中国社区医师》2012年第13期，第23-23页。

4 月 6 日　　　教育部办公厅发布《关于公布 2012/2013 学年度招收本科临床医学专业（英语授课）来华留学生的高等学校名单及招生计划的通知》。被列入名单的学校必须根据国别设立招生标准，保证招生质量；未列入名单的学校不得招收本科临床医学专业（英语授课）来华留学生，但可招收使用汉语授课的临床医学专业本科留学生，培养标准不得低于我国临床医学专业本科学生的培养标准。〔2012-6-B〕

◇　《教育部办公厅关于公布 2012/2013 学年度招收本科临床医学专业（英语授课）来华留学生的高等学校名单及招生计划的通知》，教育部政府门户网站，2012 年 4 月 6 日，http://www.moe.gov.cn/srcsite/A20/moe_850/201204/t20120406_134298.html

4 月　　　　教育部临床医学专业认证工作委员会向北京大学医学部提交《关于设立教育部临床专业认证工作委员会秘书处办公室的请示》。经医学部批准，于 2012 年 5 月在北京大学医学部教育处设立教育部临床医学专业认证委员会秘书处办公室。〔2012-7-E〕

◇　《2012 年教育部临床医学专业认证工作委员会秘书处大事记》，教育部临床医学专业认证工作委员会官方网站，2013 年 3 月 4 日，http://wcame.bjmu.edu.cn/show.php?cid=64&id=203

5 月 7 日　　　教育部、卫生部印发《关于实施临床医学教育综合改革的若干意见》（以下简称《意见》），联手启动临床医学教育综合改革。该《意见》分指导思想和工作原则、改革目标和主要任务、改革重点和主要举措、组织管理和试点安排四部分。〔2012-8-A〕

◇　《教育部 卫生部关于实施临床医学教育综合改革的若干意见》，教育部政府门户网站，2012 年 5 月 7 日，http://www.moe.gov.cn/srcsite/A08/moe_740/s7952/201205/t20120507_166951.html

5 月 12 日　　　教育部、卫生部在北京大学人民医院举行的全国高等医学院校大

学生临床技能竞赛总决赛开幕，共有 113 所举办临床医学专业本科教育的高校参加本届竞赛。[2012-9-F]

◇　《全国高等医学院校大学生临床技能竞赛总决赛举行》，教育部政府门户网站，2012 年 5 月 12 日，http://www.moe.gov.cn/jyb_xwfb/gzdt_gzdt/moe_1485/201205/t20120512_135526.html

5 月 21 日　医学教育论坛在北京大学医学部学术报告厅举行。本次教育论坛作为纪念医学部百年庆典活动的一部分，由北京大学医学部和芝加哥大学北京中心联合举办，旨在搭建平台促进国内外学者在医学教育改革领域的交流与合作。参加此次论坛的还有来自芝加哥大学、吉林大学、山东大学、武汉大学、北京协和医学院、首都医科大学和北京大学医学部教学一线的老师和教学管理人员。此次论坛就中国医学教育改革的政策，国内外院校的医学教育改革情况进行专题交流与深入讨论，是医学部新途径教育教学改革过程中教师培训的延伸。[2012-10-A]

◇　《医学部成功举办医学教育论坛》，北京大学医学部官方网站，2012 年 5 月 23 日，http://jiaoyuchu.bjmu.edu.cn/dtxx/173383.htm

5 月 24 日—　由浙江大学承办的"第七届中国八年制医学教育峰会"在浙江紫
25 日　　金港国际饭店顺利举行。本届峰会的主题是"八年制医学教育的回顾与展望"，会议主要内容为举办八年制医学教育的院校代表交流本校八年制的办学经验，讨论八年制教学取得的成效、面临的挑战及今后的发展方向。中国八年制峰会作为我国举办的具有较高规格的医学教育大会，对推动我国医学教育事业发展、拔尖创新医学人才的培养模式改革和创新，并更好地为我国培养出一批高层次、国际化、满足社会和卫生事业需求的高层次复合型医学拔尖创新人才具有重大意义。[2012-11-A]

◇　《中国第七届八年制医学教育峰会在浙江大学顺利召开》，浙江大学医学院官方网站，2012 年 5 月 25 日，http://www.cmm.zju.edu.cn/2012/0525/c38670a1626650/page.htm

5 月 28 日   卫生部与国家行政学院在京举行战略合作框架协议签署仪式。根据协议，卫生部与国家行政学院将在三个方面加强战略合作：一是合作开展卫生改革发展重大课题研究和决策咨询活动，共同研究破解卫生改革发展中的深层次矛盾和问题；二是合作推动卫生部卫生发展研究中心发展，共同建设卫生政策研究和政府决策咨询的重要基地；三是合作开展干部教育培训与人才培养，共同推动国家行政学院培训优势与卫生系统实践平台之间的有机结合，建设高素质的卫生管理干部队伍。[2012-12-A]

◇ 《卫生部与国家行政学院举行战略合作框架协议签署仪式》，国家卫生健康委员会官方网站，2012 年 5 月 28 日，http://www.nhc.gov.cn/bgt/s7693/201205/dfccaee6577247188b156f8073bf9a7e.shtml

7 月 30 日   卫生部 30 日公布了与教育部共同组织制定的《全科医生规范化培养标准（试行）》（以下简称《标准》）。《标准》明确了 "5 年临床医学本科教育＋3 年全科医生规范化培养" 模式下全科医生规范化培养的方式、时间、内容及各项具体要求。[2012-13-B]

◇ 《卫生部公布〈全科医生规范化培养标准（试行）〉》，中国政府网，2012 年 7 月 30 日，http://www.gov.cn/jrzg/2012-07/30/content_2195163.htm

9 月 19 日   卫生部 19 日公布了与教育部共同组织制定的《助理全科医生培训标准（试行）》（以下简称《标准》）。临床医学专业三年制专科毕业、拟在或已经在农村基层医疗卫生机构从事全科医疗工作的人员，可通过为期两年的培训，成为合格的助理全科医生。《标准》提出：助理全科医生应掌握临床医学的基本理论、基本知识和基本技能以及公共卫生的相关知识和技能；具有对农村常见病多发病的基本诊疗能力、预防保健工作能力；具有良好的医患沟通能力，以维护和促进健康为目标，向个人、家庭和农村社区提供以需求为导向的综合性、协调性、连续性的基本医疗和预

防保健服务。［2012-14-B&H］

◇ 《两部门共同制定〈助理全科医生培训标准（试行）〉》，中国政府网，2012 年 9 月 19 日，http://www.gov.cn/jrzg/2012-09/19/content_2228760.htm

10 月 19 日　　经教育部批准，教育部临床医学专业认证工作委员会发布《关于调整教育部临床医学专业认证工作委员会秘书处机构和人员组成的通知》，设立秘书处办公室，并调整部分秘书组成员。2012 年 10 月，向教育部提交《关于进一步推进临床医学专业认证工作的建议》，就临床医学专业认证的相关事宜向教育部汇报并提交工作建议。［2012-15-E］

◇ 《2012 年教育部临床医学专业认证工作委员会秘书处大事记》，教育部临床医学专业认证工作委员会官方网站，2013 年 3 月 4 日，http://wcame.bjmu.edu.cn/show.php?cid=64&id=203

11 月 9 日　　教育部、卫生部联合印发《关于批准第一批卓越医生教育培养计划项目试点高校的通知》。根据地方教育、卫生行政部门的初审意见，教育部、卫生部共同组织专家对提交的项目实施方案进行审核，确定了第一批卓越医生教育培养计划项目试点高校 125 所，改革试点项目 178 项，其中拔尖创新医学人才培养模式改革试点项目 26 项，五年制临床医学人才培养模式改革试点项目 72 项，农村订单定向免费医学教育人才培养模式改革试点项目 39 项，"3+2" 三年制专科临床医学教育人才培养模式改革试点项目 41 项。［2012-16-B］

◇ 《教育部卫生部关于批准第一批卓越医生教育培养计划项目试点高校的通知》，教育部政府门户网站，2012 年 11 月 16 日，http://www.moe.gov.cn/srcsite/A08/s7056/201211/t20121116_166952.html

12 月 19 日　　卫生部、教育部、财政部和国家中医药管理局组织制定并印发《全科医学师资培训实施意见（试行）》，结合当地实际，研究制定全科医学师资培训实施办法，对培训目标、培训实施措施、年度计划等作出具体安排，完善培训组织管理机制和相关政策制度，落实工作经费，加强全科医学师资培训基地建设和培训工作管理，确保培训质量。[2012-17-B]

◇ 《关于印发〈全科医学师资培训实施意见（试行）〉的通知》，国家卫生健康委员会官方网站，2013 年 1 月 15 日，http://www.nhc.gov.cn/wjw/gfxwj/201304/c3545f79a9ef4350b595bf8db3b018a4.shtml

12 月 28 日　教育部、国家中医药管理局联合印发《本科医学教育标准——中医学专业（暂行）》（以下简称《标准》）的通知。《标准》以五年制本科中医学专业为适用对象，提出该专业教育必须达到的保证标准和发展标准，是该专业教育质量监控及教学工作自我评价的主要依据。教育部将根据此《标准》组织开展对本科中医学专业的认证工作。[2012-18-B&E]

◇ 《教育部 国家中医药管理局关于印发〈本科医学教育标准—中医学专业（暂行）〉的通知》，教育部政府门户网站，2013 年 1 月 5 日，http://www.moe.gov.cn/srcsite/A08/moe_740/s3864/201301/t20130105_147172.html

12 月 31 日　卫生部印发《卫生部关于加强"十二五"期间继续医学教育工作的指导意见》的通知，以贯彻落实《中共中央 国务院关于深化医药卫生体制改革的意见》《"十二五"期间深化医药卫生体制改革规划暨实施方案》和《卫生事业发展"十二五"规划》，推进在职卫生人员的终身职业教育，提高卫生队伍整体素质，根据国家中长期教育、人才、科技发展规划纲要和医药卫生中长期人才发展规划有关精神。[2012-19-B&H]

◇ 《卫生部关于加强"十二五"期间继续医学教育工作的指导意见》，国家卫生健康委员会官方网站，2013 年 1 月 18 日，http://www.nhc.gov.cn/wjw/ghjh/201301/92ca88aceeab4ea098f3519d22972d94.shtml

2013 年

2月8日 　为贯彻落实《国家中长期教育改革和发展规划纲要（2010—2020年）》，实施《留学中国计划》，全面提升来华留学教育教学质量，打造我国留学生教育的国际品牌，教育部决定开展 2013 年度来华留学英语授课品牌课程评选工作，评选出 150 门品牌课程。[2013-1-D]

◇ 《教育部办公厅关于 2013 年度来华留学英语授课品牌课程评选工作的通知》，教育部政府门户网站，2013 年 2 月 27 日，https://hudong.moe.gov.cn/srcsite/A20/moe_850/201302/t20130227_150195.html

2月17日 　国家中医药管理局、卫生部、教育部发布《关于印发〈中医类别全科医生规范化培养标准（试行）〉的通知》，要求各省级中医药、教育行政管理部门结合本地区中医类别全科医学人才需求和培养能力，科学编制本省（区、市）中医类别全科医生年度培养计划和中长期培养规划，落实培养经费、培训期间人员管理等保障政策，建立和完善包括招录、培养、管理、考核、学位授予等环节的全科医生培养制度。[2013-2-B&H]

◇ 《国家中医药管理局 卫生部 教育部关于印发〈中医类别全科医生规范化培养标准（试行）〉的通知》，教育部政府门户网站，2013 年 2 月 17 日，http://www.moe.gov.cn/jyb_xxgk/moe_1777/moe_1779/201306/t20130618_153247.html

3月8日 　教育部办公厅发布《关于公布 2013/2014 学年度招收本科临床医学专业（英语授课）来华留学生的高等学校名单及招生计划的通知》。被列入名单的学校必须根据国别设立招生标准，保证招生质量；未列入名单的学校不得招收本科临床医学专业（英语授课）来华留学生，但可招收使用汉语授课的临床医学专业本科留学生，培养标准不得低于我国临床医学专业本科学生的培养标准。
［2013-3-B］

◇ 《教育部办公厅关于公布2013/2014学年度招收本科临床医学专业（英语授课）来华留学生的高等学校名单及招生计划的通知》，教育部政府门户网站，2013年3月12日，http://www.moe.gov.cn/srcsite/A20/moe_850/201303/t20130312_149249.html

3月17日　十二届全国人大一次会议闭幕当天，在北京市西城区西直门外南路1号，悬挂多年的"卫生部"牌子被悄然摘下，取而代之的新牌子上写着"国家卫生和计划生育委员会"。十二届全国人大一次会议审议通过的《国务院机构改革和职能转变方案》提出：为更好地坚持计划生育的基本国策，加强医疗卫生工作，深化医药卫生体制改革，优化配置医疗卫生和计划生育服务资源，提高出生人口素质和人民健康水平，将卫生部的职责、国家人口和计划生育委员会的计划生育管理和服务职责整合，组建国家卫生和计划生育委员会。将国家人口和计划生育委员会的研究拟订人口发展战略、规划及人口政策职责划入国家发展和改革委员会。不再保留卫生部、国家人口和计划生育委员会。国家卫生和计划生育委员会的主要职责是统筹规划医疗卫生和计划生育服务资源配置，组织制定国家基本药物制度，拟订计划生育政策，监督管理公共卫生和医疗服务，负责计划生育管理和服务工作等。［2013-4-A］

◇ 《新机构"国家卫生和计划生育委员会"17日挂牌》，中国政府网，2013年3月18日，https://www.gov.cn/2013lh/content_2356413.htm

3月25日　教育部印发《关于做好2013年中西部地区农村订单定向医学生免费培养工作的通知》专业为临床医学、中医学、蒙医学、藏医学和维医学，请有关省级教育行政部门将免费医学生订单定向招生计划纳入2013年度普通高等学校年度招生规模，在不增加承担免费医学生培养任务高校（以下简称培养高校）临床医学、中

医学、蒙医学、藏医学和维医学专业招生规模的基础上调整招生结构。［2013-5-B］

◇ 《关于做好2013年中西部地区农村订单定向医学生免费培养工作的通知》，教育部政府门户网站，2013年3月25日，http://www.moe.gov.cn/s78/A08/gjs_left/moe_740/s4781/s7956/201307/t20130701_166954.html

3月29日　全国继续医学教育委员会办公室印发《关于公布2013年第二批国家级继续医学教育项目和国家级继续医学教育基地项目的通知》。公布2013年第二批国家级继续医学教育项目2 407项和国家级继续医学教育基地项目396项，共计2 803项。［2013-6-H］

◇ 《2013年第二批国家级继续医学教育项目公布》，中国政府网，2013年4月7日，http://www.gov.cn/gzdt/2013-04/07/content_2371850.htm

4月3日　教育部印发《关于组织实施2012年度申办本科医学类专业考察工作的通知》，决定组织专家对湖北理工学院等4所高校开展本科医学类专业设置考察工作。［2013-7-E］

◇ 《关于组织实施2012年度申办本科医学类专业考察工作的通知》，教育部政府门户网站，2013年7月2日，http://www.moe.gov.cn/s78/A08/gjs_left/moe_740/s3864/201307/t20130702_153768.html

4月10日　国务院学位委员会、教育部、国家卫生和计划生育委员会、人力资源和社会保障部、国家中医药管理局联合印发《关于做好临床医学（全科）硕士专业学位授予和人才培养工作的意见（试行）》，完善我国医学人才培养体系，积极推进临床医学专业学位研究生教育改革。［2013-8-C］

◇ 《国务院学位委员会 教育部 国家卫生和计划生育委员会 人力资源和社会保障部 国家中医药管理局关于做好临床医学（全科）硕士专业学位授予和人才培养工作的意见（试行）》，教育部政府门户网站，2013年4月10日，http://www.moe.gov.cn/jyb_xxgk/moe_1777/moe_1779/201304/t20130410_155647.html

5月6日 　　教育部、国家卫生和计划生育委员会印发《关于批准第一批临床医学硕士专业学位研究生培养模式改革试点高校的通知》。经高校申报、主管部门推荐、申报高校所在地卫生行政部门同意以及专家评审论证，教育部、国家卫生和计划生育委员会决定批准北京大学等64所高校为第一批临床医学硕士专业学位研究生培养模式改革试点高校。［**2013-9-B&C**］

　◇ 《教育部 国家卫生和计划生育委员会关于批准第一批临床医学硕士专业学位研究生培养模式改革试点高校的通知》，教育部政府门户网站，2013年5月16日，http://www.moe.gov.cn/srcsite/A22/moe_826/201305/t20130516_152422.html

5月18日— 　由教育部医学教育临床教学研究中心主办、中南大学承办的第
19日 　　四届全国高等医学院校大学生临床技能竞赛总决赛在湖南长沙举行。本次大赛以"奉学道、尚医德、精医术、展风采"为主题，希望以多种方式推动医学院校深化临床实践教学改革，加强临床实践教学基地和临床教师队伍建设，引导学生树立良好的职业道德，全面提升医学生的临床实践能力和综合素质。
　　　［**2013-10-F**］

　◇ 《高等医学院校大学生临床技能竞赛总决赛落幕》，教育部政府门户网站，2013年5月21日，http://www.moe.gov.cn/jyb_xwfb/gzdt_gzdt/moe_1485/201305/t20130521_152148.html

8月7日— 　中国卫生信息学会卫生信息学教育专业委员会（以下简称专委
9日 　　会）成立大会暨第一次学术会议在河北张家口市召开。新当选的专委会首届主任委员赵玉虹教授作会议总结，围绕专委会今后的工作目标、工作内容和研究方向等方面提出了具体的建议和意见，希望全体委员团结一致，为促进我国卫生信息学教育事业发展，加强复合型、应用型卫生信息化专门人才培养而努力。
　　　［**2013-11-A**］

◇ 《中国卫生信息学会卫生信息学教育专业委员会成立大会暨第一次学术会议在张家口召开》，国家卫生健康委员会官方网站，2013 年 8 月 26 日，http://www.nhc.gov.cn/mohwsbwstjxxzx/xhdt/201308/9d5dcc38c9a742049530124cc59067a8.shtml

10 月 11 日—13 日 　中华医学会医学教育分会第三届医学（医药）院校青年教师教学基本功比赛在广西医科大学举行。来自全国 82 所高等医学（医药）院校的 300 余名教师参加了比赛开幕式，82 名青年教师参赛。［2013-12-F&G］

◇ 《中华医学会医学教育分会第三届医药院校青年教师教学基本功比赛举行》，《中华医学教育杂志》2014 年第 1 期，第 68 页。

10 月 18 日 　国家卫生计生委、国家发展改革委、教育部、财政部、国家中医药管理局五部门共同印发《全国乡村医生教育规划（2011—2020 年）》（以下简称《规划》）。《规划》提出：到 2020 年，各省（区、市）建立健全与全面建成小康社会目标要求相适应的乡村医生教育培训制度，建立一支以中职（中专）及以上学历、执业（助理）医师为主体、整体素质基本满足村级卫生服务需求的合格乡村医生队伍。［2013-13-B］

◇ 《国家卫生计生委等 5 部门关于印发〈全国乡村医生教育规划（2011—2020 年）〉的通知》，中国政府网，2013 年 10 月 30 日，http://www.gov.cn/gzdt/2013-10/30/content_2518099.htm

12 月 7 日—8 日 　中华医学会医学教育分会六届四次全委会暨 2013 年全国医学教育学术会议在昆明医科大学召开，本次会议的主题是"卓越医师培养"。会议共收到来自全国 23 个省、直辖市和自治区的 213 篇论文。［2013-14-A］

◇ 《中华医学会医学教育分会六届四次全委会暨 2013 年全国医学教育学术会议召开》，《中华医学教育杂志》2014 年第 1 期，第 1 页。

12 月 31 日　　国家卫生和计划生育委员会联合中央编办、国家发展改革委、教育部、财政部、人力资源和社会保障部及国家中医药管理局 7 部门联合下发《关于建立住院医师规范化培训制度的指导意见》，就逐步建立健全住院医师规范化培训制度、完善保障措施、密切相关政策衔接、强化组织领导等方面提出了具体要求。[2013-15-H]

◇　《关于建立住院医师规范化培训制度的指导意见》，中国政府网，2014年 1 月 17 日，http://www.gov.cn/gzdt/2014-01/17/content_2569096.htm

12 月 31 日　　全国继续医学教育委员会公布 2014 年第一批国家级继续医学教育项目。2014 年第一批国家级继续医学教育项目共 8 588 项（含备案项目 725 项）。[2013-16-H]

◇　《关于公布 2014 年第一批国家级继续医学教育项目的通知》，国家卫生健康委员会官方网站，2014 年 1 月 6 日，http://www.nhc.gov.cn/qjjys/s3594/201401/731124330e4f48e79af533294056cb86.shtml

2014 年

2 月 13 日　　建立国家住院医师规范化培训制度工作会议在上海召开，这标志着我国住院医师规范化培训制度建设正式启动。会议通报了建立国家住院医师规范化培训制度工作情况。[2014-1-H]

◇　《落实"建立国家住院医师规范化培训制度工作会议"精神，推进国家级住院医师规范化培训管理信息系统建设》，《中国卫生信息管理杂志》2014 年第 2 期，第 102 页。

3 月 29 日　　中国医学教育慕课联盟在北京成立。全国人大常委会副委员长陈竺提出，慕课作为一种新型的大规模在线课程开放模式，在互联网平台上实现了优质教学资源的广泛共享。中国医学教育慕课平台建设要充分践行开放、共享的互联网精神，做好与在校医学教育的有机融合，同时兼顾毕业后医学教育与基层卫生人员培训的需要。［2014-2-D］

◇ 《中国医学教育慕课联盟在北京成立》，《上海医药》2014年第7期，第53页。

4月8日　教育部办公厅发布《关于做好2014年中西部地区农村订单定向医学生免费培养工作的通知》，其中指出2014年中央财政支持高等医学院校为中西部乡镇卫生院培养订单定向免费教育五年制医学生共计5 610人，专业为临床医学、中医学、蒙医学、藏医学和维医学。［2014-3-B&G］

◇ 《教育部办公厅关于做好2014年中西部地区农村订单定向医学生免费培养工作的通知》，教育部政府门户网站，2014年4月8日，http://www.moe.gov.cn/srcsite/A08/moe_740/s3864/201404/t20140408_167227.html

5月25日　第五届全国高等医学院校大学生临床技能竞赛总决赛在中山大学落幕。中山大学、中南大学、大连医科大学参赛队获得特等奖，中山大学以连续四年总分第一的成绩创下了"四连冠"。据悉，本届竞赛由教育部医学教育临床教学研究中心主办，设置了6个分区赛和全国总决赛，共有115所举办临床医学专业本科教育的高校参加，覆盖了全国设置本科临床医学专业普通高校的近90%，其中41所高校的选手通过分区赛进入总决赛。［2014-4-F］

◇ 赖红英：《115所医学院校临床技能大比武》，《中国教育报》2014年5月27日，第3版。

6月30日　教育部、国家卫生计生委、国家中医药管理局、国家发展改革委、财政部、人力资源和社会保障部六部门联合印发了《关于医教协同深化临床医学人才培养改革的意见》，总体目标是到2020年，基本建成院校教育、毕业后教育、继续教育三阶段有机衔接的具有中国特色的标准化、规范化临床医学人才培养体系；院校教育质量显著提高，毕业后教育得到普及，继续教育实现全覆盖。近期任务是加快构建以"5+3"（5年临床医学本科教育+3年住院医师规范化培训或3年临床医学硕士专业学位研究生教育）为主体、以"3+2"（3年临床医学专科教育+2年助理全科医生培训）为补充的临床医学人才培养体系。［2014-5-A］

◇ 《教育部等六部门关于医教协同深化临床医学人才培养改革的意见》，教育部政府门户网站，2014年7月14日，http://www.moe.gov.cn/srcsite/A22/s7065/201407/t20140714_178832.html

7月1日　　"中俄医科大学联盟"在哈尔滨医科大学宣布成立。该联盟是在哈尔滨医科大学校长杨宝峰院士积极推进下，由哈尔滨医科大学与俄联邦伊·米·谢切诺夫莫斯科第一国立医科大学共同发起的，历时半年时间筹划，成功邀请和吸引了中俄两国92所高水平医科大学的加入。［2014-6-A］

◇ 《中俄医科大学联盟在哈医大成立》，人民网，2014年7月2日，http://cpc.people.com.cn/n/2014/0702/c87228-25228162.html

8月30日　　英国《柳叶刀》（The Lancet）杂志在第5期"中国未来健康"专辑中，发表了北京大学柯杨等人撰写的《中国医学教育转型：成就与挑战》一文。在文章中，作者指出中国举办了世界上规模最大的医学教育体系，1998年以来的改革可能是当代全球医学教育领域内目标最宏伟、规模最宏大、速度最迅捷的一场重大变革。改革将医学院校合并进入大学，扩大了医学类专业的招生规模。截至目前，改革取得了一些积极成果，例如毕业生规模的扩大部分缓解了人才短缺问题；专科学历护士培养速度的加快矫正了技能组合的不平衡；加强了全科医生等基层卫生人员的培养。然而，与机构管理体制迅速或激进式改革形成反差的是，教学改革相对缓慢。在取得进步的同时，也出现了一些其他方面的问题，如快速扩招的同时教师数量没有成比例增加、扩招对教学质量可能产生稀释效应、课程内容陈旧、狭隘的技术培训挑战了对职业精神的培养、非第一志愿医学生增加、医学毕业生能力培养不够全面等。在教育政策制订和执行方面，作者强调了重新平衡医学院校与政府各自作用和积极推动教学改革的重要性。对于目前令人担忧的伤医事件频发问题，作者认为，医患矛盾除反映了和谐医患关系的建立需要全社会的共同努力外，更深层次的医学教育改革也刻不容缓。《柳叶刀》杂志评价该文第一次在循证研究的基础上系统总结了中国医学教育的机构改革，是中国医学教育研究中一个重要而良好的开端。［2014-7-A］

◇ Taking China's health professional education into the future. *The Lancet*, 2014, 384(9945):715;

◇ 《〈柳叶刀〉杂志发表柯杨等中国医学教育改革文章并配发社论》，北京大学医学部官方网站，2014 年 9 月 4 日，https://bynews.bjmu.edu.cn/zhxw/2014n/131536.htm

9 月 　　由柯杨主编的《21 世纪中国医学教育改革再定位》由北京大学医学出版社出版，为《21 世纪中国医学卫生教育改革理念创新项目》的研究成果。该项目研究认为中国医学教育存在着共性问题，即宏观管理体制不协调，综合性大学对医学教育管理的模式有待完善，人才培养与社会需求不匹配，师资队伍与教学资源不足，医学教育资源分布不平衡，毕业后教育体系尚待完善，教学理念、模式、方法和课程设置、教学评价有待改进等。编者指出：随着 21 世纪的到来，人们已深刻认识到健康决定因素的复杂性。个体健康状况受到遗传、个人行为、社会与自然环境、医疗卫生服务等因素的共同影响。中国医学教育已经不能完全适应外部环境的变化，迫切需要重新定位医学教育的目标，及时调整医学教育的专业布局、教育模式和内容，推动医学教育的系统改革，以

更好地迎接 21 世纪的诸多挑战。[2014-8-A]

◇ 柯杨：《21 世纪中国医学教育改革再定位》，北京：北京大学医学出版社，2014 年。

10 月 18 日　由教育部医学教育临床教学研究中心、教育部临床实践教学指导分委员会、国家医学考试中心、人民卫生出版社、高等教育出版社联合主办的"2014 年高等医学教育临床教学研究高峰论坛暨首届住院医师培训峰会"在北京举行。[2014-9-H]

◇ 《2014 年高等医学教育临床教学研究高峰论坛暨首届住院医师培训峰会在京召开》，人民论坛网，2014 年 10 月 20 日，http://www.rmlt.com.cn/2014/1020/331898.shtml

11 月 2 日　由北京大学医学部、中国高等教育学会医学教育专业委员会主办，中国全科医学杂志社承办的"医学本科阶段全科医学教育国际研讨会"在北京大学医学部召开。此次会议的主要目的是了解发达国家和地区全科医学教育的现状，根据我国卫生事业发展的需要，明确全科医学教育的定位，加强医学本科阶段全科医学教育。[2014-10-A]

◇ 《医学部成功召开北京大学全科医学学科建设研讨会》，北京大学医学部官方网站，2014 年 11 月 5 日，http://jiaoyuchu.bjmu.edu.cn/dtxx/173543.htm

11 月 6 日　国务院学位委员会第 31 次会议审议通过《中医专业学位设置方案》，决定在我国独立设置中医专业学位，中医专业学位分为博士、硕士两级，含中西医结合及民族医。[2014-11-C]

◇ 《关于印发〈中医专业学位设置方案〉的通知》，教育部政府门户网站，2015 年 1 月 20 日，http://www.moe.gov.cn/srcsite/A22/moe_833/201501/t20150120_183210.html

11 月 14 日　教育部、国家卫生计生委、国家中医药管理局定于 2014 年 11 月下旬在北京联合召开医教协同深化临床医学人才培养改革工作推进会。会议主要任务是贯彻落实《关于医教协同深化临床医学人才培养改革的意见》精神，深化医药卫生体制改革，着力构建"5+3"为主体的标准化、规范化现代医学教育体系，全面部署医教协同深化临床医学人才培养改革工作，推进临床医学教育综合改革。［2014-12-A］

◇ 《教育部办公厅 国家卫生计生委办公厅 国家中医药管理局办公室关于召开医教协同深化临床医学人才培养改革工作推进会的通知》，教育部政府门户网站，2014 年 11 月 19 日，http://www.moe.gov.cn/srcsite/A22/s7065/201411/t20141119_178741.html

11 月 29 日　全国高等医药教材建设研究会、人民卫生出版社专家咨询委员会2014 年年会在北京举行。会议期间，搭载 4 门全新慕课课程、300 多门公开课的中国医学教育慕课平台暨人卫慕课平台正式上线，世界卫生组织卫生信息和出版合作中心揭牌，全国卫生职业教育发展联盟、全国医药学成人教育发展联盟、全国医学考试专家指导委员会成立。［2014-13-D］

◇ 韩婧：《全国高等医药教材建设研究会 人民卫生出版社专家咨询委员会 2014 年年会在京举行》，《科技与出版》2014 年第 12 期，第 10 页。

12 月 13 日　由中华医学会医学教育分会主办的中华医学会医学教育分会第七届二次全委会暨2014年全国医学教育学术会议在郑州大学召开。会议上，宣布了 2014 年度医学教育终身成就奖和杰出贡献奖、2014 年度全国医学院校第四届青年教师教学基本功比赛和 2013 年度医学教育优秀论文获奖名单。金铮教授分别为终身成就奖获得者程天民教授、梅人朗教授颁奖，并为杰出贡献奖获得者李玉林教授、涂明华颁奖。［2014-14-A］

◇ 《中华医学会医学教育分会第七届委员会第二次全体会议暨 2014 年全国医学教育学术会议召开》，《中华医学教育杂志》2015 年第 1 期，第 4 页。

12 月 22 日　　教育部、国家卫生计生委、国家中医药管理局联合下发《关于规范医学类专业办学的通知》，指出：医学类专业属国家控制布点专业，地方各级教育行政部门和学校未经教育部批准或备案，不得以任何形式举办任何层次医学类专业教育；各省（区、市）教育行政部门和中央部属有关高校要严格按照规定，分别对本地区（本校）医学类专业 2000 年以来办学情况进行全面梳理，立即停止违规办学专业的招生。［2014-15-B］

◇　《教育部 国家卫生计生委 国家中医药局关于规范医学类专业办学的通知》，教育部政府门户网站，2015 年 1 月 9 日，http://www.moe.gov.cn/srcsite/A08/moe_740/s3864/201501/t20150109_189306.html

12 月 25 日　　国家卫生计生委、国家中医药管理局、财政部三部门联合发布《关于做好住院医师规范化培训基地有关工作的通知》，要求各地卫生计生行政部门、中医药管理部门高度重视住院医师规范化培训工作，将其作为深化医药卫生体制改革的重大举措，列入部门"一把手"职责加以落实推动，并将执行情况作为部门和干部业绩考核的重要内容。［2014-16-B&H］

◇　《关于做好住院医师规范化培训基地有关工作的通知》，国家卫生健康委员会官方网站，2014 年 12 月 31 日，http://www.nhc.gov.cn/qjjys/s3593/201412/93162d05c9344c19ac75edf0ed9eb031.shtml

2015 年

2 月 10 日　　国家卫生计生委在京发布《中国住院医师规范化培训制度发展报告（2014）》（以下简称《报告》）。《报告》指出，截至2014 年年底，全国开展住院医师规范化培训工作的省份从 2013

年的 27 个增加到 30 个；全国住院医师规范化培训新招收学员 5.9 万人，超额完成 5 万人的年度招收计划。中央 15 亿元专项补助资金已下达各地，以往培训对象待遇过低的情况将得到很大改善。〔2015-1-H〕

◇ 《国家卫生计生委就〈中国住院医师规范化培训制度发展报告（2014）〉举行发布会》，国务院新闻办公室网站，2015 年 2 月 10 日，http://www.scio.gov.cn/xwfb/bwxwfb/gbwfbh/wsjkwyh/202307/t20230703_720933.html

3 月 9 日　　教育部办公厅发布《关于做好 2015 年中央财政支持中西部地区农村订单定向本科医学生免费培养工作的通知》，其中指出：2015 年中央财政支持高等医学院校为中西部乡镇卫生院培养订单定向免费五年制本科医学生共计 5 500 人，专业为临床医学、中医学、蒙医学、藏医学、维医学和哈医学。〔2015-2-B〕

◇ 《教育部办公厅关于做好 2015 年中央财政支持中西部地区农村订单定向本科医学生免费培养工作的通知》，教育部政府门户网站，2015 年 3 月 10 日，http://www.moe.gov.cn/srcsite/A08/moe_740/s7955/201503/t20150310_189360.html

3 月 13 日　　教育部公布 2014 年度普通高等学校本科专业备案或审批结果：62 所学校增设 75 个医学门类本科专业，其中南开大学、湖南医药学院、河西学院增设五年制临床医学专业。〔2015-3-B〕

◇ 《教育部关于公布 2014 年度普通高等学校本科专业备案或审批结果的通知》，教育部政府门户网站，2015 年 3 月 16 日，http://www.moe.gov.cn/srcsite/A08/moe_1034/s4930/201503/t20150316_189371.html

3 月 19 日—　2015 年全国中医药教育管理工作会议在杭州召开。会议期间，
20 日　　　开展了中医住院医师规范化培训管理工作专题培训，邀请部分中医药高等院校、中医住院医师规范化培训基地相关负责同志参加了培训。〔2015-4-H〕

◇ 《2015年全国中医药教育管理工作会议召开》，国家中医药管理局官方网站，2015年3月24日，http://www.natcm.gov.cn/renjiaosi/gongzuodongtai/2018-03-24/1757.html

3月26日　教育部办公厅发布《关于做好七年制临床医学教育调整为"5+3"一体化人才培养改革工作的通知》，通知自2015年起，不再招收七年制临床医学专业学生，将七年制临床医学专业招生调整为临床医学专业（"5+3"一体化），即5年本科阶段合格者直接进入本校与住院医师规范化培训有机衔接的3年临床医学硕士专业学位研究生教育阶段。［2015-5-B&C］

◇ 《教育部办公厅关于做好七年制临床医学教育调整为"5+3"一体化人才培养改革工作的通知》，教育部政府门户网站，2015年4月1日，http://www.moe.gov.cn/srcsite/A08/moe_740/s3864/201504/t20150401_189414.html

4月7日　教育部公布卓越医生（中医）教育培养计划改革试点高校及项目名单。北京中医药大学等42所高校获批开展中医拔尖创新人才、五年制本科人才、面向基层的中医全科医学人才培养模式改革试点。［2015-6-B］

◇ 《教育部 国家中医药管理局关于批准卓越医生（中医）教育培养计划改革试点高校的通知》，教育部政府门户网站，2015年4月13日，http://www.moe.gov.cn/srcsite/A08/moe_740/s7952/201504/t20150413_189449.html

5月19日　教育部、国家发展改革委、国家卫生计生委、财政部、人力资源和社会保障部、国家中医药管理局联合下发《关于进一步做好农村订单定向医学生免费培养工作的意见》，进一步做好农村订单定向医学生免费培养工作。［2015-7-B］

◇ 《教育部等6部门关于进一步做好农村订单定向医学生免费培养工作的意见》，教育部政府门户网站，2015年5月20日，http://www.moe.gov.cn/srcsite/A08/moe_740/s7955/201505/t20150520_189494.html

5月23日　由教育部高等学校中药学类专业教学指导委员会、全国中医药高等教育学会主办的2015年"中医药社杯"中药学类专业学生知识技能大赛在辽宁中医药大学举行。［2015-8-F］

　　◇《首届全国中药学类专业学生知识技能大赛圆满落幕》，辽宁中医药大学官方网站，2015年5月26日，http://www.lncmxl.edu.cn/676.html

5月26日　为推动和落实国家卫生计生委信息化体系的建设，进一步深化医药卫生体制改革，提高医疗卫生服务与精细化管理水平，北京大学医学部召开国家医疗数据中心成立大会，会上发布首届北京大学临床学科评估结果。［2015-9-A］

　　◇《中国国家医疗数据中心在京成立》，新华网，2015年5月26日，http://www.xinhuanet.com//politics/2015-05/26/c_1115414166.htm

5月29日　国务院学位委员会分别印发《临床医学、口腔医学和中医硕士专业学位研究生指导性培养方案》和《关于授予具有研究生毕业同等学力人员临床医学、口腔医学和中医硕士专业学位的试行办法》，完善了临床医师以研究生毕业同等学力获得临床医学、口腔医学、中医硕士专业学位的有效途径。［2015-10-C］

　　◇《关于印发临床医学、口腔医学和中医硕士专业学位研究生指导性培养方案的通知》，教育部政府门户网站，2015年5月29日，http://www.moe.gov.cn/srcsite/A22/moe_826/201506/t20150618_190613.html；

　　◇《关于印发〈关于授予具有研究生毕业同等学力人员临床医学、口腔医学和中医硕士专业学位的试行办法〉的通知》，教育部政府门户网站，2015年5月29日，http://www.moe.gov.cn/srcsite/A22/yjss_xwgl/xwgl_xwsy/201506/t20150618_190614.html

7月15日　教育部公布《关于推进临床医学、口腔医学及中医专业学位硕士研究生考试招生改革的实施意见》，明确推进分类考试、改革考试内容、强化复试考核、充分发挥招生单位录取主体作用、加强监督管理等五大改革任务。总体要求是遵循医学教育规律，建立更加符合临床实践要求、科学有效的考试招生机制，推动构建临床医学人才"5+3"标准化、规范化培养体系。同时，将此项改革作为研究生考试招生改革在重点领域的深化和突破。［2015-11-B&F］

◇ 《教育部关于推进临床医学、口腔医学及中医专业学位硕士研究生考试招生改革的实施意见》，教育部政府门户网站，2015 年 9 月 9 日，http://www.moe.gov.cn/srcsite/A15/moe_778/s3113/201509/t20150911_207424.html

7 月 16 日　由教育部高等学校口腔医学专业教学指导委员会主办、华西口腔医院承办的 2015 年国际口腔医学本科生操作技能大赛如期举行。来自中国、荷兰、美国、日本、泰国等 31 所国内外高等院校的近百名口腔医学本科生参加了大赛。［2015-12-F］

◇ 《2015 年国际口腔医学本科生操作技能大赛在华西口腔医学院举行》，四川大学新闻网，2015 年 7 月 17 日，https://news.scu.edu.cn/info/1200/24726.htm

7 月 29 日　国家卫生计生委与教育部在京联合召开推进农村订单定向医学生免费培养及就业工作电视电话会议，全面部署进一步做好免费医学生培养及就业安置等工作。国家卫生计生委副主任刘谦、教育部副部长林蕙青出席会议并讲话。林蕙青强调：要积极配合做好毕业生就业到岗，加强免费医学生诚信和履约责任意识教育，解决好"下得去"的问题。要推动毕业生管理模式创新，探索建立有效机制，解决好"留得住"的问题。要持续关注免费医学生的成长成才，支持其不断提升医疗服务能力，解决好"有发展"的问题。［2015-13-B&G］

◇ 《国家卫生计生委教育部联合召开会议推进农村订单定向医学生免费培养及就业工作》，教育部政府门户网站，2015 年 7 月 30 日，http://www.moe.gov.cn/jyb_xwfb/gzdt_gzdt/moe_1485/201507/t20150730_196660.html

8 月 20 日　　中国医师协会住院医师规范化培训专业委员会工作会议在北京召开，标志着各专业委员会工作进入实质性阶段。一年来，中国医师协会相继建立了由专家指导委员会、各个专门委员会和 28 个专业委员会共同组成的设置合理、分工清晰、功能互补的组织架构，较好地体现了政府与行业、领导与指导、宏观管理与日常工作的有机结合。［2015-14-H］

◇ 《中国医师协会住院医师规范化培训 28 个专业委员会全部成立》，中国医师协会官方网站，2015 年 8 月 24 日，http://www.cmda.net/rdxw2/2809.jhtml

9 月 14 日　　国家卫生计生委办公厅印发《住院医师规范化培训招收实施办法（试行）》和《住院医师规范化培训考核实施办法（试行）》。［2015-15-H］

◇ 《国家卫生计生委办公厅关于印发住院医师规范化培训招收实施办法（试行）和住院医师规范化培训考核实施办法（试行）的通知》，中国政府网，2015 年 10 月 9 日，http://www.gov.cn/xinwen/2015-10/09/content_2944203.htm

9 月 18 日—
19 日　　由教育部医学教育临床教学研究中心、教育部临床医学专业实践教学指导分委员会、国家医学考试中心、人民卫生出版社、高等教育出版社、中华医学教育杂志联合主办，北京大学人民医院承办的"2015 年高等医学教育临床教学研究会议暨住院医师培养研讨会"在北京召开。此次会议为医学教育领域的学者和专家带来了全球最前沿的教育理念和研究成果，为全国各高等医学院校医学教育工作者搭建了相互交流和沟通的平台，为我国的临床医学教育教学改革与发展提供了新的思路。［2015-16-D&H］

◇ 《2015 年高等医学教育临床教学研究会议暨住院医师培养研讨会举办》，《中华医学教育杂志》2015 年第 6 期，第 956 页。

10 月 14 日　　全国中医药行业高等教育"十三五"规划教材主编会议在京召开。

会议重点围绕推进"十三五"中医药教材改革和全国中医药行业高等教育"十三五"规划教材编写工作进行了研讨、部署。会上还举行了中医药行业教育云平台启动仪式，国家卫生计生委王国强副主任、国家中医药管理局王志勇副局长等领导和专家共同启动中医药行业教育云平台，标志着我国中医药行业教育数字化进程正式开始。［2015-17-D］

◇ 《全国中医药行业高等教育"十三五"规划教材主编会议在京召开》，国家中医药管理局官方网站，2015 年 10 月 16 日，www.natcm.gov.cn/bangongshi/gongzuodongtai/2018-03-24/1684.html

10 月 15 日　全国住院医师规范化培训现场经验交流会在重庆召开，会上发布了首批住院医师规范化培训示范基地名单。［2015-18-B&H］

◇ 《全国住院医师规范化培训现场经验交流会在渝召开》，国家卫生健康委员会官方网站，2015 年 10 月 16 日，http://www.nhc.gov.cn/qjjys/s3594/201510/d71ced349bfe486cb44f49b568a582bf.shtml

10 月 26 日　教育部印发《普通高等学校高等职业教育（专科）专业目录（2015年）》。医药卫生大类中设临床医学类、护理类、药学类、医学技术类、康复治疗类、公共卫生与卫生管理类、人口与计划生育类、健康管理与促进类。［2015-19-B］

◇ 《教育部关于印发〈普通高等学校高等职业教育（专科）专业设置管理办法〉和〈普通高等学校高等职业教育（专科）专业目录（2015 年）〉的通知》，教育部政府门户网站，2015 年 10 月 28 日，http://www.moe.gov.cn/srcsite/A07/moe_953/201511/t20151105_217877.html

10 月 28 日—　由医学中心国际联盟（AAHCI）、中国高等教育学会医学教育专
30 日　　　业委员会、教育部临床医学专业认证工作委员会主办，北京大学医学部承办的"医学教育改革的回顾与反思——面向 21 世纪医学人才培养国际会议"在北京大学英杰交流中心举行。会议邀请

国内外专家学者就"医学生考核与评价""患者安全、职业安全与医学生培养""教师发展与促进""教学方法的创新与实践"和"医学教育认证与质量保障"五个主题展开交流和讨论。对于将医学教育推向更宏观、更广阔的视野具有重要引导作用。〔2015-20-A〕

◇ 《医学教育改革的回顾与反思——面向21世纪医学人才培养国际会议隆重召开》，北京大学医学部官方网站，2015年11月5日，http://jiaoyuchu.bjmu.edu.cn/dtxx/179820.htm

11月11日—14日　由中国学位与研究生教育学会医药科工作委员会和全国医学专业学位研究生教育指导委员会主办，华中科技大学承办的"医药学学位与研究生教育质量学术研讨会"在武汉召开。〔2015-21-A〕

◇ 刘俊起：《全国医药学学位与研究生教育质量学术研讨会在武汉召开》，《学位与研究生教育》2015年第12期，第62页。

11月14日　由全国高等医学教育学会护理教育分会主办、第三军医大学承办的首届全国护理专业本科临床护理技能大赛在重庆举行。来自全国22个省、市、自治区的70所开设护理学专业的院校组队参加。〔2015-22-F〕

◇ 《首届全国护理专业本科临床技能大赛在渝举行》，中国政府网，2015年11月15日，http://www.gov.cn/xinwen/2015-11/15/content_2966182.htm

11月17日—18日　国家临床执业医师资格分阶段考试实证研究第一阶段考试工作总结会在温州医科大学召开。今年4月底，国家卫生计生委、教育部、国家中医药管理局以及国家医学考试中心等部门或单位牵头，在全国167所医学院校中选取14所包括温州医科大学在内的医学院校作为首批国家临床执业医师资格分阶段考试实证研究试点单位开展实证研究相关工作。会上，这14所试点学校的教学工作负责人分别介绍了本校该项工作的开展情况以及研究成果。

◇ 《临床执业医师资格分阶段考试实证研究第一阶段考试工作总结会在我校召开》，温州医科大学新闻网，2015 年 11 月 19 日，https://news.wmu.edu.cn/show/4/16875.html

12 月 5 日—6 日　由重庆医科大学承办的"全国高等医学教育学会临床医学教育研究会第十二届年会"在重庆市国际会展中心召开。本届年会以"推进医教协同，探索中国特色标准化、规范化临床医学人才培养体系"为主题，与会的各位教育专家针对我国当前临床医学教育改革的热点和难点问题，围绕临床医学教育的信息化、国际化、临床执业医师考试改革、以能力为导向的课程体系及考核评价体系构建、临床技能培训等方面进行了深入的研讨。［2015-24-A］

◇ 《全国高等医学教育学会临床医学教育研究会第十二届年会胜利召开》，《重庆医科大学学报》2015 年第 12 期，第 2 页。

12 月 14 日　国家卫生计生委、国务院医改办、国家发展改革委、教育部、财政部、人社部、国家中医药管理局、总后卫生部联合印发《关于开展专科医师规范化培训制度试点的指导意见》，旨在深化医药卫生体制改革、完善医教协同的医师培养体系、整体提升临床医疗水平和质量。［2015-25-H］

◇ 《关于开展专科医师规范化培训制度试点的指导意见》，《中华人民共和国国家卫生和计划生育委员会公报》2015 年第 12 期，第 4 页。

12 月 20 日—22 日　中华医学会医学教育分会第七届委员会第三次全体会议暨 2015 年全国医学教育学术会议在宁波举行。会上公布了 2015 年度医学教育终身成就奖和杰出贡献奖获奖名单。［2015-26-A］

◇ 《中华医学会医学教育分会第七届委员会第三次全体会议暨 2015 年全国医学教育学术会议》，《中华医学教育杂志》2016 年第 1 期，第 366 页。

2016 年

3 月 1 日　　教育部批准徐州医学院更名为徐州医科大学，广东医学院更名为广东医科大学，辽宁医学院更名为锦州医科大学，河南中医学院更名为河南中医药大学，广东药学院更名为广东药科大学。
　　　　　　［2016-1-A］

◇ 《教育部关于同意徐州医学院更名为徐州医科大学的函》，教育部政府门户网站，2016 年 3 月 4 日，http://www.moe.gov.cn/srcsite/A03/s181/201603/t20160331_236145.html；

◇ 《教育部关于同意广东医学院更名为广东医科大学的函》，教育部政府门户网站，2016 年 3 月 4 日，http://www.moe.gov.cn/srcsite/A03/s181/201603/t20160331_236141.html；

◇ 《教育部关于同意辽宁医学院更名为锦州医科大学的函》，教育部政府门户网站，2016 年 3 月 4 日，http://www.moe.gov.cn/srcsite/A03/s181/201603/t20160331_236144.html；

◇ 《教育部关于同意河南中医学院更名为河南中医药大学的函》，教育部政府门户网站，2016 年 3 月 4 日，http://www.moe.gov.cn/srcsite/A03/s181/201603/t20160331_236137.html；

◇ 《教育部关于同意广东药学院更名为广东药科大学的函》，教育部政府门户网站，2016 年 3 月 4 日，http://www.moe.gov.cn/srcsite/A03/s181/201603/t20160331_236139.html

3 月 22 日　　教育部批准在厦门医学高等专科学校基础上建立厦门医学院，在浙江医学高等专科学校基础上建立杭州医学院，邵阳医学高等专科学校并入邵阳学院。［2016-2-A］

◇ 《教育部关于同意建立厦门医学院的函》，教育部政府门户网站，2016 年 3 月 28 日，http://www.moe.gov.cn/srcsite/A03/s181/201604/t20160401_236258.html；

◇ 《教育部关于同意建立杭州医学院的函》，教育部政府门户网站，2016 年 3

月 28 日，http://www.moe.gov.cn/srcsite/A03/s181/201604/t20160401_236237.html;

◇ 《教育部关于同意邵阳医学高等专科学校并入邵阳学院的函》，教育部政府门户网站，2016 年 3 月 28 日，http://www.moe.gov.cn/srcsite/A03/s181/201604/t20160401_236267.html?eqid=bb6151e5000020cd000000066445df9b

4 月 5 日　国家卫生计生委、国家发展改革委、教育部、财政部、人力资源和社会保障部、国家中医药管理局 6 部门联合印发《助理全科医生培训实施意见（试行）》，提出以经济欠发达的农村地区乡镇卫生院为重点，开展助理全科医生培训工作。[2016-3-H]

◇ 《关于印发助理全科医生培训实施意见（试行）的通知》，国家卫生健康委员会官方网站，2016 年 6 月 14 日，http://www.nhc.gov.cn/qjjys/s3593/201606/ac7465a778f24fcd9a47f7cec54a3974.shtml

4 月 6 日　首都医科大学、北京协和医学院、天津医科大学、河北医科大学四校在北京签署高等医学教育协同发展战略合作框架协议。协议内容包括：建立项目合作制度；加强学科之间的合作与学科平台建设；促进各级各类医药卫生人才培养过程中的校际交流与培养。[2016-4-A]

◇ 《我校等四所医学院校签署高等医学教育协同发展战略合作框架协议》，首都医科大学新闻网，2016 年 4 月 8 日，http://news.ccmu.edu.cn/xwtt_359/66651.htm

5 月 27 日　在教育部、国家卫生计生委、江苏省人民政府倡议和指导下，首届全国部委省共建医科高校改革与发展研讨会在南京医科大学召开。会议达成了贯彻国家"医教协同战略"的"南京会议共识"，并成立了部委省共建医科高校协作组。[2016-5-B]

◇ 《首届全国部委省共建高校改革与发展研讨会在我校举行》，南京医科大学官方网站，2016 年 5 月 31 日，https://www.njmu.edu.cn/2016/0530/c606a77864/page.htm

7 月 2 日　　　国家中医药管理局与云南省政府在昆明签署协议，共建云南中医学院。［2016-6-B］

◇ 《国家中医药局与云南省签约共建云南中医学院》，国家中医药管理局官方网站，2016 年 7 月 4 日，http://www.natcm.gov.cn/xinxifabu/gedidongtai/2018-03-24/4789.html

7 月 13 日　　国家中医药管理局与贵州省人民政府在贵阳签署协议，共建贵阳中医学院。［2016-7-B］

◇ 《贵州省人民政府与国家中医药管理局共建贵阳中医学院》，贵州中医药大学官方网站，2016 年 7 月 15 日，http://www.gzy.edu.cn/info/1021/1694.htm

7 月 13 日　　国家卫生计生委、教育部、河北省人民政府联合印发《关于共建河北医科大学的意见》。［2016-8-B］

◇ 《我校成为省部委共建高校》，河北医科大学官方网站，2016 年 7 月 16 日，https://sph.hebmu.edu.cn/a/2016/07/18/201607181149569937.html

10 月 15 日　　国家中医药管理局与甘肃省人民政府签署协议，共建甘肃中医药大学。［2016-9-B］

◇ 《国家中医药管理局与甘肃省共建甘肃中医药大学》，央视网，2016 年 10 月 15 日，http://news.cctv.com/2016/10/15/ARTIqqlgz5KLG5pCk4ppc11l161015.shtml

10 月 30 日　　中国医师协会毕业后医学教育专家委员会执行委员会第一次工作会在京召开。国家卫生计生委科教司金生国副司长指出，中国医师协会及其毕业后医学教育专委会、执委会是推进国家毕业后医学教育制度建设的重要力量，他期待通过大家的努力，更好地发挥专委会、执委会的作用，在政策制订、标准研发、工作指导、监督管理、社会宣教等方方面面充分发挥专家的专业智慧与工作经验优势，与行政部门紧密协同，落实和完善政策，将人才培养更好地落到实处，

造福广大人民群众，帮助广大年轻医师加快成长成才。[2016-10-H]

◇ 《中国医师协会毕业后医学教育专家委员会执行委员会第一次工作会在京召开》，中国医师协会官方网站，2016 年 11 月 1 日，http://www. cmda.net/byhjygzdt/10059.jhtml

11 月 7 日　　由国际药学联合会（FIP）、中国药学会联合主办，中国药科大学和美国药学院协会（AACP）承办的首届"全球药学教育会议"在南京市紫金山庄举行。本次会议是国际药学联合会《药学教育 5 年行动计划》核心活动之一，来自美国、加拿大、日本、澳大利亚、法国、印度等 47 个国家和地区的 561 名药学专家围绕"为全球药学从业人员建立全球视野"的主题展开了讨论。[2016-11-A]

◇ 《首届"全球药学教育会议"在宁举行》，中国药学会官方网站，2016 年 12 月 2 日，https://www.cpa.org.cn/?do=info&cid=74420

11 月 8 日—　国家医学考试中心在北京组织召开试题开发工作会议。会议分析
9 日　　了口腔类医师资格考试的形势与挑战，强调了试题开发专家委员会的职责与任务，鼓励专家委员会继续肩负起试题开发的重要责任，保障医师资格考试工作顺利开展，推动改革稳步进行。
[2016-12-F]

◇ 《国家医学考试中心 2016 医师考试试题开发工作会议在京召开》，国家医学考试网，2016 年 11 月 12 日，http://www.gjyxks.com/zyyszg/dt/4249.html

12 月 18 日—　中华医学会医学教育分会第七届委员会第四次全体会议暨 2016
20 日　　年全国医学教育学术会议在广西壮族自治区南宁市召开。本次会议的主题是：以创建一流大学一流学科的理念促进医学教育的健康发展。[2016-13-A]

◇ 《广西医科大学成功承办中华医学会医学教育分会第七届委员会第四次全体会议暨 2016 年全国医学教育学术会议》，《中华医学教育杂志》2017 年第 1 期，第 8 页。

12 月 27 日　　全国继续医学教育委员会办公室发布《关于公布 2017 年第一批国家级继续医学教育项目的通知》，公布 2017 年第一批国家级继续医学教育项目 11 971 项（含备案项目 1 361 项）。[2016-14-H]

◇　《关于公布 2017 年第一批国家级继续医学教育项目的通知》，中华医学会官方网站，2016 年 12 月 29 日，https://www.cma.org.cn/art/2016/12/29/art_91_3433.html

12 月 29 日　　国家中医药管理局、教育部、国家卫生计生委在北京人民大会堂举办中医药高等学校教学名师表彰大会，授予丁樱等 60 位教师中医药高等学校教学名师荣誉称号。这是中华人民共和国成立以来，国家首次对中医药高等学校教学名师进行评选表彰。[2016-15-G]

◇　《我国首次表彰中医药高等学校教学名师》，教育部政府门户网站，2016 年 12 月 30 日，http://www.moe.gov.cn/jyb_xwfb/s5147/201612/t20161230_293448.html

12 月 30 日　　教育部发布《关于来华留学生攻读临床医学类硕士专业学位的意见》，规定招生对象为获临床医学类学士学位且汉语水平考试（HSK）达到四级及以上水平人员，学制为 3 年，采用理论学习、临床轮转与导师指导相结合，以临床轮转为主的教学方式。[2016-16-C]

◇　《关于来华留学生攻读临床医学类硕士专业学位的意见》，教育部政府门户网站，2016 年 12 月 30 日，http://www.moe.gov.cn/s78/A22/tongzhi/201702/t20170209_295926.html

12 月　　国家卫生计生委、教育部、宁夏回族自治区人民政府联合印发《关于共建宁夏医科大学的意见》。[2016-17-B]

◇　《宁夏医科大学跻身"省委部共建"高校行列》，宁夏医科大学官方网站，2017 年 1 月 3 日，http://www.nxmu.edu.cn/dwhz/info/1006/1410.htm

2017 年

1月5日　国家卫生计生委、中国医师协会近日在京启动专科医师规范化培训制度试点工作，首批选择神经外科、呼吸与危重症、心血管内科进行试点。力争到 2020 年，初步建立我国专科医师规范化培训制度，形成完整的毕业后医学教育体系，培养一批能够独立、规范地从事疾病专科诊疗工作的临床专科医师。［2017-1-H］

◇ 《医学教育加了专科规培这一环 神外、呼吸与危重症、心内科先行探索》，人民网，2017 年 1 月 5 日，http://health.people.com.cn/n1/2017/0105/c14739-28999678.html

1月7日　教育部临床专业认证工作委员会秘书处工作会议在江苏省无锡市举办。秘书处工作组成员审议了申请开展临床医学专业认证的江苏大学、南昌大学、蚌埠医学院、山西医科大学的认证材料，并得出相关结论。秘书处专家还审议了新版《指南》并形成终稿。［2017-2-E］

◇ 《2017 年教育部临床医学专业认证工作委员会大事记》，教育部临床专业认证工作委员会官方网站，2018 年 1 月 3 日，http://wcame.bjmu.edu.cn/show.php?cid=64&id=210

2月15日　教育部办公厅发布《关于公布 2017/2018 学年度招收本科临床医学专业（英语授课）来华留学生的高等学校名单及招生计划的通知》，被列入名单的学校必须依据国别设立招生标准，保证招生质量。［2017-3-B］

◇ 《教育部办公厅关于公布 2017/2018 学年度招收本科临床医学专业（英语授课）来华留学生的高等学校名单及招生计划的通知》，教育部政府门户网站，2017 年 2 月 17 日，http://www.moe.gov.cn/srcsite/A20/moe_850/201710/t20171027_317699.html

3月11日　教育部临床医学专业认证工作委员会在北京召开年度工作会，副秘书长王维民汇报2017年工作进展和2018年工作安排。2018年委员会将对16所高等院校进行认证，并完成WFME机构认定申请的前期准备工作。［2017-4-E］

◇　《2017年教育部临床医学专业认证工作委员会大事记》，教育部临床专业认证工作委员会官方网站，2018年1月3日，http://wcame.bjmu.edu.cn/show.php?cid=64&id=210

3月15日　为加速儿科医生培养，首都医科大学将临床医学（儿科方向）改为儿科学专业，以独立专业代码招生，实行"5+3"本硕连读学制。［2017-5-C］

◇　任敏：《首都医科大学设儿科专业》，《北京日报》2017年3月15日，第7版。

3月24日　人民卫生出版社国家医学教育题库命题培训会暨中国医学教育题库院校联盟启动会在贵州医科大学召开。由人民卫生出版社和中国医科大学等17所医学院校发起，23所医学院校加盟的中国医学题库院校联盟正式成立。［2017-6-F］

◇　《人民卫生出版社国家医学教育题库命题培训会暨中国医学教育题库院校联盟正式启动》，贵州医科大学官方网站，2017年3月29日，https://www.gmc.edu.cn/info/1058/10108.htm

4月14日—　由中国高等教育学会医学教育专业委员会主办，武汉大学和芝加
16日　哥大学承办的2017年中美医学教育研讨会在武汉大学医学部召开。来自国内外23所高等医学院校的专家参加会议，围绕医学教育改革等相关话题展开深入研讨。［2017-7-A］

◇　《中美学者研讨医学教育改革》，武汉大学新闻网，2017年4月26日，https://news.whu.edu.cn/info/1002/48624.htm

5 月 16 日 　　教育部办公厅发布《关于做好 2017 年中央财政支持中西部农村订单定向免费本科医学生招生培养工作的通知》（以下简称《通知》）。其中指出：2017 年中央财政支持高等医学院校为中西部乡镇卫生院培养订单定向免费五年制本科医学生共计 5 810 人，面向专业包括临床医学、中医学、蒙医学、藏医学、维医学、哈医学和傣医学。《通知》强调，有关教育行政部门、招生考试部门要加强与卫生计生行政部门、招生院校的沟通配合，根据各县岗位需求计划落实好每县的招生计划，确保顺利完成年度招生任务；也应加大宣传力度，做好培养高校和用人部门与免费医学生签署定向培养和就业协议的政策指导和组织协调工作。[2017-8-B]

◇ 《教育部办公厅关于做好 2017 年中央财政支持中西部农村订单定向免费本科医学生招生培养工作的通知》，教育部政府门户网站，2017 年 5 月 18 日，http://www.moe.gov.cn/srcsite/A08/moe_740/s3864/201705/t20170527_305984.html

5 月 24 日— 　　中国高等教育学会在沈阳举办"2017 智慧医学教育高峰论坛"。讨论主题包括深入开展以医学现代教育技术为基础的智慧医学教育研究、探索与实践，加强以云计算、大数据、智能传感技术、虚拟现实、增强现实、人工智能等为代表的新一代信息技术与医学教育融合，推动医学教育深化改革和医学教育现代化发展等。[2017-9-A]

◇ 《2017 智慧医学教育高峰论坛举行》，《中华医学教育杂志》2017 年第 3 期，第 366 页。

7 月 3 日 　　国务院办公厅发布《关于深化医教协同进一步推进医学教育改革与发展的意见》（以下简称《意见》），指出医教协同推进医学教育改革与发展，加强医学人才培养，是提高医疗卫生服务水平的基础工程，是深化医药卫生体制改革的重要任务，是推进健康中国建设的重要保障。《意见》的主要目标是：到 2020 年，医学教育管理体制机制改革取得突破，医学人才使用激励机制得到完善，以"5+3"（5 年临床医学本科教育 +3 年住院医师规范化培训或 3 年临床医学硕士专业学位研究生教育）为主体、"3+2"
（3 年临床医学专科教育 +2 年助理全科医生培训）为补充的临
床医学人才培养体系基本建立，全科、儿科等紧缺人才培养得到
加强，公共卫生、药学、护理、康复、医学技术等人才培养协调
发展，培养质量显著提升，对卫生与健康事业的支撑作用明显增
强。到 2030 年，医学教育改革与发展的政策环境更加完善，具
有中国特色的标准化、规范化医学人才培养体系更加健全，医学
人才队伍基本满足健康中国建设需要。〔2017-12-A〕

◇ 《国务院办公厅关于深化医教协同进一步推进医学教育改革与发展的意
见》，教育部政府门户网站，2017 年 7 月 3 日，http://www.moe.gov.
cn/jyb_xxgk/moe_1777/moe_1778/201707/t20170711_309175.html

7 月 4 日 　　教育部印发《关于进一步做好 "5+3" 一体化医学人才培养工作的
若干意见》（以下简称《意见》），以加快构建标准化规范化临
床医学人才培养体系，进一步做好 "5+3" 一体化人才培养工作。
《意见》明确，一体化人才培养的培养目标是，加强医教协同，
适应我国卫生健康事业发展需要，培养具有良好职业道德、人文
素养和专业素质，掌握坚实的医学基础理论、基本知识和基本技能，
具备较强的临床思维、临床实践能力，以及一定的临床科学研究
和临床教学能力，能独立、规范地承担本专业和相关专业的常见
多发病的预防和诊治工作的高水平高素质临床医师。〔2017-10-B〕

◇ 《加快构建标准化规范化临床医学人才培养体系》，教育部政府门户
网站，2017 年 7 月 4 日，http://www.moe.gov.cn/jyb_xwfb/gzdt_gzdt/
s5987/201707/t20170704_308510.html

7 月 10 日 　　全国医学教育改革发展工作会议在北京召开。中共中央政治局常
委、国务院总理李克强作出重要批示。批示指出：人才是卫生与
健康事业的第一资源，医教协同推进医学教育改革发展，对于加
强医学人才队伍建设、更好保障人民群众健康具有重要意义。希

望教育部、卫生计生委、中医药局会同相关方面，按照党中央、国务院部署，围绕办好人民满意的医学教育和发展卫生健康事业，加大改革创新力度，进一步健全医教协同机制。立足我国国情，借鉴国际经验，坚持中西医并重，以需求为导向、以基层为重点、以质量为核心，完善医学人才培养体系和人才使用激励机制，加快培养大批合格的医学人才特别是紧缺人才，为人民群众提供更优质的医疗服务，奋力推动建设健康中国。［2017-11-A］

◇ 《李克强对全国医学教育改革发展工作会议作出重要批示》，中国政府网，2017 年 7 月 10 日，http://www.gov.cn/guowuyuan/2017-07/10/content_5209399.htm

7 月 12 日　教育部、国家卫生计生委、国家中医药管理局三部门召开新闻发布会，对《关于深化医教协同进一步推进医学教育改革与发展的意见》进行解读，并就医学人才培养质量等议题回答记者提问。［2017-13-A］

◇ 《教育部 国家卫生计生委 国家中医药管理局三部门共同召开新闻发布会》，国家卫生健康委员会官方网站，2017 年 7 月 12 日，http://www.nhc.gov.cn/qjjys/s3594/201707/1da4ee93e26c49b78849b9ea6a360d6d.shtml

7 月 12 日　教育部和国家卫计委表示，我国到 2020 年要培养全科医生 30 万名以上，并提升基层卫生岗位的吸引力。针对全科医生下不去、留不住的问题，要进一步完善订单定向医学生培养政策，实行"县管乡用"（县医院聘用管理、乡镇卫生院使用）的用人管理制度，保证定向生回得去、用得上。医学本科及以上学历毕业生经住院医师规范化培训合格到基层医疗卫生机构执业的，可直接参加中级职称考试，考试通过者直接聘任中级职称，提升基层卫生岗位的吸引力。［2017-14-B］

◇ 《教育部、国家卫计委：到 2020 年培养全科医生 30 万名以上》，教育部政府门户网站，2017 年 7 月 12 日，http://www.moe.gov.cn/jyb_xwfb/xw_fbh/moe_2069/xwfbh_2017n/xwfb_170712/170712_mtbd/201707/t20170713_309273.html

7月13日　　教育部、国家中医药管理局印发《关于医教协同深化中医药教育改革与发展的指导意见》（以下简称《意见》），从多方面对中医药教育改革与发展作出部署。《意见》提出遵循中医药教育和人才成长规律，以解决中医药教育科学发展关键领域的重点难点问题为突破口，以完善中医药教育体制机制为着力点，深化中医药教育综合改革，全面提高中医药教育质量，推进中医药人才队伍建设，为中医药振兴发展提供强有力的智力支持和人才保障。到2020年，基本建成院校教育、毕业后教育、继续教育三阶段有机衔接，师承教育贯穿始终，符合中医药事业发展要求和学科特色的中医药人才培养体系。院校教育质量得到显著提高，毕业后教育得到有效普及，继续教育实现全面覆盖，师承教育优势得到充分发挥。〔2017-15-B〕

◇　《教育部　国家中医药管理局关于医教协同深化中医药教育改革与发展的指导意见》，教育部政府门户网站，2017年7月25日，http://www.moe.gov.cn/srcsite/A08/moe_740/s3864/201708/t20170804_310652.html

7月15日　　中国高等教育学会医学教育专业委员会主办、佳木斯大学承办的"全国综合性大学医学教育专业认证研讨会"在佳木斯大学隆重召开。〔2017-16-E〕

◇　《全国综合性大学医学教育专业认证研讨会召开》，《中华医学教育杂志》2017年第5期，第728页。

7月21日—　中华医学会医学教育分会与中国高等教育学会医学教育专业委员
22日　　会联合主办的2017年医学教育研究与改革专题研讨会，在齐齐哈尔医学院召开。本次年会主题是"为健康中国建设而推进医学教育研究与改革"。〔2017-17-A〕

◇　《学院承办2017年医学教育研究与改革专题会议》，齐齐哈尔医学院新闻网，2017年7月22日，https://news.qmu.edu.cn/2017/0722/c306a81069/page.htm

7月30日   由人民卫生出版社举办的全国高等学校五年制本科临床医学专业第九轮规划教材主编人会议在北京举行。我国高校临床医学专业历史最久的"干细胞"教材修订工作正式启动。此次修订的主要原则，是以"5+3"为主体、以"3+2"为补充的临床医学人才培养体系、卓越医生教育培养计划等医药卫生人才培养战略规划，目的是通过修订提高教材质量，进一步服务教学、指导教学、规范教学，适应我国医学教育改革、医疗卫生体制改革的要求。［2017-18-D］

◇ 《五年制本科临床医学教材启动第九轮修订》，教育部政府门户网站，2017 年 7 月 31 日，http://www.moe.gov.cn/jyb_xwfb/gzdt_gzdt/moe_1485/201707/t20170731_310381.html

10月24日   "一带一路"国际医学教育高峰论坛在西安交通大学医学部国际会议厅举行。本次论坛旨在深入贯彻习近平总书记系列重要讲话精神，落实全国卫生与健康大会、全国高校思想政治工作会议以及全国医学教育改革发展工作会议精神，共同探讨"医教协同""健康中国""一带一路"背景下医学教育面临的机遇与挑战。推动医学教育改革与发展，共襄医学教育发展大计。［2017-19-A］

◇ 《"一带一路"国际医学教育高峰论坛成功举办》，西安交通大学医学部官方网站，2017 年 10 月 26 日，http://www.med.xjtu.edu.cn/info/1014/8274.htm

12月13日—14日   由北京大学（医学部）主办的"面向未来：医学教育的责任与使命"北大医学·教育论坛在北京大学英杰交流中心落下帷幕。本次论坛邀请来自美国、英国、韩国和国内医学院校及相关机构的40 余位专家，在"健康中国"和"双一流"建设的国家战略背景下，共同探讨医学教育的改革与发展。来自全国 90 余所医学院校的 500 余名代表出席为期两天的大会。［2017-20-A］

◇ 《面向未来：医学教育的责任与使命——北大医学·教育论坛（2017）顺利召开》，北京大学医学部官方网站，2017 年 12 月 21 日，https://ime.bjmu.edu.cn/xwdt/197099.htm

12 月 27 日　　全国继续医学教育委员会办公室公布 2018 年第一批国家级继续
　　　　　　　医学教育项目共 13 699 项。［2017-21-H］

◇　《关于公布 2018 年第一批国家级继续医学教育项目的通知》，中
　　华医学会官方网站，2017 年 12 月 29 日，https://www.cma.org.cn/
　　art/2017/12/29/art_91_19847.html

12 月　　　　《中国本科医学教育标准—临床医学专业（2016 版）》由北京
　　　　　　　大学医学出版社正式出版。《标准》第一部分为临床医学专业本
　　　　　　　科毕业生应达到的基本要求，第二部分为临床医学专业本科医学
　　　　　　　教育标准。［2017-22-B&E］

◇　《中国本科医学教育标准—临床医学专业（2016 版）》，北京大学医学
　　部官方网站，2018 年 6 月 27 日，http://ime.bjmu.edu.cn/cgzs/197708.htm

2018 年

1 月 5 日　　由国家卫计委、世卫组织西太平洋区域办公室和北京大学公共
　　　　　　　卫生学院主办的"直通世卫"培训活动在北京大学医学部举行。
　　　　　　　该项目旨在培养青年全球卫生人才在国际组织任职的能力。来
　　　　　　　自国家卫计委、疾控中心、高校、医药企业等 200 余名学员参
　　　　　　　加了培训。［2018-1-A］

◇　《"直通世卫"培训在北京大学医学部成功举办》，北京大学官方网站，
　　2018 年 1 月 16 日，https://sph.pku.edu.cn/info/1014/1181.htm

1 月 5 日　　国家卫生计生委医师资格考试委员会发布公告，确定 2018 年医
　　　　　　　师资格考试的各项安排，并宣布自本年度起，在全国开展乡村全
　　　　　　　科执业助理医师资格考试。［2018-2-F］

◇ 《国家卫生计生委医师资格考试委员会公告》，国家卫生健康委员会官方网站，2018 年 1 月 10 日，http://www.nhc.gov.cn/yzygj/s7655/201801/77d8224331624362abadd3b3729b0ad2.shtml

1 月 14 日　国务院办公厅印发《关于改革完善全科医生培养与使用激励机制的意见》（以下简称《意见》），对加强全科医学人才培养工作作出了全面系统部署。《意见》提出：到 2020 年，城乡每万名居民拥有 2~3 名合格的全科医生；到 2030 年，城乡每万名居民拥有 5 名合格的全科医生，使全科医生队伍基本满足健康中国建设需求。［2018-3-B］

◇ 《国务院办公厅关于改革完善全科医生培养与使用激励机制的意见》，中国政府网，2018 年 1 月 14 日，http://www.gov.cn/gongbao/content/2018/content_5264866.htm

1 月 30 日　教育部发布了《普通高等学校本科专业类教学质量国家标准》（以下简称《标准》），对医学专业课程体系提出了明确规定。《标准》要求医学院校教学必须依据医疗卫生服务的需要、医学科学的进步和医学模式的转变，鼓励医学院校积极开展纵向或横向综合的课程改革，将课程教学内容进行合理整合。［2018-4-D&E］

◇ 《教育部发布我国高等教育领域首个教学质量国家标准》，教育部政府门户网站，2018 年 1 月 30 日，http://www.moe.gov.cn/jyb_xwfb/xw_fbh/moe_2069/xwfbh_2018n/xwfb_20180130/sfcl/201801/t20180130_325920.html

2 月 14 日　国家中医药管理局发布《关于深化中医药师承教育的指导意见》，提出促进师承教育与院校教育、毕业后教育和继续教育有机结合，建设贯穿中医药人才发展全过程的中医药师承教育体系。［2018-5-B］

◇ 《国家中医药管理局关于深化中医药师承教育的指导意见》，中国政府网，2018 年 2 月 14 日，http://www.gov.cn/zhengce/zhengceku/2018-12/31/content_5432311.htm

3月13日　十三届全国人大一次会议上午听取国务院关于国务院机构改革方案的说明。方案提出：组建国家卫生健康委员会。不再保留国家卫生和计划生育委员会。不再设立国务院深化医药卫生体制改革领导小组办公室。3月27日，新组建的中国国家卫生健康委员会正式挂牌。马晓伟出任国家卫生健康委员会主任、党组书记。［2018-6-A］

◇《拟组建国家卫生健康委员会：为人民群众提供全方位全周期健康服务》，中国政府网，2018年3月13日，https://www.gov.cn/xinwen/2018-03/13/content_5273777.htm；

◇《中国国家卫生健康委员会正式挂牌》，中国青年网，2018年3月27日，http://news.youth.cn/jsxw/201803/t20180327_11547615_2.htm

3月22日　国务院学位委员会发布2017年审核增列的博士、硕士学位授予单位名单。其中，内蒙古医科大学、广西中医药大学、云南中医学院、西藏藏医学院、海南医学院增列为博士学位授予单位；齐齐哈尔医学院增列为硕士学位授予单位。［2018-7-C］

◇《国务院学位委员会关于下达2017年审核增列的博士、硕士学位授权点名单的通知》，教育部政府门户网站，2018年3月26日，http://www.moe.gov.cn/srcsite/A22/yjss_xwgl/moe_818/201803/t20180326_331245.html

3月27日　全国继续医学教育委员会办公室发布《关于公布2018年第二批国家级继续医学教育项目和国家级继续医学教育基地项目的通知》，公布国家级继续医学教育项目4 471项，继续医学教育基地项目538项。［2018-8-H］

◇《关于公布2018年第二批国家级继续医学教育项目和国家级继续医学教育基地项目的通知》，中华医学会官方网站，2018年3月28日，https://www.cma.org.cn/art/2018/3/28/art_91_20904.html

4月21日　首届全国大学生公共卫生综合技能大赛在南京医科大学举行。本次大赛的主题是"理论与实践并重，预防与临床融合"，参赛对象为普通高校全日制医学院校公共卫生与预防医学类相关专业在校本科生。首届大赛为邀请赛，北京大学、首都医科大学、浙江大学等全国31所设有预防医学专业的高校参赛。〔2018-9-F&G〕

◇ 王建明、胡志斌：《首届全国大学生公共卫生综合技能大赛在南京成功举办》，《中华流行病学杂志》2018年第5期，第704页。

5月16日　新时代医学教育改革发展暨全国医学教育发展中心成立大会在北京大学举行。会议提出推动加快构建高水平医学人才培养体系，并研究部署了新时代医学教育改革发展工作。全国政协原副主席韩启德等出席会议。教育部副部长林蕙青出席会议并讲话。林蕙青指出，新时代医学教育的改革发展更需要医学教育界形成合力，全国医学教育发展中心要高站位、聚重点、广辐射，为共同研究、共同谋划、共同交流、共同推动医学教育改革发展提供大平台。〔2018-10-A〕

◇ 《新时代医学教育改革发展大会在京举行》，教育部政府门户网站，2018年5月17日，http://www.moe.gov.cn/jyb_xwfb/gzdt_gzdt/moe_1485/201805/t20180517_336289.html

7月1日　中国医学教育大会暨首届微生态与健康教育学术研讨会在沈阳医学院召开，会议主题为"责任、教育、创新、发展"。〔2018-11-A〕

◇ 《中国医药教育协会微生态与健康教育专业委员会成立大会暨首届学术研讨会会议纪要》，《中国微生态学杂志》2018年第7期，第857页。

7月25日　全国继续医学教育委员会办公室发布《关于公布2018年中华医学会等第二批Ⅰ类学分继续医学教育项目的通知》，公布2018年中华医学会等6个学会、协会第二批Ⅰ类学分继续医学教育项目共计212项。〔2018-12-H〕

◇ 《关于公布2018年中华医学会等第二批Ⅰ类学分继续医学教育项目的通知》，国家卫生健康委员会官方网站，2018年9月18日，http://www.nhc.gov.cn/qjjys/s3593/201809/405f658e8e3944a0a3222d90ff167219.shtml

8月19日 今年8月19日是首个"中国医师节"，这一节日是继教师节、记者节、护士节之后，经国务院批准的第四个行业性专属节日。由中国医师协会主办的中国医师节庆祝大会19日在北京举行，会上举行了医师宣誓仪式，并对80名"中国医师奖"获得者进行了表彰。［2018-13-A］

◇ 《医务人员度过首个"中国医师节"》，中国政府网，2018年8月20日，http://www.gov.cn/xinwen/2018-08/20/content_5315014.htm

9月9日 北京协和医学院临床医学专业培养模式改革试点班招生，进行了复试环节。该试点班采取灵活的"3+5"培养模式，选取优秀的多学科背景人才进入医学专业阶段学习，加强多学科交叉融合，培养未来医学领军人才。［2018-14-B&C］

◇ 《秉协和初心 育医学良才 北京协和医学院3+5试点班招生顺利完成》，中国医学科学院 北京协和医学院官方网站，2018年9月9日，https://www.pumc.edu.cn/yxbd/f5b2760234c8463d8360c5f7786d65d5.htm

9月14日 由北京协和医院、美国中华医学基金会（CMB）和中国医师协会（CMDA）联合主办的"2018协和住院医师培训国际论坛"在协和学术会堂召开。会议发布了中国首个住院医师核心胜任力框架共识，这是在国家卫健委专门立项支持下，由精英教学医院联盟通力协作编撰的纲领性框架文件。［2018-15-H］

◇ 《2018协和住院医师培训国际论坛在京召开》，北京协和医院官方网站，2018年9月17日，https://www.pumch.cn/detail/19972.html

9月17日 教育部、国家卫生健康委员会、国家中医药管理局发布《关于加强医教协同实施卓越医生教育培养计划2.0的意见》。该计划的总体思路为：紧紧围绕健康中国战略实施，树立"大健康"理念，深化医教协同，推进以胜任力为导向的教育教学改革，优化服务生命全周期、健康全过程的医学专业结构，促进信息技术与医学

教育深度融合，建设中国特色、世界水平的一流医学专业，培养一流医学人才，服务健康中国建设。［2018-16-B］

◇ 《教育部 国家卫生健康委员会 国家中医药管理局关于加强医教协同实施卓越医生教育培养计划 2.0 的意见》，教育部政府门户网站，2018 年 10 月 8 日，http://www.moe.gov.cn/srcsite/A08/moe_740/s7952/201810/t20181017_351901.html

9 月 20 日　受教育部和国家卫生健康委员会委托，由全国医学教育发展中心承担的《中国医学教育发展报告》课题启动会与研讨会在北京召开。与会专家提出《发展报告》应紧扣"医教协同"主题，以"发展—改革—质量"为主线进行撰写。［2018-17-A］

◇ 《〈中国医学教育发展报告〉课题启动会与研讨会顺利召开》，北京大学医学部官方网站，2018 年 9 月 28 日，http://ime.bjmu.edu.cn/kyjx/199969.htm

10 月 19 日　国家卫生健康委、国家中医药局发布《关于医师资格考试委员会更名及有关组成人员调整的通知》，将原国家卫生和计划生育委员会医师资格考试委员会更名为国家卫生健康委员会医师资格考试委员会。［2018-18-F］

◇ 《关于医师资格考试委员会更名及有关组成人员调整的通知》，国家卫生健康委员会官方网站，2018 年 10 月 19 日，http://www.nhc.gov.cn/cms-search/xxgk/getManuscriptXxgk.htm?id=11f6502182e54c1a90a8330e2cb319d8

10 月 24 日　北京大学等 9 所"双一流"建设高校联合组建了医学"双一流"建设联盟。该联盟是有关高校在教育部学位管理与研究生教育司指导下组建的非盈利性医学高等教育与医学学科建设协作组织。首批成员单位为，北京大学、北京协和医学院、复旦大学、上海交通大学、浙江大学、武汉大学、华中科技大学、中山大学和四川大学。［2018-19-A］

    ◇ 《推进医学"双一流"加快建设、特色建设、高质量建设 引领新时代医学高等教育与医学学科建设改革创新发展》，教育部政府门户网站，2018 年 11 月 15 日，http://www.moe.gov.cn/s78/A22/A22_ztzl/ztzl_tjsylpt/sylpt_jsdt/201811/t20181115_354892.html

11 月 10 日   人民卫生出版社中国医学教育题库（护理学题库）命题培训会暨中国医学教育题库（护理学题库）院校联盟启动会在成都召开。会上，中国医学教育题库（护理学题库）院校联盟正式成立，以中国医科大学护理学院为理事长单位、上海健康医学院等 11 家单位为副理事长单位、大庆医学高等专科学校等 40 家单位为理事单位。〔2018-20-F〕

    ◇ 《人民卫生出版社中国医学教育题库（护理学题库）命题培训会暨中国医学教育题库（护理学题库）院校联盟启动会在成都召开》，中国出版协会科技出版工作委员会官方网站，2018 年 11 月 20 日，http://www.kjcbw.cn/newsinfo/589423.html

11 月 17 日—
18 日   2018 年全国综合性大学医学教育研究学术会议在昆明召开。本次大会主题为"深入开展医教协同，全面提高医学教育质量"，围绕"综合大学医学教育与改革、国际医学教育的比较与启示、基于健康中国需求的创新人才培养机制探索与实践、以学生为中心的教学改革"等议题发表 12 个主题报告。〔2018-21-A〕

    ◇ 《我校成功举办 2018 年全国综合性大学医学教育学术会议》，昆明理工大学医学院官方网站，2018 年 11 月 19 日，https://med.kmust.edu.cn/info/1079/1853.htm

11 月 23 日   教育部决定成立新一届教育部临床医学专业认证工作委员会（以下简称工作委员会），旨在贯彻全国教育大会和全国医学教育改革发展工作会议精神，落实《国务院办公厅关于深化医教协同进一步推进医学教育改革与发展的意见》要求，进一步加强对医学教育办学质量的宏观管理，促进临床医学教育综合改革，提高临床医学专业人才培养质量，加快建立具有中国特色、国际实质等效的院校医学教育专业认证制度。〔2018-22-A〕

◇ 《教育部办公厅关于成立新一届教育部临床医学专业认证工作委员会的通知》，教育部政府门户网站，2018 年 11 月 26 日，http://www.moe.gov.cn/srcsite/A08/moe_740/s3864/201812/t20181203_362174.html

12 月 7 日—
8 日　中华医学会医学教育分会 2018 年会暨江苏省高等学校医药教育研究会 2018 学术年会在南京召开。教育部高等教育司王启明副司长、国家卫健委科教司陈昕煜副司长、人民卫生出版社有限公司郝阳董事长、省卫生健康委朱岷副主任和省教育厅高等教育处负责人以及校领导沈洪兵、王林出席大会开幕式。中华医学会医学教育分会主任委员、副主任委员、常委，江苏省高等学校医药教育研究会理事长、副理事长、常务理事，以及来自全国 108 所高等医药院校的校领导、教务处长、教育研究机构负责人、管理干部、教师代表等 500 余人参加了会议。大会还举行了颁奖仪式，对本年度中华医学教育特殊贡献奖、杰出贡献奖、扶贫贡献奖以及 2016 年度医学教育研究立项课题、2017 年度医学教育百篇优秀论文、2018 年度青年教师教学基本功比赛等获奖项目进行了表彰。〔2018-23-A〕

◇ 《我校承办中华医学会医学教育分会 2018 年会》，南京医科大学官方网站，2018 年 12 月 10 日，https://www.njmu.edu.cn/2018/1210/c606a139380/page.psp

12 月 23 日　2018—2022 年教育部高等学校中药学类专业教学指导委员会成立会议暨二届一次全体（扩大）委员工作会议在黑龙江中医药大学召开。与会同志围绕 2018—2022 年教育部高等学校教学指导委员会成立会议精神，对 2018—2022 年中药教指委工作计划和 2019 年工作要点进行深入的研讨，为全面提升中药学类专业人才培养质量建言献策。〔2018-24-D〕

◇ 《2018—2022 年教育部高等学校中药学类专业教学指导委员会成立会议在黑龙江中医药大学召开》，黑龙江中医药大学官方网站，2018 年 12 月 25 日，http://xbgs.hljucm.net/info/1034/1593.htm

12 月 24 日　教育部、国家卫生健康委拟定《关于公布首批国家临床教学培训示范中心认定结果的通知》，认定 74 家高校附属医院（牵头医院）为首批国家临床教学培训示范中心。〔2018-25-E〕

◇ 《教育部 国家卫生健康委关于公布首批国临床教学培训示范中心认定结果的通知》，教育部政府门户网站，2019 年 1 月 2 日，http://www.moe.gov.cn/srcsite/A08/moe_740/s3864/201901/t20190102_365704.html

12 月 24 日　2018—2022 年教育部高等学校医学类专业教学指导委员会联席会议暨临床医学类专业教指委第一次工作会议在北京召开，会议聚集了教育部高等学校医学类专业教学指导委员会全部成员及国家医学教育专业领域顶尖的专家学者，讨论了医学教育的前景。〔2018-26-D〕

◇ 《2018—2022 年教育部高等学校医学类专业教指委联席会议暨临床医学类专业教指委第一次工作会议隆重召开》，《中华医学教育杂志》2019 年第 2 期，封面。

12 月 29 日　2018—2022 年教育部高等学校中医学类、中西医结合类专业教学指导委员会成立会议暨第一次全体委员工作会议在成都市召开。这标志着新一届教育部高等学校中医学类专业教学指导委员会和中西医结合类专业教学指导委员会的工作正式启动，必将推动全国中医、中西医结合教育更加聚焦"培养人"这一根本使命，实现内涵发展，全面振兴中医和中西医结合本科教育，为国家培养更多高质量的中医和中西医人才提供有力支持。〔2018-27-D〕

◇ 《2018—2022 年教育部高等学校中医学类、中西医结合类专业教学指导委员会成立会议暨第一次全体委员工作会议成功召开》，北京中医药大学官方网站，2018 年 12 月 31 日，http://www.bucm.edu.cn/xxxw/52906.htm

12 月 30 日　由成都中医药大学承办的 2018 世界一流中医药大学建设联盟理事会会议在成都召开，北京中医药大学、上海中医药大学、广州中医药大学、成都中医药大学、南京中医药大学、天津中医药大学 6 所大学共同发布《世界一流中医药大学建设联盟成都宣言》，交流高校"双一流"建设经验，探讨中医药学术发展等关键问题。会议决定，下一步联盟将尽快制定联盟章程、建立办事机制；面向临床实际联合开展"大品种、大企业、大疾病"研究，形成大成果；学习借鉴"双一流"高校"放管服"经验；探讨中医药发展战略；推动中医药"金课"建设、共享；研究中医药"双一流"评价标准；搭建中医药高质量精品学术会议平台；起草建设一流中医药大学的实施意见。[2018-28-A]

◇　《世界一流中医药大学建设联盟发布成都宣言》，成都中医药大学官方网站，2018 年 12 月 30 日，https://www.cdutcm.edu.cn/xxyw/content_13432

2019 年

1 月 29 日　教育部医学教育专家委员会成立。其主要职责是：对医学教育改革发展重大问题进行调研，提出意见建议；对医学教育改革重大政策进行论证，提出咨询意见；研究医学教育发展规划和医学教育学制学位体系，促进医学教育改革发展。[2019-1-A]

◇　《教育部办公厅关于成立教育部医学教育专家委员会的通知》，教育部政府门户网站，2019 年 1 月 30 日，http://www.moe.gov.cn/srcsite/A08/moe_740/s3864/201902/t20190201_368790.html

3 月 15 日　教育部护理学专业认证工作委员会成立。工作委员会的工作职责是：制定和完善我国护理学专业认证办法，制（修）订护理学专业认证标准，组织开展护理学专业认证工作，参加有关护理学专业认证的国际交流与合作，指导高校开展护理学专业认证工作，承办教育部委托的有关事宜。工作委员会下设秘书处，秘书处设在首都医科大学，负责工作委员会日常工作。［2019-2-E］

◇ 《教育部办公厅关于成立教育部护理学专业认证工作委员会的通知》，教育部政府门户网站，2019 年 3 月 18 日，http://www.moe.gov.cn/srcsite/A08/moe_740/s3864/201903/t20190329_376031.html

3 月 15 日— 16 日　新一届教育部临床医学专业认证工作委员会第一次工作会议在北京召开。会议提出要进一步贯彻落实医学教育改革，深化医教协同，建立"5+3"为主体临床医学人才培养体系，推动新时代医学教育的创新发展；要继续做好认证工作，建立健全医学专业的三级认证体系，加快医学教育专业认证，加强认证的国际交流合作，建立具有中国特色、与国际实质等效的医学教育认证制度。［2019-4-E］

◇ 《新一届教育部临床医学专业认证工作委员会第一次工作会议顺利召开》，北京大学医学部官方网站，2019 年 3 月 20 日，http://ime.bjmu.edu.cn/xwdt/202771.htm

3 月 18 日　据《中国教育报》报道，由北京大学医学部牵头的《我国本科医学教育标准的修订及临床医学专业认证制度的实施和完善》获国家级教学成果一等奖。成果实施临床医学专业认证，建立了具有中国特色、与国际实质等效的医学教育认证制度。［2019-5-E］

◇ 韩娜：《十年建起中国特色医学教育认证体系》，《中国教育报》2019 年 3 月 18 日，第 5 版。

3 月 21 日　教育部公布 2018 年度普通高等学校本科专业设置备案和审批结果。山东中医药大学、河南中医药大学、昆明学院、丽水学院获批增设临床医学本科专业，南开大学和天津大学获批创办"智能

医学工程"本科新专业。[2019-3-C]

◇ 《教育部关于公布 2018 年度普通高等学校本科专业备案和审批结果的通知》，教育部政府门户网站，2019 年 3 月 25 日，http://www.moe.gov.cn/srcsite/A08/moe_1034/s4930/201903/t20190329_376012.html

4 月 2 日　教育部办公厅下发《关于实施一流本科专业建设"双万计划"的通知》。其中，医学门类拟建设 427 个国家级一流本科专业，包括基础医学类 9 个、临床医学类 80 个、口腔医学类 25 个、公共卫生与预防医学类 26 个、中医学类 28 个、中西医结合类 8 个、药学类 80 个、中药学类 30 个、法医学类 8 个、医学技术类 85 个、护理学类 48 个。[2019-6-B]

◇ 《教育部办公厅关于实施一流本科专业建设"双万计划"的通知》，中国政府网，2019 年 4 月 2 日，https://www.gov.cn/zhengce/zhengceku/2019-12/03/content_5458035.htm

4 月 29 日　教育部办公厅发布《关于做好 2019 年中央财政支持中西部农村订单定向免费本科医学生招生培养工作的通知》，规定 2019 年中央财政支持高等医学院校为中西部乡镇卫生院培养订单定向免费五年制本科医学生共计 6 700 人，专业包括临床医学、中医学、蒙医学、藏医学和傣医学。[2019-7-B]

◇ 《教育部办公厅关于做好 2019 年中央财政支持中西部农村订单定向免费本科医学生招生培养工作的通知》，教育部政府门户网站，2019 年 5 月 5 日，http://www.moe.gov.cn/srcsite/A08/moe_740/s3864/201905/t20190510_381504.html

5 月 10 日　由全国医学专业学位研究生教育指导委员会主办的全国医学专业学位授权点专项评估工作总结会暨医学专业学位教育质量培训会在北京召开。会议系统总结了 2018 年医学专业学位授权点专项评估工作，旨在完善学位与研究生教育质量保障机制，强化管理

工作，着眼于发现问题，持续提升研究生培养质量，办出特色化的研究生教育。［2019-8-C&E］

◇ 《全国医学专业学位授权点专项评估工作总结会暨医学专业学位教育质量培训会在北京召开》，医药学研究生教育信息网，2019 年 5 月 14 日，http://www.medgrad.cn/site/content/557.html

5 月 16 日　全国医学教育发展中心周年学术论坛在北京召开，主题为"合作·协同·共生：医学教育的共同繁荣"，共议医学教育融合发展，探讨新时代医学教育改革。［2019-9-A］

◇ 《"合作·协同·共生：医学教育的共同繁荣"全国医学教育发展中心周年学术论坛召开》，北京大学医学部官方网站，2019 年 5 月 20 日，https://medu.bjmu.edu.cn/cms/show.action?code=publish_4028801e6bf38f43016c3c9bd69a03c4&siteid=100000&newsid=2180fb54af4146f1b01990b2b6a42346&channelid=0000000031

5 月 16 日　全国高等院校医学教育研究联盟在北京成立，北京大学常务副校长、医学部主任詹启敏院士担任联盟首届理事长，来自全国 20 所高校的 20 名专家担任常务理事。联盟挂靠并依托全国医学教育发展中心开展活动。［2019-10-A］

◇ 《全国高等院校医学教育研究联盟正式成立》，北京大学医学部官方网站，2019 年 5 月 20 日，http://ime.bjmu.edu.cn/xwdt/204599.htm

7 月 24 日　教育部公布自主设置二级学科名单，在教育学一级学科下自主设置目录外"医学教育"二级学科正式获得批准。［2019-11-C］

◇ 《学位授予单位（不含军队单位）自主设置二级学科和交叉学科名单》，中国研究生招生信息网，2019 年 7 月 25 日，https://yz.chsi.com.cn/kyzx/jybzc/201907/20190725/1808294993.html

7 月 26 日—　由教育部高等学校儿科学专业教学指导分委员会主办，浙江大学
28 日

医学院儿科学院、浙江大学医学院附属儿童医院承办的第一届全国儿科医学教学会议在杭州召开，会议主题为"深化教育改革，推进儿科人才培养"。〔2019-12-A〕

◇ 《浙大儿院举办第一届全国儿科医学教学会议》. 浙江大学求是新闻网，2019 年 8 月 1 日，http://www.news.zju.edu.cn/2019/0809/c777a1454360/page.htm

8 月 28 日　国家卫生健康委办公厅发布《关于落实为基层减负措施改进继续医学教育有关工作的通知》，旨在贯彻落实《国家卫生健康委关于印发卫生健康系统解决形式主义突出问题为基层减负措施的通知》精神，破除形式主义顽疾，推进继续医学教育供给侧改革，缓解工学矛盾，切实为基层减负。具体措施包括：一、落实"放管服"改革，充分发挥远程继续医学教育作用；二、以需求为导向，提高继续医学教育针对性和实效性；三、坚持继承创新，改革继续医学教育学分管理；四、加强规范管理，切实改进继续医学教育工作。〔2019-13-H〕

◇ 《国家卫生健康委办公厅关于落实为基层减负措施改进继续医学教育有关工作的通知》，国家卫生健康委员会官方网站，2019 年 9 月 10 日，http://www.nhc.gov.cn/qjjys/s7949/201909/25cdfa6c2a51446eb79e50eb7ca0b9ee.shtml

9 月 11 日　国家卫生健康委、中央编办、国家发展改革委、教育部、财政部、人力资源和社会保障部、国家中医药局联合印发《关于做好农村订单定向免费培养医学生就业安置和履约管理工作的通知》，要求各省、自治区、直辖市卫生健康委、编办、发展改革委、教育厅（教委）、财政厅（局）、人力资源社会保障厅（局）、中医药管理局，新疆生产建设兵团卫生健康委、编办、发展改革委、教育局、财务局、人力资源社会保障局等，加强农村订单定向免费培养医学生（以下简称定向医学生）就业安置和履约管理，具体包括：加强组织领导，做好就业安置工作，落实薪酬和社会保障等相关待遇，强化履约管理。〔2019-14-B〕

◇ 《关于做好农村订单定向免费培养医学生就业安置和履约管理工作的通知》，中国政府网，2019 年 9 月 11 日，http://www.gov.cn/zhengce/zhengceku/2019-11/13/content_5451684.htm

10 月 14 日　　中国医师协会在北京举办中英医学教育培训交流研讨会。中英双方专家就我国与英国的全科医学教育理念、教学管理、培养和就业等问题展开了广泛讨论。［2019-15-A］

◇ 《加强学科对外交流，助力全科医学教育——中英医学教育培训交流研讨会专家到访全科医学科》，北京大学第一医院官方网站，2019 年 11 月 25 日，https://www.pkufh.com/Hospitals/Journals/ArticleIndex/2047

10 月 19 日——　世界医学教育联合会专家组在中国进行医学教育认证机构认定现27 日　　场考察工作。此前，教育部临床医学专业认证工作委员会向世界医学教育联合会提出了机构认定申请。［2019-16-E］

◇ 《教育部临床医学专业认证工作委员会接受世界医学教育联合会机构认定现场考察》，教育部临床医学专业认证工作委员会官方网站，2019 年 10 月 27 日，http://wcame.bjmu.edu.cn/show.php?cid=53&id=411

10 月 20 日　　中共中央、国务院印发《关于促进中医药传承创新发展的意见》（以下简称《意见》），指出传承创新发展中医药是新时代中国特色社会主义事业的重要内容，是中华民族伟大复兴的大事，对于坚持中西医并重、打造中医药和西医药相互补充协调发展的中国特色卫生健康发展模式，发挥中医药原创优势、推动我国生命科学实现创新突破，弘扬中华优秀传统文化、增强民族自信和文化自信，促进文明互鉴和民心相通、推动构建人类命运共同体具有重要意义。《意见》从健全中医药服务体系、发挥中医药在维护和促进人民健康中的独特作用、大力推动中药质量提升和产业高质量发展、加强中医药人才队伍建设、促进中医药传承与开放创新发展、改革完善中医药管理体制机制等 6 方面，提出 20 条改革举措。［2019-17-A］

◇ 《中共中央 国务院关于促进中医药传承创新发展的意见》，中国政府网，2019 年 10 月 26 日，http://www.gov.cn/zhengce/2019-10/26/content_5445336.htm

10 月　全国医学教育发展中心首次在全国范围内完成"中国临床医学生培养与发展调查"与"中国临床医学高等教育机构调查"，形成《中国临床医学生培养与发展调查报告》与《中国临床医学本科教育发展报告》。[2019-18-E&G]

◇ 《中国临床医学本科教育发展报告（2019）》，北京大学医学部官方网站，2019 年 11 月 11 日，http://ime.bjmu.edu.cn/kyjx/rcpy/208689.htm

11 月 11 日　为进一步加强全科专业住院医师规范化培训，提高培训质量，受国家卫生健康委科教司的委托，中国医师协会组织修订并印发《全科专业住院医师规范化培训基地标准（2019 年修订版）》和《全科专业住院医师规范化培训内容与标准（2019 年修订版）》。[2019-19-B]

◇ 《中国医师协会关于印发全科专业住院医师规范化培训基地标准（2019 年修订版）和全科专业住院医师规范化培训内容与标准（2019 年修订版）的通知》，中国医师协会官方网站，2019 年 11 月 11 日，http://www.cmda.net/ggtz/13333.jhtml

11 月 16 日—17 日　首届中医住院医师规范化培训高峰论坛在北京召开。论坛以"管理与质量、传承与创新"为主题，旨在以党的十九大精神和习近平新时代中国特色社会主义思想为指导，以问题和需求为导向，集智攻关，推动中医住培工作再上新台阶。来自 185 家国家中医住培基地的领导、管理者、带教医师共 2 000 人参加论坛。[2019-20-H]

◇ 《"管理与质量、传承与创新"中医住院医师规范化培训高峰论坛召开》，中国网中医频道，2019 年 11 月 18 日，http://zy.china.com.cn/2019-11/18/content_75420854.htm

11 月 26 日　　全国中医药教育发展中心近日在北京中医药大学成立。中心将着力推动我国中医药学教育改革和发展，统筹汇集全国中医药教育专家学者开展研究，为政府提供中医药学及其教育领域的政策及决策咨询，搭建中医药教育资源共享平台。［2019-21-A］

◇ 万玉凤：《全国中医药教育发展中心成立》，《中国教育报》2019 年11 月 26 日，第 3 版。

11 月　　　　受教育部高等教育教学评估中心委托，全国医学教育发展中心邀请全国知名医学教育专家成立课题组，制定中国临床医学专业教学质量监测指标定稿并在全国范围内试运行，进一步推进医学教育管理向精细化、智能化、可视化转变，促进院校管理、决策的科学化。［2019-22-E］

◇ 《2019 年中国医学教育大事记》，北京大学医学部官方网站，2020 年12 月 29 日，https://medu.bjmu.edu.cn/cms/show.action?code=publish_4028801e6bf38f43016c2d29728c0350&newsid=1cb17a61cbed4db2b9cdf60f3a49a9ee&channelid=0000000013

12 月 5 日　　国家医学考试中心、全国医学教育发展中心发出《关于开展医学院校临床医学专业（本科）水平测试工作的通知》，要求从 2020年起，医学院校普通全日制临床医学专业本科学生在完成全部理论学习后参加水平测试。水平测试为服务性签约考试。［2019-23-F］

◇ 《国家医学考试中心 全国医学教育发展中心关于开展医学院校临床医学专业（本科）水平测试工作的通知》，教育部临床医学专业认证工作委员会官方网站，2019 年 12 月 20 日，http://wcame.bjmu.edu.cn/show.php?cid=52&id=414

12 月 14 日　　长三角医学教育联盟在上海交通大学医学院正式成立。该联盟集结了长三角三省一市的 10 所顶尖医学院校，中西医并重，目标是以高水平医学教育赋能长三角高质量一体化发展，打造全球医

学创新高地。［2019-24-A］

　◇　刘昕璐：《长三角医学教育联盟成立》，《青年报》2019年12月16日，第7版。

12月27日—
28日
中华医学会医学教育分会2019年年会在石家庄市举行。大会以"守正·创新·卓越"为主题，来自全国109所医学院校和医院的党委书记、校长、院长等医学教育工作者等400余人参加会议。［2019-25-A］

　◇　《守正·创新·卓越——我校承办中华医学会医学教育分会2019年年会》，河北医科大学官方网站，2019年12月30日，https://www.hebmu.edu.cn/a/2019/12/30/AEEA24719306400A90FD400471BFDD27.html

2020 年

1月4日—
5日
全国医药学学位与研究生教育创新与发展研讨会在太原召开，来自全国106所高校的800余名代表参会，共同研讨医药学学位与研究生教育事业的创新与发展。［2020-1-A］

　◇　《全国医药学学位与研究生教育创新与发展研讨会召开》，北京大学新闻网，2020年1月10日，https://news.pku.edu.cn/xwzh/d4b8ae1a9d624595b9c5bdf7d4a61a0b.htm

1月7日
全国农村订单定向医学生培养10周年工作会议在浙江省温州市召开。会上，113所高校发起成立了农村订单定向医学生培养院校联盟。会议指出，在10年改革实践成果基础上，农村订单定向医学生培养院校联盟将重点加强对国内外全科医学教育现状、趋势、焦点、难点问题的研究，探索创建具有中国特色的、以"5+3"

（5 年临床医学本科教育 +3 年住院医师规范化培训或 3 年临床医学硕士专业学位研究生教育）为主体的全科医学人才培养体系，并探索制定符合人才培养目标的专业课程体系、质量标准和评价指标。［2020-2-B］

◇ 《农村订单定向医学生培养院校联盟成立》，教育部政府门户网站，2020 年 1 月 8 日，http://www.moe.gov.cn/jyb_xwfb/gzdt_gzdt/moe_1485/202001/t20200108_414694.html

3 月 15 日　习近平总书记给北京大学援鄂医疗队全体"90 后"党员回信，向他们和奋斗在疫情防控各条战线上的广大青年致以诚挚的问候。习近平总书记在信中写道："广大青年用行动证明，新时代的中国青年是好样的，是堪当大任的！"［2020-3-A］

◇ 《习近平总书记给北京大学援鄂医疗队全体"90 后"党员的回信激励全国高校师生肩负起时代赋予的责任和使命——以行动书写青春篇章》，教育部政府门户网站，2020 年 3 月 18 日，http://www.moe.gov.cn/jyb_xwfb/s5147/202003/t20200318_432393.html

3 月—4 月　教育部临床医学专业认证工作委员会全体会议在线召开。会议审议了 2019 年 15 所院校临床医学专业认证结论建议；通报了 WFME 机构认定现场考察情况和认定报告征询意见稿；讨论了前期考察院校、回访院校情况等内容。此后，委员会公布 15 所接受临床医学专业认证的高等院校的认证结论，并寄送教育部和各相关高等院校。［2020-4-E］

◇ 《2020 年教育部临床医学专业认证工作委员会大事记》，教育部临床医学专业认证工作委员会官方网站，2020 年 12 月 30 日，http://wcame.bjmu.edu.cn/show.php?cid=64&id=454

5 月 7 日　受新冠肺炎疫情影响，国家卫生健康部门已将 2020 年度住院医师规范化培训结业考核调整至 8 月进行。国务院学位委员会发布通知，在 2020 届临床医学、口腔医学、中医硕士专业学位研究生学位授予工作中，相关学位授予单位可不将"完成住院医师规范化培训并取得《住院医师规范化培训合格证书》"作为学位授予的必要条件。［2020-5-C&F］

◇ 《关于 2020 届临床医学、口腔医学、中医硕士专业学位研究生学位授予有关事项的通知》，教育部政府门户网站，2020 年 5 月 7 日，http://www.moe.gov.cn/s78/A22/tongzhi/202005/t20200521_457468.html

5 月 16 日　国家卫生健康委办公厅制定印发《关于进一步做好新冠肺炎疫情防控期间继续医学教育有关工作的通知》，就进一步做好新冠肺炎疫情防控期间继续医学教育工作提出如下要求：合理调整继续医学教育学习内容与要求，调整优化继续医学教育方式，优化远程继续医学教育资源配置，加强监督管理。［2020-6-H］

◇ 《国家卫生健康委办公厅关于进一步做好新冠肺炎疫情防控期间继续医学教育有关工作的通知》，国家卫生健康委员会官方网站，2020 年 6 月 10 日，http://www.nhc.gov.cn/qjjys/s7949/202006/cc43f58e63f643968ff3e11d1e15cef9.shtml

6 月 22 日　自新冠肺炎疫情防控工作开展以来，医学研究生作为医疗人才的后备力量发挥了积极作用。在疫情发生阶段，全国一万余名临床医学博士、硕士专业学位研究生坚守临床工作岗位，北京大学、复旦大学、福建医科大学等学校 60% 以上的临床医学专业学位研究生留守医院工作岗位。北京大学、吉林大学、山西医科大学、南京医科大学等高校分别有临床医学、护理在读人员加入援鄂医疗队。在疾病防控方面，南方医科大学等高校公共卫生专业研究生到武汉疾控中心开展一线防疫工作。北京大学公共卫生学院组织了 4 批以公共卫生专业研究生为主体的师生志愿者团队，赴中国疾病预防控制中心协助开展疫情实时分析及报告等工作。南昌大学公共卫生硕士专业学位研究生参与对外防疫医疗联合工作组，奔赴乌兹别克斯坦参加疫情防控工作。［2020-7-G］

◇ 《全国医学研究生积极参与疫情防控》，教育部政府门户网站，2020 年 6 月 22 日，http://www.moe.gov.cn/jyb_xwfb/xw_zt/moe_357/jyzt_2020n/2020_zt03/zydt/zydt_gxdt/202006/t20200622_467525.html

6 月 23 日　　日前，教育部临床医学专业认证工作委员会以"无条件通过"成绩正式获得世界医学教育联合会（WFME）医学教育认证机构认定。这标志着我国医学教育标准和认证体系实现国际实质等效，医学教育认证质量得到国际认可。［2020-8-E］

◇ 《国际实质等效的医学专业认证制度取得重大突破》，教育部政府门户网站，2020 年 6 月 23 日，http://www.moe.gov.cn/jyb_xwfb/s271/202006/t20200623_467766.html

6 月 23 日　　教育部网站刊载教育部临床医学专业认证工作委员会主任委员王维民撰写的《中国临床医学教育专业认证：回顾与展望》一文。文章指出"在卫生领域相互依存性加强的背景下，医学人才跨国界流动愈发频繁和重要，医学人才的质量成为实现人类命运共同体的基础和保障。我国经济社会发展依然存在较大不平衡，医学教育质量水平同样存在较大的差异，迫切需要加强医学教育质量保障，建立与国际实质等效的认证体系。"［2020-9-E］

◇ 《中国临床医学教育专业认证：回顾与展望》，教育部政府门户网站，2020 年 6 月 23 日，http://www.moe.gov.cn/jyb_xwfb/moe_2082/zl_2020n/2020_zl34/202006/t20200623_467928.html

6 月　　　全国医学教育发展中心邀请部分专家进行了新时代医学教育发展与改革研讨会，探讨新时代医学教育面临的机遇与挑战，形成《专家共识：改革医学教育，为健康中国 2030 保驾护航》报告。"报告"提出 16 项政策建议，涉及医学教育管理机制、顶层设计、法律保障、理论支撑等多个方面。［2020-10-A］

◇ 新时代医学教育发展与改革专家组：《专家共识：改革医学教育，为健康中国 2030 保驾护航》，《中华医学教育杂志》2020 年第 6 期，第 401－404 页。

7 月 　　　　教育部临床医学专业认证工作委员会应邀对 WFME《本科医学教育质量改进全球标准（2020 版）》初稿进行了书面意见反馈，将中国医学教育的实践智慧贡献给世界，也表明中国医学教育在全球的影响力逐步提升。［2020-11-E］

◇　《2020 年教育部临床医学专业认证工作委员会大事记》，教育部临床医学专业认证工作委员会官方网站，2020 年 12 月 30 日，http://wcame.bjmu.edu.cn/show.php?cid=64&id=454

9 月 2 日 　　全国医学专业学位研究生教育指导委员会在临床医学专业学位类别下增列骨科学、儿外科学、放射肿瘤学、医学遗传学、重症医学等领域。影像医学与核医学调整为超声医学、放射影像学、核医学三个领域。领域调整涉及博士、硕士两个层次。［2020-12-C］

◇　《关于调整优化临床医学专业学位领域设置的通知》，医药学研究生教育信息网，2020 年 9 月 3 日，http://www.medgrad.cn/site/content/1663.html

9 月 17 日 　　国务院办公厅制定《关于加快医学教育创新发展的指导意见》，提出以新理念谋划医学发展、以新定位推进医学教育发展、以新内涵强化医学生培养、以新医科统领医学教育创新四项基本原则。《意见》提出我国医学教育的工作目标是：到 2025 年，医学教育学科专业结构更加优化、管理体制机制更加科学高效；医科与多学科深度交叉融合、高水平的医学人才培养体系基本建立，培养质量进一步提升；医学人才使用激励机制更加健全。到 2030 年，建成具有中国特色、更高水平的医学人才培养体系，医学科研创新能力显著提高，服务卫生健康事业的能力显著增强。［2020-13-A］

◇　《国务院办公厅关于加快医学教育创新发展的指导意见》，中国政府网，2020 年 9 月 23 日，http://www.gov.cn/zhengce/content/2020-09/23/content_5546373.htm

9 月 24 日 　　教育部发布《关于学习贯彻习近平总书记在全国抗击新冠肺炎疫

情表彰大会上的重要讲话精神的通知》，要求深刻领会习近平总书记重要讲话精神的重大意义、大力弘扬伟大抗疫精神、统筹推进常态化疫情防控和教育改革发展重点工作。［2020-14-A］

　◇　《教育部关于学习贯彻习近平总书记在全国抗击新冠肺炎疫情表彰大会上的重要讲话精神的通知》，教育部政府门户网站，2021年9月24日，http://www.moe.gov.cn/srcsite/A17/s7059/202009/t20200929_492433.html

10月—11月　2020年19所院校临床医学专业认证的现场考察陆续完成。中国在疫情期间顺利开展临床医学专业认证，为实质等效推进医学教育质量评价做出了有力保障，此举得到世界医学教育联合会（WFME）的高度评价认可。［2020-15-E］

　◇　《2020年教育部临床医学专业认证工作委员会大事记》.教育部临床医学专业认证工作委员会官方网站，2020年12月30日，http://wcame.bjmu.edu.cn/show.php?cid=64&id=454

11月4日　北京协和医学院发布"创建新型八年制（4+4）医学教育试点班"的通知，从全球高水平大学中遴选思想成熟、情怀高尚、多科背景、成绩优异的非医学专业本科毕业生和推免生入学，为中国新医科建设和全民健康实践做出贡献。［2020-16-B］

　◇　《北京协和医学院临床医学专业培养模式改革试点班（4+4）2021年招收本科毕业生简章》，中国医学科学院北京协和医学院研究生招生网，2020年11月4日，http://graduate.pumc.edu.cn/zsw/info/1005/1200.htm

11月26日　教育部、国家卫生健康委、国家中医药管理局联合发布《关于深化医教协同进一步推动中医药教育改革与高质量发展的实施意见》，提出"强化中医药学科专业建设，推动中医学长学制教育改革，推进中医药课程教材体系改革，建立早跟师、早临床学习制度，改革中西医结合教育，大力发展中医药职业教育，探索招生方式改革，加强中医临床教学能力建设，强化中医药师资队伍建设，健全中医药毕业后教育体系，加强中医药教育质量评价，推进省部局共建中医药院校工作，加大中医药教育支持力度，加强政策机制保障"14 条举措。［2020-17-A］

◇ 《教育部 国家卫生健康委 国家中医药管理局关于深化医教协同进一步推动中医药教育改革与高质量发展的实施意见》，教育部政府门户网站，2020 年 12 月 11 日，http://www.moe.gov.cn/srcsite/A08/moe_740/s3864/202012/t20201223_507186.html

12 月 3 日　教育部召开新闻发布会，介绍"十三五"期间高等教育事业改革发展情况。教育部高等教育司司长吴岩表示，我国高等教育进入普及化发展新阶段，高等教育毛入学率不断提升，由 2015 年的 40.0% 提升至 2019 年的 51.6%，在学总人数达到 4 002 万，已建成世界规模最大的高等教育体系。［2020-18-A］

◇ 《"十三五"高等教育成绩单公布：毛入学率升至 51.6% 在学人数超 4000 万》，教育部政府门户网站，2020 年 12 月 3 日，http://www.moe.gov.cn/fbh/live/2020/52717/mtbd/202012/t20201204_503513.html

2021 年

1 月 4 日　全国继续医学教育委员会发布《关于公布 2021 年第一批国家级继续医学教育项目的通知》，公布通过评审的 2021 年第一批国家级继续医学教育项目共计 12 225 项。要求项目申办单位要按照国家级继续医学教育项目的定位和要求，以现代医学科学技术发展中的新理论、新知识、新技术和新方法为主要内容，注重针对性、实用性和先进性，充分发挥项目在全国卫生专业技术人才培养中的重要作用。［2021-1-H］

◇ 《关于公布 2021 年第一批国家级继续医学教育项目的通知》，国家卫生健康委员会官方网站，2021 年 1 月 4 日，http://www.nhc.gov.cn/qjjys/s7949/202101/70bc4cd7495e4b719f01d8780187d5ea.shtml

3 月 2 日 　教育部办公厅制定关于《2021 年度基础学科拔尖学生培养基地建设工作》的通知，其中对于医学基地的定位是致力于培养具有家国情怀、人文情怀、世界胸怀，能够勇攀世界科学高峰、引领人类文明进步的医学科学家。［2021-2-B］

◇ 《教育部办公厅关于 2021 年度基础学科拔尖学生培养基地建设工作的通知》，教育部政府门户网站，2021 年 3 月 8 日，http://www.moe.gov.cn/srcsite/A08/s7056/202103/t20210317_520217.html

3 月 3 日 　致公党中央在全国两会发表提案，建议构建新的以培养全科医生为重点的"5+3"一体化医学博士学位培养体系；分期分批加快实施新的一体化人才培养体系；加速建立临床专科医师培训体系，合理调整临床医学学位；建立基层医药卫生人才培养与成长的长效机制。［2021-3-B&C］

◇ 《2021 年全国两会致公党中央关于我国临床医学人才培养体系改革的提案》，教育部政府门户网站，2021 年 3 月 3 日，http://www.moe.gov.cn/jyb_xwfb/xw_zt/moe_357/2021/2021_zt01/daibiaoweiyuan/dangpai/202103/t20210305_517726.html

3 月 18 日 　教育部办公厅发布 2021—2022 学年招收本科临床医学专业（英语授课）来华留学生的高等学校名单及招生计划，委托 45 所高校招收本科临床医学专业（英语授课）来华留学生，招生名额共计 3 037 个。［2021-4-B］

◇ 《教育部办公厅关于公布 2021—2022 学年招收本科临床医学专业（英语授课）来华留学生的高等学校名单及招生计划的通知》，教育部政府门户网站，2022 年 3 月 23 日，http://www.moe.gov.cn/srcsite/A20/moe_850/202104/t20210401_523805.html

5 月 16 日 第十届中国大学生医学技术技能大赛在天津落下帷幕。本届大赛为期两天，以"尚德精术培育卓越人才，中西并重共筑健康中国"为主题，共有 86 所高校 124 支队伍入围在天津医科大学和天津中医药大学举行的全国总决赛。大赛共产生金奖 21 项、银奖 41 项、铜奖 80 项；共有 10 位医学教育界专家荣获杰出贡献奖，评选出大赛优秀选手 169 人、大赛优秀指导教师 171 人、大赛优秀组织管理者 86 人、大赛优秀组织高校 54 所。〔2021-5-F〕

◇ 《第十届中国大学生医学技术技能大赛闭幕》，教育部政府门户网站，2021 年 5 月 17 日，http://www.moe.gov.cn/jyb_zzjg/huodong/202105/t20210517_531661.html

5 月 18 日 国家发展改革委、教育部、人力资源和社会保障部等共同编制《"十四五"时期教育强国推进工程实施方案》，提出支持一批本科医学院校（含综合类院校中的医学院）教学科研设施建设；统筹支持国家及区域院校医学教育发展基地、医药基础研究创新基地等建设；重点支持建设一批高水平公共卫生学院；支持一批本科师范院校（含综合类院校中的师范学院）加强教学科研设施建设，重点支持建设一批国家师范教育基地。〔2021-6-B〕

◇ 《"十四五"时期教育强国推进工程实施方案》，国家发展和改革委员会官方网站，2021 年 5 月 18 日，https://www.ndrc.gov.cn/fggz/fgzy/xmtjd/202105/t20210525_1280758.html?code=&state=123

8 月 2 日 教育部等五部门发布《关于全面加强和改进新时代学校卫生与健康教育工作的意见》，指出加强新时代学校和幼儿园（以下统称学校）卫生与健康教育工作，是全面推进健康中国建设的重要基础，是加快推进教育现代化、建设高质量教育体系和建成教育强国的重要任务，是大力发展素质教育、促进学生全面发展的重要举措。"意见"提出未来的工作目标是：到 2025 年，政府主导、部门协作、学校实施、社会参与的新时代学校卫生与健康教育工作格局更加完善。学校健康教育时间切实保证，健康教育教学效果明显提升。办学条件达到国家学校卫生基本标准。学校应对突发公共卫生事件预测研判、精准管控、应急处置等能力显著增强。学生健康素养普遍提高，防病意识和健康管理能力显著增强，体质健康水平明显提升。到2035年，学校卫生条件、体育设施、健康教育和健康素养水平基本实现现代化，达到建成教育强国和健康中国要求，形成高质量的新时代学校卫生与健康教育体系。〔2021-7-A〕

◇ 《教育部等五部门关于全面加强和改进新时代学校卫生与健康教育工作的意见》，教育部政府门户网站，2021年8月10日，http://www.moe.gov.cn/srcsite/A17/moe_943/moe_946/202108/t20210824_553917.html

8月20日　第十三届全国人民代表大会常务委员会第三十次会议通过《中华人民共和国医师法》，定于2022年3月1日起施行。《中华人民共和国执业医师法》同时废止。〔2021-8-A〕

◇ 《中华人民共和国医师法》，中国政府网，2021年8月20日，http://www.gov.cn/xinwen/2021-08/20/content_5632496.htm

10月8日　教育部办公厅发布《关于开展全国学校急救教育试点工作的通知》，指出要"以习近平新时代中国特色社会主义思想为指导，深入贯彻落实全国教育大会精神，牢固树立健康第一的教育理念，以提升学生健康素养为核心，以普及急救知识和技能为重点，以提高校园应急救护能力为目标，试点先行、稳步推进，建设一批急救教育试点学校，深入开展学校急救知识普及、急救设施配备、救护技能培训等工作，切实保障青少年生命健康。"首批拟组织150所高中和高校参与试点工作，在校园内配备相关急救设施设备与物品，并对学校教师、学生进行急救知识教育和技能培训，研制急救设施设备配备规范（试行）和急救技能培训方案（试行），探索校园急救技能证书开发试点建设工作，

形成可复制、可推广的急救教育经验做法，推动各级各类学校强化急救教育。〔2021-9-A〕

◇ 《教育部办公厅关于开展全国学校急救教育试点工作的通知》，教育部政府门户网站，2021 年 10 月 11 日，http://www.moe.gov.cn/srcsite/A17/moe_943/moe_946/202110/t20211019_573605.html

12 月 16 日　教育部办公厅等四部门联合发布《关于开展高水平公共卫生学院建设的通知》，提出"为贯彻落实习近平总书记重要讲话精神，落实《国务院办公厅关于加快医学教育创新发展的指导意见》（国办发〔2020〕34 号）要求，深入推进新医科建设，经研究，决定建设一批高水平公共卫生学院。"〔2021-10-B〕

◇ 《教育部办公厅等四部门关于开展高水平公共卫生学院建设的通知》，中国政府网，2021 年 12 月 16 日，https://www.gov.cn/zhengce/zhengceku/2022-01/06/content_5666676.htm

12 月 17 日—　由全国医学教育发展中心和全国高等院校医学教育研究联盟（以
18 日　　　　下简称联盟）主办，山东大学承办的全国高等院校医学教育研究联盟 2021 年会在山东济南顺利召开。本次年会主题为"新发展阶段医学教育：融合·创新·质量·发展"。会议分为联盟常务理事会、主论坛、平行分论坛三部分。按照疫情防控工作要求，本次会议采取线下与线上相结合、同步会议直播方式进行，来自联盟各单位代表参与此次医学教育盛会，线上直播参会 1.33 万人次。〔2021-11-A〕

◇ 《全国高等院校医学教育研究联盟 2021 年会召开》，北京大学医学部官方网站，2021 年 12 月 21 日，https://bynews.bjmu.edu.cn/zhxw/2021/ca988b19f3f74cd1a903f24c7aa27572.htm

12 月 29 日　教育部举行新闻发布会介绍，中西部农村订单定向免费本科医学生招生培养工作，累计培养已达 6.3 万余人。中西部农村订单定向免费本科医学生培养项目自 2011 年启动实施。招生计划在有关学校的本科层次招生来源计划中单列编制，计划性质为"国家免费医学生"。报考免费医学定向招生计划的考生均须参加当年全国统一高考，实行单列志愿、单设批次、单独划线，只招收农村生源，在本科提前批次录取。该项目对解决农村地区医学人才缺乏问题意义重大，同时也是教育脱贫攻坚和助力乡村振兴的重要人才项目。［2021-12-B］

◇ 《教育部为中西部农村免费培养 6.3 万余名定向本科医学生》，教育部政府门户网站，2021 年 12 月 30 日，http://www.moe.gov.cn/fbh/live/2021/53939/mtbd/202112/t20211230_591416.html

2022 年

2 月 23 日　　教育部高等教育司发布 2022 年工作要点，在医学教育方面的计划是深化新医科建设，锚定"大国计、大民生、大学科、大专业"，积极探索医科与其他学科专业交叉融合，推进"医学 +X"多学科背景的复合型创新拔尖人才培养。发布《新医科研究与改革实践项目建设指南》。培养建设一批优质医学院校、一批高水平公共卫生学院。印发《普通高等医学教育临床教学基地建设和管理规定》，深入推进国家临床教学培训示范中心建设，夯实高校附属医院医学人才培养主阵地。［2022-1-A］

◇ 《教育部高等教育司关于印发 2022 年工作要点的通知》，教育部政府门户网站，2022 年 2 月 23 日，http://www.moe.gov.cn/s78/A08/tongzhi/202203/t20220310_606097.html

3 月 21 日　　教育部办公厅、国家中医药管理局办公室发布《关于开展国家中医临床教学培训示范中心建设工作的通知》，提出要建设一批示范中心，发挥示范中心在中医学类专业本科生临床实践教学、研究生培养、住院医师规范化培训及临床带教师资培训等方面的示范辐射作用，带动提升我国中医临床实践教学基地教育培训水平，加快培养高素质中医学人才。〔2022-2-D〕

◇　《教育部办公厅 国家中医药管理局办公室关于开展国家中医临床教学培训示范中心建设工作的通知》，教育部政府门户网站，2022 年 4 月 7 日，http://www.moe.gov.cn/srcsite/A08/moe_740/s3864/202204/t20220418_619054.html

3 月 29 日　　国务院办公厅发布《关于印发"十四五"中医药发展规划的通知》，提出建设高素质中医药人才队伍，深化中医药院校教育改革，强化中医药特色人才队伍建设，完善落实西医学习中医制度。在中医药特色人才建设方面的发展目标是：到 2025 年，中医药教育改革深入推进，具有中医药特色的人才培养模式逐步完善，人才成长途径和队伍结构持续优化，队伍素质不断提升，基层中医药人才数量和质量进一步提高。〔2022-3-A〕

◇　《国务院办公厅关于印发"十四五"中医药发展规划的通知》，中国政府网，2022 年 3 月 29 日，https://www.gov.cn/zhengce/zhengceku/2022-03/29/content_5682255.htm

4 月 20 日　　教育部办公厅发布《关于做好 2022 年中央财政支持中西部农村订单定向免费本科医学生招生培养工作的通知》，提出 2022 年中央财政支持高等医学院校为中西部乡镇卫生院培养订单定向免费五年制本科医学生共计 5 918 人，专业包括临床医学、中医学和蒙医学。〔2022-4-B〕

◇　《教育部办公厅关于做好 2022 年中央财政支持中西部农村订单定向免费本科医学生招生培养工作的通知》，教育部政府门户网站，2022 年 4 月 25 日，http://www.moe.gov.cn/srcsite/A08/moe_740/s3864/202205/t20220506_625246.html

5月4日　　　国务院办公厅制定《深化医药卫生体制改革 2022 年重点工作任务》，提出 2022 年的重点任务：一是加快构建有序的就医和诊疗新格局；二是深入推广三明医改经验；三是着力增强公共卫生服务能力；四是推进医药卫生高质量发展。〔2022-6-A〕

◇　《深化医药卫生体制改革 2022 年重点工作任务》，中国政府网，2022 年 5 月 25 日，https://www.gov.cn/zhengce/content/2022-05/25/content_5692209.htm

5月11日　　国务院学位委员会发布《关于 2022 届临床医学、口腔医学、中医硕士专业学位研究生学位授予有关事项的通知》，指出：受新冠肺炎疫情影响，国家卫生健康部门已将 2022 年度住院医师规范化培训结业考核延期进行。经研究决定，在 2022 届临床医学、口腔医学、中医硕士专业学位研究生学位授予工作中，相关学位授予单位可不将"完成住院医师规范化培训并取得《住院医师规范化培训合格证书》"作为学位授予的必要条件。〔2022-5-C&F〕

◇　《关于 2022 届临床医学、口腔医学、中医硕士专业学位研究生学位授予有关事项的通知》，教育部政府门户网站，2022 年 5 月 11 日，http://www.moe.gov.cn/srcsite/A22/yjss_xwgl/xwgl_xwsy/202205/t20220520_629027.html

6月15日　　教育部举行医学教育专家座谈会，听取有关专家意见建议，加强医学教育战略谋划，研究推进新医科建设，推动新时代医学教育创新发展。教育部党组书记、部长怀进鹏主持会议并讲话。部党组成员、副部长钟登华出席会议。会议强调，医学教育具有极端重要地位，是大国计、大民生、大学科、大专业，新医科建设连接着人才，也与科研、产业直接相关。全面推进健康中国建设对医学教育提出新的时代命题，新科技革命和产业变革给医学教育带来新的外部挑战，医学教育自身面临的突出矛盾和问题对改革提出迫切要求，提高医学教育能力、加快医学教育改革、推进产教融合，时不我待。〔2022-7-A〕

◇ 《以新医科统领医学教育创新发展 教育部举行医学教育专家座谈会》，教育部政府门户网站，2022 年 6 月 16 日，http://www.moe.gov.cn/jyb_zzjg/huodong/202206/t20220616_638133.html

9 月 5 日　　教育部发布《关于印发〈2023 年全国硕士研究生招生工作管理规定〉的通知》，指出医学学科招生单位要提前在本单位网站上公布硕士研究生招生章程、招生政策和规定、招生专业目录和分专业（临床医学、口腔医学、中医专业学位按领域或方向）招生计划。报考临床医学类专业学位硕士研究生的考生可按相关政策调剂到其他专业，报考其他专业（含医学学术学位）的考生不可调剂到临床医学类专业学位。［2022-8-B］

◇ 《教育部关于印发〈2023 年全国硕士研究生招生工作管理规定〉的通知》，教育部政府门户网站，2022 年 9 月 6 日，http://www.moe.gov.cn/srcsite/A15/moe_778/s3113/202209/t20220906_658894.html

11 月 7 日　　国家卫生健康委、国家中医药局、国家疾控局联合制定《"十四五"全民健康信息化规划》，提出加强毕业后医学教育信息管理系统建设，建立远程医疗和教育平台，拓展在线医学教育服务，开展健康教育，提高居民健康素养，加强医患在线交流，密切医患关系等目标。［2022-9-B&H］

◇ 《关于印发"十四五"全民健康信息化规划的通知》，国家卫生健康委员会官方网站，2022 年 11 月 9 日，http://www.nhc.gov.cn/guihuaxxs/s3585u/202211/49eb570ca79a42f688f9efac42e3c0f1.shtml

12 月 30 日　　教育部临床医学专业认证工作委员会发布《中国本科医学教育标准——临床医学专业（2022 版）》。此前，为保证医学教育标准的与时俱进，更好地推进新一轮本科临床医学专业认证实践，教育部临床医学认证工作委员会总结我国本科临床医学专业认证的有益经验，及时引进医学教育最新理念，于 2021 年启动对 2016

版标准的修订工作，形成《中国本科医学教育标准——临床医学专业（2022版）》。该版标准仍由临床医学专业本科毕业生应达到的基本要求和临床医学专业本科医学教育办学标准两部分组成。与2016版标准相比，2022版办学标准部分的主领域仍为10个，亚领域仍为40个；条目由原来的113条基本标准和80条发展标准调整为117条基本标准和76条发展标准。同时，为增加可读性，对注释内容增加了数字索引，共86条。〔2022-10-E〕

◇ 《中国本科医学教育标准——临床医学专业（2022版）》，教育部临床医学专业认证工作委员会官方网站，2022年12月30日，https://wcame.meduc.cn/show.php?cid=20&id=505

分类索引

一、综合性医学教育纪事（A）

1949: 1, 3, 5, 6

1950: 2, 4, 6, 8

1951: 3, 4

1952: 1, 2, 7, 8

1953: 4, 7, 8, 10, 11

1954: 2, 3, 5

1955: 3

1956: 2, 3, 5, 7, 8, 10, 18

1957: 1, 3, 6, 7, 9, 11, 13

1958: 4, 5, 7, 9, 10

1959: 1, 7, 12

1960: 1

1961: 9, 10

1962: 6

1963: 2, 3, 6, 10

1964: 2

1965: 1, 3, 4, 5, 10, 12

1966: 2

1967: 1, 2

1968: 1, 2, 3

1969: 1, 2

1970: 1, 3, 5

1973: 3, 5, 6

1975: 1

1976: 1

1977: 1

1978: 7, 8, 13

1979: 16, 19

1980: 1, 4, 7, 8, 9, 11

1981: 3, 4, 11

1982: 1, 2, 9

1983: 8

1984: 6, 8, 9, 10

1985: 7, 14, 15, 16

1986: 2, 3, 9, 10, 11, 12, 14, 17

1987: 1, 3, 5, 10

1988: 1, 2, 3, 7, 11, 12

1989: 4, 6, 7

1990: 1, 4, 6, 8

1991: 5, 10

1992: 7, 8, 9

1993: 1, 2, 3, 4, 5, 9, 11

1994: 2, 4

1995: 3, 8, 9

1996: 1, 2, 4, 5, 11

1997: 2, 10

1998: 6, 8, 12

1999: 4, 5, 6

2000: 1, 6, 7, 12, 16

2001: 4, 10, 13

2002: 10

2003: 3

2004: 11, 13

2005: 1, 5, 8

2006: 10, 14, 16

2007: 10, 13, 15, 17

2008: 3, 10

2009: 3, 8, 14

2010: 9, 14

2011: 1, 4, 5, 8

2012: 3, 8, 10, 11, 12

2013: 4, 11, 14

2014: 5, 6, 7, 8, 10, 12, 14

2015: 9, 20, 21, 24, 26

2016: 1, 2, 4, 11, 13

2017: 7, 9, 10, 11, 13, 17, 19, 20

2018: 1, 6, 10, 11, 13, 17, 19, 21, 22, 23, 28

2019: 1, 9, 10, 12, 15, 17, 21, 24, 25

2020: 1, 3, 10, 13, 14, 17, 18

2021: 7, 8, 9, 11

2022: 1, 3, 5, 7

二、医学教育招生与管理（B）

1950: 1, 7, 9

1951: 1, 2, 7, 8

1952: 4

1953: 3

1954: 4

1955: 5, 6, 7

1956: 4, 9, 14, 15

1957: 2, 5, 10, 12

1958: 3, 11, 14, 16

1959: 2, 9, 11

1960: 12

1963: 5, 9

1964: 5, 9

1965: 9, 11

1966: 3

1970: 2, 4

1971: 1

1977: 4

1978: 3, 4, 11

1979: 1, 2, 5, 8, 12, 13, 18

1980: 3, 10

1981: 10

1982: 3, 4, 13, 14, 17

1983: 3, 5, 10, 14, 15

1984: 1, 4, 5, 11

1985: 1, 4, 6, 8, 9, 10, 11, 12, 13

1986: 5, 13

1987: 4, 6, 7

1988: 4, 5, 6, 10, 13, 14

1989: 2, 3, 5, 9, 10, 11

1990: 5

1991: 1, 2, 8, 11

1992: 3, 6

1993: 6, 10, 12, 14, 15

1994: 3, 5

1995: 2, 7

1996: 7, 9, 14

1997: 1, 9

1998: 2, 9, 11

1999: 3, 8

2000: 2, 3, 4

2001: 1, 2, 3, 7, 11

2002: 1, 4, 7

2003: 1, 4, 5

2004: 5, 6, 7, 12

2005: 3, 4, 6, 7, 9, 11, 12

2006: 1, 2, 3, 7, 11, 15

2007: 2, 6, 7, 9, 12

2008: 2, 4, 8, 9, 11, 13, 14, 15

2009: 5

2010: 1, 2, 3, 6, 7, 11, 13

2011: 2, 3, 6

2012: 6, 13, 14, 16, 17, 18, 19

2013: 2, 3, 5, 9, 13

2014: 3, 15, 16

2015: 2, 3, 5, 6, 7, 11, 13, 18, 19

2016: 5, 6, 7, 8, 9, 17

2017: 3, 8, 12, 14, 15, 22

2018: 3, 5, 14, 16

2019: 6, 7, 14, 19

2020: 2, 14

2021: 2, 3, 4, 6, 10, 12

2022: 4, 8, 9

三、医学学制与学位（C）

1951: 5, 6

1952: 4

1958: 1

1962: 8

1965: 8

1977: 4

1979: 14

1983: 6, 17, 18

1986: 4, 7, 15, 16, 18

1988: 6, 15

1989: 8, 10

1990: 9

1991: 2, 6

1992: 1

1995: 5

1996: 7

1997: 5, 15

1998: 3, 7, 10, 15

1999: 1, 11

2000: 8

2002: 6

2004: 8

2005: 6

2008: 7

2009: 12

2013: 8, 9

2014: 11

2015: 5, 10

2016: 16

2017: 5

2018: 7, 14

2019: 5, 8, 11

2020: 5, 12

2021: 3

2022: 6

四、医学课程与教学（D）

1949: 4

1950: 3, 5

1951: 6

1953: 1, 2, 9

1954: 1, 6, 7

1955: 1, 2, 4

1956: 1, 6, 13, 16, 17

1957: 8

1958: 1, 2, 8, 14, 15

1959: 3, 4, 5, 6, 8, 9, 13, 14

1960: 7, 9

1961: 1, 2, 3, 5, 7

1962: 1, 3, 4, 5, 7, 9, 13

1963: 7

1964: 6, 7, 8, 10, 11

1965: 2, 8

1973: 1, 2, 4

1974: 1

1977: 3, 5, 6

1978: 1, 2, 5, 6, 9, 12

1979: 3, 4, 6, 11, 12, 17   1998: 16

1980: 2, 5, 6, 10   1999: 9, 10

1981: 6, 8, 9   2000: 9

1982: 5, 6, 7, 10, 11, 15, 16   2002: 2

1983: 7, 11, 12, 13, 16, 19   2004: 14

1984: 12, 13, 14   2006: 5, 9

1986: 6   2007: 4, 11, 12

1987: 2, 8, 9   2009: 9, 12

1988: 8, 9   2011: 7

1989: 11   2012: 1, 4

1990: 2, 3, 5, 7, 11   2013: 1

1991: 3, 4, 9   2014: 2, 13

1992: 3, 6   2015: 16, 17

1993: 7, 8, 10   2017: 18

1995: 1, 6, 11   2018: 4, 24, 26, 27

1996: 8, 10, 12, 13, 15, 16   2022: 2

1997: 3, 8, 11, 14, 18

五、医学院校评估与认证（E）

1963: 8   1997: 4, 7, 17

1979: 7, 11   1998: 1, 4, 5

1980: 5   2000: 5

1986: 1   2003: 2, 7, 8

1991: 9   2004: 2, 3, 6

1993: 13   2005: 2, 3, 10, 12

1994: 6, 7, 8   2006: 4

1995: 5, 10   2007: 2, 3, 7

1996: 3, 6   2008: 1, 2, 5, 8, 13, 15

2009: 15

2012: 2, 7, 15, 18

2013: 7

2017: 2, 4, 16, 22

2018: 4, 25

2019: 2, 4, 3, 8, 16, 18, 22

2020: 4, 8, 9, 11, 15

2022: 10

六、医学教育评价与考试（F）

1952: 6

1953: 5

1956: 21

1962: 5, 14

1963: 4

1966: 3

1979: 10, 15

1981: 7

1982: 8

1983: 1, 2, 4

1984: 2, 3

1985: 2, 3

1994: 1

1995: 4

1997: 6, 16

1999: 2, 7, 12

2000: 10, 11

2001: 5, 6, 12

2003: 6, 9, 10

2006: 6

2007: 1, 8, 16

2008: 6, 7

2009: 1, 2, 4, 13

2010: 5, 6, 15

2012: 9

2013: 10, 12

2014: 4

2015: 8, 11, 12, 22, 23

2016: 12

2017: 6

2018: 2, 9, 18, 20

2019: 23

2020: 5

2021: 5

2022: 6

七、医学教师与学生（G）

1949: 2, 4

1952: 5

1954: 7

1955: 1

1956: 11, 13, 19

1957: 14

1958: 20

1959: 10

1960: 3, 6, 8, 10

1961: 4, 6, 8

1962: 2, 10, 11, 12

1963: 1, 11

1964: 4

1965: 2

1978: 10

1979: 15

1980: 6

1981: 5, 10

1983: 10

1985: 5

1987: 8

1990: 12

1991: 8

2009: 1

2010: 5, 10

2011: 3

2013: 12

2014: 3

2015: 13

2016: 15

2018: 9

2019: 18

2020: 7

八、毕业后医学教育及继续医学教育（H）

1951: 7

1952: 3

1953: 6

1956: 12, 19, 20

1957: 4

1958: 6, 11, 12, 13, 17

1960: 2, 4, 5, 11, 13

1964: 1, 3, 9

1965: 6, 7, 9, 11, 13, 14

1966: 1

1972: 1

1977: 2

1978: 10

1979: 9

1980: 12

1981: 1, 2, 5

1982: 12, 18

1983: 3, 5, 9, 15

1984: 4, 5, 7

1985: 2, 4, 5

1986: 8

1989: 1

1990: 10

1991: 7

1992: 2, 4, 5

1994: 5

1997: 12, 13, 18

1998: 13, 14, 17

1999: 13, 14

2000: 11, 13, 14, 15

2001: 3, 7, 8, 9, 14

2002: 3, 5, 8, 9, 11

2004: 1, 4, 9, 10, 15

2005: 2, 10, 11, 13

2006: 3, 8, 12, 13

2007: 5, 6, 14, 18

2008: 12, 16

2009: 6, 7, 10, 11, 15

2010: 4, 8, 12, 16

2012: 5, 14, 19

2013: 2, 6, 15, 16

2014: 1, 9, 16

2015: 1, 4, 14, 15, 16, 18, 25

2016: 3, 10, 14

2017: 1, 21

2018: 8, 12, 15

2019: 13, 20

2020: 6

2021: 1

2022: 9